高等职业教育"十四五"药品类专业系列教材

# 中药制剂分析

孙 兰　李家春　主编
纪从兰　路立峰　副主编

化学工业出版社

·北京·

## 内容简介

本书根据高等职业教育"中药制剂分析"课程教学大纲的基本要求和课程特点编写而成，结合高职高专教育教学理念，依据国家药品相关标准规范，旨在培养学生中药制剂质量控制的操作技能、科学方法与综合职业素养。本书是以典型工作任务为载体的新形态一体化教材。

本书根据中药制剂质量控制相关岗位工作整体设计，采用项目教学法、任务引领的方式编写，共包括七个项目，每个项目设置2~10个工作任务，主要介绍中药制剂分析的基础知识、中药制剂的鉴别技术、中药制剂的常规检查技术、中药制剂的杂质检查技术、中药制剂的卫生学检查技术、中药制剂的含量测定技术和中药指纹图谱技术，系统阐述中药制剂质量控制相关岗位需要掌握的理论知识与操作技能。新形态一体化教材使理论及实践教学内容的选取更为灵活，可满足学生理论学习、实践操作、线上线下一体化教学等不同学习方式的要求。

本书可作为药学、中药学、药品与医疗器械类、药品质量与安全等相关专业教材，也可作为医药企业从事中药质量控制相关工作的员工培训教材。

#### 图书在版编目（CIP）数据

中药制剂分析/孙兰，李家春主编. —北京：化学工业出版社，2024.3
ISBN 978-7-122-44743-2

Ⅰ.①中⋯　Ⅱ.①孙⋯　②李⋯　Ⅲ.①中药制剂学-药物分析-高等职业教育-教材　Ⅳ.①R283

中国国家版本馆CIP数据核字(2024)第046561号

责任编辑：李　瑾　蔡洪伟　　　　装帧设计：关　飞
责任校对：李　爽

出版发行：化学工业出版社
　　　　　（北京市东城区青年湖南街13号　邮政编码100011）
印　　装：河北鑫兆源印刷有限公司
787mm×1092mm　1/16　印张17¼　字数426千字
2024年9月北京第1版第1次印刷

购书咨询：010-64518888　　　　　售后服务：010-64518899
网　　址：http://www.cip.com.cn
凡购买本书，如有缺损质量问题，本社销售中心负责调换。

定　　价：46.00元　　　　　　　　　　　版权所有　违者必究

# 编审人员名单

**主　编**　孙　兰　李家春

**副主编**　纪从兰　路立峰

**编　者**（以姓氏笔画顺序排列）

　　　　　马凤爱（安徽中医药高等专科学校）

　　　　　王　兰（江苏天士力帝益药业有限公司）

　　　　　孙　兰（江苏食品药品职业技术学院）

　　　　　纪从兰（安徽中医药高等专科学校）

　　　　　李家春（江苏财经职业技术学院）

　　　　　张　勇（江苏食品药品职业技术学院）

　　　　　张慧芳（金华职业技术大学）

　　　　　皇甫立卫（江苏食品药品职业技术学院）

　　　　　黄巧燕（江苏食品药品职业技术学院）

　　　　　路立峰（山东药品食品职业学院）

**主　审**　黄　东（江苏天士力帝益药业有限公司）

# 出版说明

为了更好地贯彻《国家职业教育改革实施方案》，落实教育部《"十四五"职业教育规划教材建设实施方案》（教职成厅〔2021〕3号），做好职业教育药品类、药学类专业教材建设，化学工业出版社组织召开了职业教育药品类、药学类专业"十四五"教材建设工作会议，共有来自全国各地120所高职院校的380余名一线专业教师参加，围绕职业教育的教学改革需求、加强药品和药学类专业"三教"改革、建设高质量精品教材开展深入研讨，形成系列教材建设工作方案。在此基础上，成立了由全国药品行业职业教育教学指导委员会副主任委员姚文兵教授担任专家顾问，全国石油和化工职业教育教学指导委员会副主任委员张炳烛教授担任主任的教材建设委员会。教材建设委员会的成员由来自河北化工医药职业技术学院、江苏食品药品职业技术学院、广东食品药品职业学院、山东药品食品职业学院、常州工程职业技术学院、湖南化工职业技术学院、江苏卫生健康职业学院、苏州卫生职业技术学院等全国30多所职业院校的专家教授组成。教材建设委员会对药品与药学类系列教材的组织建设、编者遴选、内容审核和质量评价等全过程进行指导和管理。

本系列教材立足全面贯彻党的教育方针，落实立德树人根本任务，主动适应职业教育药品类、药学类专业对技术技能型人才的培养需求，建立起学校骨干教师、行业专家、企业专家共同参与的教材开发模式，形成深度对接行业标准、企业标准、专业标准、课程标准的教材编写机制。为了培育精品，出版符合新时期职业教育改革发展要求、反映专业建设和教学创新成果的优质教材，教材建设委员会对本系列教材的编写提出了以下指导原则。

（1）校企合作开发。本系列教材需以真实的生产项目和典型的工作任务为载体组织教学单元，吸收企业人员深度参与教材开发，保障教材内容与企业生产实际相结合，实现教学与工作岗位无缝衔接。

（2）配套丰富的信息化资源。以化学工业出版社自有版权的数字资源为基础，结合编者团队开发的数字化资源，在书中以二维码链接的形式或与在线课程、在线题库等教学平台关联建设，配套微课、视频、动画、PPT、习题等信息化资源，形成可听、可视、可练、可互动、线上线下一体化的纸数融合新形态教材。

（3）创新教材的呈现形式。内容组成丰富多彩，包括基本理论、实验实训、来自生产实践和服务一线的案例素材、延伸阅读材料等；表现形式活泼多样，图文并茂，适应学生的接受心理，可激发学习兴趣。实践性强的教材开发成活页式、工作手册式教材，把工作任务单、学习评价表、实践练习等以活页的形式加以呈现，方便师生互动。

（4）发挥课程思政育人功能。教材结合专业领域、结合教材具体内容有机融入课程思政元素，深入推进习近平新时代中国特色社会主义思想进教材、进课堂、进学生头脑。在学生学习专业知识的同时，润物无声，涵养道德情操，培养爱国情怀。

（5）落实教材"凡编必审"工作要求。每本教材均聘请高水平专家对图书内容的思想性、科学性、先进性进行审核把关，保证教材的内容导向和质量。

本系列教材在体系设计上，涉及职业教育药品与药学类的药品生产技术、生物制药技术、药物制剂技术、化学制药技术、药品质量与安全、制药设备应用技术、药品经营与管理、食品药品监督管理、药学、制药工程技术、药品质量管理、药事服务与管理等专业；在课程类型上，包括专业基础课程、专业核心课程和专业拓展课程；在教育层次上，覆盖高等职业教育专科和高等职业教育本科。

本系列教材由化学工业出版社组织出版。化学工业出版社从2003年起就开始进行职业教育药品类、药学类专业教材的体系化建设工作，出版的多部教材入选国家级规划教材，在药品类、药学类等专业教材出版领域积累了丰富的经验，具有良好的工作基础。本系列教材的建设和出版，既是对化学工业出版社已有的药品和药学类教材在体系结构上的完善和品种数量上的补充，更是在体现新时代职业教育发展理念、"三教"改革成效及教育数字化建设成果方面的一次全面升级，将更好地适应不同类型、不同层次的药品与药学类专业职业教育的多元化需求。

本系列教材在编写、审核和使用过程中，希望得到更多专业院校、一线教师、行业企业专家的关注和支持，在大家的共同努力下，反复锤炼，持续改进，培育出一批高质量的优秀教材，为职业教育的发展做出贡献。

本系列教材建设委员会

# 前言

本教材依据教育部《职业教育专业目录》及"中药制剂分析"课程教学大纲，参照 2020 年版《中华人民共和国药典》、2019 年修订的《中华人民共和国药品管理法》、2020 年版《药品注册管理办法》以及 2022 年版《中华人民共和国职业分类大典》中药物分析员、中药检验工、化学检验工等国家职业标准编写而成，供全国高职高专药学类、药品与医疗器械类、中药学类、中药制药技术类等专业学生使用，也可作为相关职业岗位群职业技能培训与鉴定、中药执业师资格考试的参考书，还可作为制药企业、药品经营企业以及药品检验机构从事药品质量控制等专业技术人员培训用书。

本教材以 2020 年版《中华人民共和国药典》收载的分析技术和品种为主，同时紧密结合制药企业发展的新知识、新技术、新工艺、新方法、新设备，使教材内容与国家药品标准相统一，体现产教深度融合。本教材将价值塑造、知识传授和能力培养三者融为一体，充分发挥立德树人教育职能，教材基于"药德、药规、药技"的人才培养理念，通过理实一体化教学，培养学生树立较强的药品质量安全意识，具备良好的职业道德、严谨的工作作风和务实的工作态度，从而胜任中药制剂质量控制与质量管理工作，保障公众用药安全。

本教材以中药制剂质量分析项目及典型工作任务等为载体组织教学单元，系统梳理相关知识和技能。全书共分为七个项目，项目一为中药制剂分析的基础知识，介绍了中药制剂检验的依据、基本程序、内容、特点、意义等；项目二至项目六依据药品检验工作过程，分别介绍中药制剂的鉴别、常规检查、杂质检查、卫生学检查和含量测定等内容；项目七为中药指纹图谱技术，重点介绍了制剂中处方药材和制剂指纹图谱控制方法建立的主要步骤、要求以及药材和制剂的相关性等内容。在各项目中设有"项目介绍""学习要求""课堂讨论""目标检测"等模块，使教材具有可读性、实用性，理论和实践紧密联系。同时，配有电子教案、PPT 课件、微课等数字化教学内容，使教学资源更加多样化、立体化。此外，附录部分收载了常用试液、缓冲液、指示液及其配制方法等，以便学生学习和查阅。

教材编写分工如下：孙兰负责项目一、项目五的编写以及全书的统稿工作；路立峰、张慧芳负责项目二的编写；张勇、马凤爱、王兰负责项目三的编写；纪从兰、黄巧燕、皇甫立卫负责项目四的编写；李家春负责项目六和项目七的编写。全书由黄东主审。

  教材在编写过程中，得到了化学工业出版社、江苏食品药品职业技术学院等各参编院校和企业的大力支持；本书参考了2020年版《中华人民共和国药典》、中药检验工、药物分析员等有关中药制剂检验及国家职业标准方面的文献；借鉴了部分医药企业的中药制剂检测经验及相关数据，在此一并表示衷心感谢。由于编者水平有限，书中疏漏之处在所难免，敬请读者提出宝贵意见，以便进一步修订和完善。

编者<br>
2024年3月

# 目录

## 项目一　中药制剂分析的基础知识　/　001

【项目介绍】/ 001
【学习要求】/ 001

### 任务一　认识中药制剂分析　/　001

【学习目标】/ 001
【任务要求】/ 002
【任务准备】/ 002
【相关知识】/ 002
　一、基本概念 / 002
　二、中药制剂分析的范畴与任务 / 003
　三、中药制剂分析的特点 / 004
　四、影响中药制剂质量的因素 / 005
　五、制药企业药品质量管理 / 008
【任务实施】　桂枝茯苓丸处方分析 / 009

### 任务二　药品标准　/　010

【学习目标】/ 010
【任务要求】/ 010
【任务准备】/ 010
【相关知识】/ 010
　一、药品质量标准的定义和内容 / 010
　二、国家药品标准的特性 / 011
　三、《中国药典》一部简介 / 011
　四、部（局）颁药品标准 / 017
　五、企业标准 / 017
　六、国外药品标准 / 017
【任务实施】《中国药典》查阅 / 018

### 任务三　中药制剂分析的依据和程序　/　019

【学习目标】/ 019
【任务要求】/ 020
【任务准备】/ 020
【相关知识】/ 020
　一、中药制剂分析的依据 / 020
　二、中药制剂分析的程序 / 020
【任务实施】　三拗片检验报告的设计 / 031

目标检测 / 032

## 项目二　中药制剂的鉴别技术　/　034

【项目介绍】/ 034
【学习要求】/ 034

### 任务一　性状鉴别　/　034

【学习目标】/ 034
【任务要求】/ 035
【任务准备】/ 035
【相关知识】/ 035
　一、性状鉴别 / 035
　二、物理常数测定 / 037
【任务实施】　桂枝茯苓胶囊的性状鉴别 / 037

### 任务二　显微鉴别　/　038

【学习目标】/ 038
【任务要求】/ 039
【任务准备】/ 039
【相关知识】/ 039
　一、处方分析 / 039
　二、供试品预处理 / 039
　三、显微制片 / 039

四、显微观察 / 040
　　五、显微测量 / 041
　　六、结果记录 / 041
　【任务实施】 麦味地黄丸的显微鉴别 / 042
 任务三　化学鉴别 / 043
　【学习目标】 / 043
　【任务要求】 / 044
　【任务准备】 / 044
　【相关知识】 / 044
　【任务实施】 牛黄蛇胆川贝液的化学鉴别 / 045
 任务四　光谱鉴别 / 046
　【学习目标】 / 046
　【任务要求】 / 047
　【任务准备】 / 047
　【相关知识】 / 047
　　一、紫外-可见分光光度鉴别 / 047
　　二、红外光谱法 / 049
　【任务实施】 木香槟榔丸的紫外-可见分光光度鉴别 / 050
 任务五　色谱鉴别 / 051
　【学习目标】 / 051
　【任务要求】 / 051
　【任务准备】 / 051
　【相关知识】 / 052
　　一、薄层色谱鉴别 / 052
　　二、高效液相色谱鉴别 / 056
　　三、气相色谱鉴别 / 057
　【任务实施】 小儿清热止咳合剂中黄芩的TLC鉴别 / 058
 目标检测 / 059

# 项目三　中药制剂的常规检查技术 / 061

【项目介绍】 / 061
【学习要求】 / 061

 任务一　水分测定 / 061
　【学习目标】 / 061
　【任务要求】 / 062
　【任务准备】 / 062
　【相关知识】 / 062
　　一、烘干法 / 062
　　二、减压干燥法 / 063
　　三、甲苯法 / 064
　　四、气相色谱法 / 065
　【任务实施】 小儿退热颗粒中水分测定 / 067

 任务二　崩解时限检查 / 068
　【学习目标】 / 068
　【任务要求】 / 069
　【任务准备】 / 069
　【相关知识】 / 069
　　一、仪器装置 / 070
　　二、操作方法 / 071
　　三、注意事项 / 071
　　四、结果判定 / 071
　【任务实施】 三黄片崩解时限检查 / 073

 任务三　重(装)量差异检查 / 074
　【学习目标】 / 074
　【任务要求】 / 075
　【任务准备】 / 075
　【相关知识】 / 075
　　一、片剂 / 075
　　二、丸剂 / 076
　　三、其他剂型 / 077
　【任务实施】 六味地黄丸重量差异检查 / 078

 任务四　相对密度测定 / 079
　【学习目标】 / 079
　【任务要求】 / 080
　【任务准备】 / 080
　【相关知识】 / 080
　　一、比重瓶法 / 080
　　二、韦氏比重秤法 / 083
　【任务实施】 银黄口服液相对密度测定 / 084

 任务五　pH值测定 / 085
　【学习目标】 / 085

【任务要求】/ 086
【任务准备】/ 086
【相关知识】/ 086
　一、pH值检查方法 / 086
　二、注意事项 / 087
　三、记录 / 087
　四、结果判断 / 087
【任务实施】　双黄连口服液pH值测定 / 087

## 任务六　乙醇量测定 / 089

【学习目标】/ 089
【任务要求】/ 089
【任务准备】/ 089
【相关知识】/ 089
　一、气相色谱法 / 090
　二、蒸馏法 / 091
【任务实施】　舒筋活络酒乙醇量测定 / 093

## 任务七　外观均匀度和粒度检查 / 094

【学习目标】/ 094
【任务要求】/ 094
【任务准备】/ 095
【相关知识】/ 095
　一、外观均匀度检查 / 095
　二、粒度检查 / 095
【任务实施】　板蓝根颗粒粒度测定 / 096

## 任务八　溶化性和不溶物检查 / 097

【学习目标】/ 097
【任务要求】/ 097
【任务准备】/ 097
【相关知识】/ 097
　一、溶化性检查 / 097
　二、不溶物检查 / 098
【任务实施】　益心舒颗粒溶化性检查 / 098

目标检测 / 099

# 项目四　中药制剂的杂质检查技术 / 101

【项目介绍】/ 101
【学习要求】/ 101

## 任务一　认识杂质 / 101

【学习目标】/ 101
【任务要求】/ 102
【任务准备】/ 102
【相关知识】/ 102
　一、药物的纯度和杂质 / 102
　二、杂质的来源 / 102
　三、杂质的分类 / 103
　四、杂质的检查方法 / 103
【任务实施】　查阅清开灵注射液杂质检查项 / 104

## 任务二　灰分测定 / 105

【学习目标】/ 105
【任务要求】/ 105
【任务准备】/ 105
【相关知识】/ 106
　一、总灰分测定法 / 106
　二、酸不溶性灰分测定法 / 107
【任务实施】　九味羌活丸灰分与酸不溶性灰分测定 / 107

## 任务三　重金属检查 / 109

【学习目标】/ 109
【任务要求】/ 109
【任务准备】/ 109
【相关知识】/ 109
　一、第一法（硫代乙酰胺法）/ 110
　二、第二法（炽灼后硫代乙酰胺法）/ 111
　三、第三法（硫化钠法）/ 112
【任务实施】　矿物药石膏中重金属的检查 / 113

## 任务四　砷盐检查 / 114

【学习目标】/ 114
【任务要求】/ 115
【任务准备】/ 115
【相关知识】/ 115
　一、古蔡氏法 / 115
　二、二乙基二硫代氨基甲酸银法（Ag-DDC法）/ 118

【任务实施】 黄连上清片砷盐检查 / 120

## 任务五　注射剂有关物质检查 / 121
【学习目标】/ 121
【任务要求】/ 122
【任务准备】/ 122
【相关知识】/ 122
　一、蛋白质的检查 / 122
　二、鞣质检查法 / 123
　三、树脂检查法 / 123
　四、草酸盐检查法 / 124
　五、钾离子检查法 / 124
【任务实施】 注射用双黄连（冻干）有关物质的检查 / 125

## 任务六　可见异物检查 / 126
【学习目标】/ 126
【任务要求】/ 127
【任务准备】/ 127
【相关知识】/ 127
　一、灯检法 / 127
　二、光散射法 / 130
【任务实施】 止喘灵注射液的可见异物检查 / 131

## 任务七　农药残留量测定 / 132
【学习目标】/ 132
【任务要求】/ 133
【任务准备】/ 133
【相关知识】/ 133
　一、有机氯类农药残留量测定法（色谱法）/ 134
　二、有机磷类农药残留量测定法（色谱法）/ 137
　三、拟除虫菊酯类农药残留量测定法（色谱法）/ 138
　四、农药多残留量测定法（质谱法）/ 140
　五、药材及饮片（植物类）中禁用农药多残留测定法 / 143
【任务实施】 人参中农药残留量检测 / 145

## 任务八　黄曲霉毒素检查 / 147
【学习目标】/ 147
【任务要求】/ 148
【任务准备】/ 148
【相关知识】/ 148
　一、液相色谱法（第一法）/ 148
　二、液相色谱-串联质谱法（第二法）/ 149
【任务实施】 薏苡仁中黄曲霉毒素的测定 / 150

## 任务九　特殊杂质检查 / 151
【学习目标】/ 151
【任务要求】/ 152
【任务准备】/ 152
【相关知识】/ 152
　一、三七伤药片中乌头碱的限量检查 / 152
　二、安宫牛黄丸中猪去氧胆酸的检查 / 153
　三、三黄片中土大黄苷的检查 / 153
【任务实施】 正天丸中双酯型生物碱的检查 / 153

目标检测 / 154

# 项目五　中药制剂的卫生学检查技术 / 157

【项目介绍】/ 157
【学习要求】/ 157

## 任务一　微生物限度检查 / 157
【学习目标】/ 157
【任务要求】/ 158
【任务准备】/ 158
【相关知识】/ 158
　一、基本知识 / 158
　二、微生物计数 / 159
　三、控制菌检查 / 165
　四、微生物限度标准 / 169
【任务实施】 四君子颗粒的微生物限度检查适用性试验 / 170

## 任务二　无菌检查 / 173
【学习目标】/ 173
【任务要求】/ 174
【任务准备】/ 174
【相关知识】/ 174
　一、基本知识 / 174
　二、供试品的无菌检查 / 176
【任务实施】 灯盏细辛注射液无菌检查适用性试验 / 179

任务三　热原检查 / 181
　【学习目标】/ 181
　【任务要求】/ 181
　【任务准备】/ 181
　【相关知识】/ 182
　　一、基本知识 / 182
　　二、热原检查 / 184
　【任务实施】　清开灵注射液热原检查 / 185
任务四　细菌内毒素检查 / 186
　【学习目标】/ 186
　【任务要求】/ 187
　【任务准备】/ 187
　【相关知识】/ 187
　　一、基本知识 / 187
　　二、细菌内毒素检查 / 188
　【任务实施】　灯盏细辛注射液细菌内毒素
　　　　　　　　检查 / 189
目标检测 / 192

# 项目六　中药制剂的含量测定技术 / 194

【项目介绍】/ 194
【学习要求】/ 194

任务一　紫外-可见分光光度法测定
　　　　含量 / 195
　【学习目标】/ 195
　【任务要求】/ 195
　【任务准备】/ 195
　【相关知识】/ 196
　　一、朗伯-比尔定律 / 196
　　二、方法特点 / 196
　　三、定量分析 / 196
　　四、注意事项 / 197
　【任务实施】　黄杨宁片的含量测定 / 198
任务二　薄层色谱扫描法测定含量 / 199
　【学习目标】/ 199
　【任务要求】/ 199
　【任务准备】/ 200
　【相关知识】/ 200
　　一、仪器构成 / 200
　　二、检测方式 / 200
　　三、定量分析 / 201
　　四、注意事项 / 201
　【任务实施】　大山楂丸的含量测定 / 201
任务三　高效液相色谱法测定含量 / 203
　【学习目标】/ 203
　【任务要求】/ 204
　【任务准备】/ 204

　【相关知识】/ 204
　　一、方法特点 / 204
　　二、一般要求 / 204
　　三、系统适用性试验 / 206
　　四、定量分析 / 207
　　五、注意事项 / 208
　【任务实施】　小柴胡片的HPLC法含量
　　　　　　　　测定 / 208
任务四　气相色谱法测定含量 / 209
　【学习目标】/ 209
　【任务要求】/ 209
　【任务准备】/ 210
　【相关知识】/ 210
　　一、方法特点 / 210
　　二、一般要求 / 210
　　三、系统适用性试验 / 211
　　四、定量分析 / 211
　　五、注意事项 / 212
　【任务实施】　小金片的GC法含量测定 / 212
任务五　原子吸收分光光度法测定含量 / 213
　【学习目标】/ 213
　【任务要求】/ 214
　【任务准备】/ 214
　【相关知识】/ 214
　　一、方法特点 / 214
　　二、一般要求 / 214
　　三、定量分析 / 215

四、注意事项 / 216
　【任务实施】 牛黄解毒片中微量元素含量
　　　　　　　测定 / 216

## 任务六　浸出物的测定 / 217
　【学习目标】 / 217
　【任务要求】 / 218
　【任务准备】 / 218
　【相关知识】 / 218
　　一、测定方法 / 218
　　二、注意事项 / 219
　【任务实施】 九味羌活丸挥发性醚浸出物的
　　　　　　　测定 / 219

## 任务七　挥发油含量测定 / 220
　【学习目标】 / 220
　【任务要求】 / 221
　【任务准备】 / 221
　【相关知识】 / 221
　　一、方法特点 / 221
　　二、测定方法 / 222
　　三、注意事项 / 222
　【任务实施】 牡荆油胶丸中挥发油的
　　　　　　　测定 / 223

## 任务八　氮含量测定 / 224
　【学习目标】 / 224
　【任务要求】 / 224
　【任务准备】 / 225
　【相关知识】 / 225
　　一、测定原理 / 225
　　二、方法特点 / 225
　　三、测定方法 / 226
　　四、注意事项 / 227
　【任务实施】 清开灵注射液总氮量测定 / 227

## 任务九　鞣质含量测定 / 228
　【学习目标】 / 228
　【任务要求】 / 229
　【任务准备】 / 229
　【相关知识】 / 229
　　一、测定原理 / 229
　　二、方法特点 / 230
　　三、测定方法 / 230
　　四、注意事项 / 230
　【任务实施】 复方珍珠口疮颗粒鞣质的含量
　　　　　　　测定 / 231

## 任务十　容量分析法测定含量 / 232
　【学习目标】 / 232
　【任务要求】 / 232
　【任务准备】 / 232
　【相关知识】 / 233
　　一、容量法的有关计算 / 233
　　二、方法特点 / 233
　　三、测定方法 / 233
　【任务实施】 冰硼散中朱砂的含量测定 / 235

**目标检测** / 235

# 项目七　中药指纹图谱技术 / 238

【项目介绍】 / 238
【学习要求】 / 238

## 任务一　制剂中处方药材指纹图谱 / 238
　【学习目标】 / 238
　【任务要求】 / 239
　【任务准备】 / 239
　【相关知识】 / 239
　　一、中药指纹图谱建立的原则 / 239
　　二、指纹图谱主要研究内容 / 240
　　三、药材指纹图谱建立的方法与步骤 / 240
　　四、指纹图谱与技术要求 / 240
　　五、数据处理与结果评价 / 241
　　六、注意事项 / 242
　【任务实施】 霍山石斛特征图谱的测定 / 242

## 任务二　中药制剂指纹图谱 / 243
　【学习目标】 / 243
　【任务要求】 / 244
　【任务准备】 / 244
　【相关知识】 / 244
　　一、中药制剂指纹图谱建立的方法与

步骤 / 244
二、制剂指纹图谱及技术参数 / 245
三、药材、有效部位、中间体和制剂指纹图谱
　　之间的相关性 / 246

四、数据处理与结果评价 / 246
【任务实施】 注射用双黄连（冻干）指纹图谱
　　的测定 / 246
目标检测 / 247

# 目标检测参考答案 / 250

# 附　录 / 252

附录一　常用试液及其配制 / 252
附录二　常用缓冲液及其配制 / 257

附录三　常用指示液及其配制 / 258

# 参考文献 / 260

## 二维码资源目录

| 序号 | 标题名 | 页码 |
|---|---|---|
| 1 | 认识中药制剂分析 | 001 |
| 2 | 药品标准 | 010 |
| 3 | 中药制剂分析的依据和程序 | 019 |
| 4 | 性状鉴别 | 034 |
| 5 | 显微鉴别 | 038 |
| 6 | 烘干法测定水分 | 062 |
| 7 | 减压干燥法测定水分 | 063 |
| 8 | 甲苯法测定水分 | 064 |
| 9 | 气相色谱法测定水分 | 065 |
| 10 | 崩解时限检查 | 068 |
| 11 | 片剂重量差异检查 | 075 |
| 12 | 丸剂重量差异检查 | 076 |
| 13 | 比重瓶法测定相对密度 | 080 |
| 14 | pH值测定 | 085 |
| 15 | 气相色谱法测定乙醇量 | 090 |
| 16 | 蒸馏法测定乙醇量 | 091 |
| 17 | 粒度检查 | 095 |
| 18 | 杂质的来源及分类 | 102 |
| 19 | 杂质的限量检查 | 103 |
| 20 | 总灰分检查 | 105 |
| 21 | 硫代乙酰胺检查重金属 | 110 |
| 22 | 炽灼法检查重金属 | 111 |
| 23 | 硫化钠法检查重金属 | 112 |
| 24 | 古蔡氏法检查砷盐 | 115 |
| 25 | Ag-DDC法检查砷盐 | 118 |
| 26 | 中药注射剂有关物质检查 | 121 |
| 27 | 可见异物检查 | 126 |
| 28 | 紫外-可见分光光度法测定含量 | 195 |
| 29 | 薄层扫描法测定含量 | 199 |
| 30 | 高效液相色谱法测定含量 | 203 |
| 31 | 气相色谱法测定含量 | 209 |
| 32 | 原子吸收分光光度法测定含量 | 213 |
| 33 | 浸出物测定法测定含量 | 217 |
| 34 | 挥发油测定法测定含量 | 220 |
| 35 | 鞣质含量测定法测定含量 | 228 |

# 项目一　中药制剂分析的基础知识

## 【项目介绍】

中药制剂分析，是以中医药理论为指导，应用现代的药品质量控制方法和现代药物分析技术的一门应用性课程。通过本项目的学习，学生应能掌握中药制剂、中药制剂分析、药品标准的概念与内涵；熟悉中药制剂检验的依据和程序，药品标准的构成与内涵。树立"质量第一，依法检验"的职业道德及"实事求是、科学严谨"的工作作风，为后续课程的学习奠定基础。

## 【学习要求】

通过本项目的学习，要求掌握药品、中药制剂、中药制剂分析、药品质量以及药品标准的基本概念；掌握《中华人民共和国药典》（简称《中国药典》）的组成和主要内容，以及凡例的有关规定；掌握中药制剂检验的依据和程序。熟悉中药制剂检测的特点、药品标准类型和药品检测标准操作规程。了解影响中药制剂质量的因素、药品质量管理。具备中药制剂分析的职业道德。

## 任务一　认识中药制剂分析

### 【学习目标】

**1. 知识目标**

掌握药品、中药制剂、中药制剂分析、药品质量的基本概念；熟悉中药制剂分析的特点；了解影响中药制剂质量的因素。

认识中药制剂分析

**2. 能力目标**

能理解中药制剂分析的特点与主要内容。

**3. 素质目标**

树立药品质量观及敬畏生命、依法检验的观念。

### 课堂讨论

2015年5月，国家食品药品监督管理总局在飞行检查中发现，部分企业擅自改变银杏叶提取物提取工艺，使用3%盐酸代替稀乙醇制备银杏叶提取物。生产企业擅自改变提取工艺存在"分解药品有效成分，影响药品疗效"的风险。随着调查的深入，发现已不仅是一个擅自改变生产工艺的问题，还发现掺假掺伪的情况，这些因素会对银杏叶制剂的临床有效性和安全性造成严重影响。企业只有依规依法诚信地生产经营，才是发展之道。药品质量关乎企业的长远发展，更关乎患者的健康，作为从业人员要时刻怀有敬畏之心，把好药品质量关，保证公众用药的安全性和有效性。

讨论：1. 查阅资料，银杏叶类的制剂有哪些，主要功用是什么？
2. 为了更好地反映和控制药品质量，药品标准应从哪些方面与时俱进？

## 【任务要求】

正确认识中药制剂分析基本概念、药品质量内涵，中药制剂分析的类型、特点以及影响中药制剂质量的因素，树立起责任意识与质量意识。

## 【任务准备】

2020年版《中国药典》一部、四部。

## 【相关知识】

### 一、基本概念

1. **药品**

系指用于预防、治疗、诊断人的疾病，有目的地调节人的生理功能并规定有适应证或者功能主治、用法和用量的物质，包括药材、中药饮片、中药制剂、化学原料药及其制剂、抗生素、生化药品、放射性药品、血清、疫苗、血液制品和诊断药品等。

2. **中药制剂**

系指在中医药理论指导下，以饮片、植物油脂或提取物为原料，按规定的处方和制法制备而成，具有一定剂型和规格，用于防病治病的药品，包括中成药及医疗机构生产的中药制剂。中成药是由依法取得药品批准文号的制药企业生产，可以是在市场流通的中药制剂，《中国药典》则称为成方制剂或单味制剂。医疗机构中药制剂是由医疗机构根据本单位临床需要经批准而配制、自用的固定的中药制剂，凭医师处方在本医疗机构使用，不得在市场销售或变相销售，不得发布广告，未经批准不得在医疗机构之间调剂使用。

3. **中药制剂分析**

是以中医药理论为指导，以药品标准为依据，应用现代分析的理论和方法，全面检验和控制中药制剂质量的一门综合性应用性学科。主要内容包括制剂的鉴别、检查、卫生学检查、含量分析等。

4. **药品质量**

系指药品的物理、化学、生物学等指标符合药品标准的程度，包括安全性、有效性、均一性、稳定性等方面。为保证并持续提高药品质量，国家药品监督管理部门定期修订、颁布国家药品标准，并依法设立各级药品监督检验机构，开展药品监督检验工作。中药制剂作为药品，必须依法对其进行质量检验，是企业的责任，也是药品监督管理机构对药品实施质量监督的重要手段，对保证和提高制剂质量具有重要意义。

## 二、中药制剂分析的范畴与任务

### （一）中药制剂分析的范畴

中药制剂大多成分复杂多样，在疾病预防、治疗中发挥协同作用，生产工艺的变动，通常会对药物组分产生重要影响，如挥发油、多酚类及内酯类等成分。中药制剂的质量，不但会影响预防和治疗疾病的作用，也关系到用药安全，中药制剂分析是保障药品质量的重要手段。为了保证用药安全，在中药制剂的研究、生产、储存、流通及临床使用等环节，应进行分析检验，保证药品质量可控、安全和有效。

中药制剂分析检验分为药品生产检验、药品验收检验与药品监督检验三类。

**1. 药品生产检验**

系指药品生产企业对中药制剂的原料、辅料、中间体及成品进行的检验。药品生产企业为保证其药品质量需要设立质量管理部门，负责药品生产全程质量监督，如物料审核、产品放行、现场检查等。

**2. 药品验收检验**

系指药品经营企业按采购计划，依据法定标准和合同规定的质量条款对拟购进药品的质量进行检验验收，对超出采购计划、货单不符、质量异常、包装不牢或破损、标志模糊等情况应拒收。主要包括数量点收与药品质量验收，其中质量验收主要指性状检查和药品内外包装及标识的检查等。

**3. 药品监督检验**

各级药品监督检验机构通过对药品的检验与检查，进行质量监督。根据其目的和处理方法不同，分为抽查性检验、委托检验、复核检验、技术仲裁检验及进出口检验等类型。

（1）抽查性检验　药品监督检验机构定期或不定期地对药品生产企业、经营企业和医疗单位的药品质量进行检查和抽验。抽验的重点是量大、面广、质量不稳定、贮存期长、易混淆、易变质的药品以及各级医疗单位自制制剂。通过抽验，发现的药品质量问题，依法处理，并督促企、事业单位严格按质量标准生产、经营、使用药品。抽验是一种强制性检验，抽验结果上报到国家药品监督管理局，并在《药品质量检验公报》公布。

（2）委托检验　药品监督管理主管部门委托药检机构所检验的药品，药品生产企业、经营企业和医疗单位因不具备检验技术和检验条件而委托药检机构检验的药品均属于委托检验。

（3）复核检验　复核检验是对原检验结果的复验，其目的是证明原检验数据和结果的可靠性和真实性，以确保药品的质量。研制新药或仿制药品、评定优质药品、鉴定新工艺等，向上级主管部门报批前，要送药检机构进行复核检验。

（4）技术仲裁检验　技术仲裁检验是公正判定、裁决有质量争议的药品，保护当事人正当权益的检验。

（5）进出口检验　进出口检验是对进出口药品实施的检验。进口药品检验按《进口药品管理办法》和有关规定执行，由口岸药品检验所进行检验；出口药品按出口合同的标准检验。

(二) 中药制剂分析的任务

在中药生产质量控制中,药物分析主要是对生产药品所涉及的原辅料与生产过程中所形成的中间体和成品进行质量检验,对生产过程进行质量检测(过程检验),并应用分析技术实现生产过程的自动化与智能化控制(过程控制)。因此,中药制剂分析一般包括以下基本任务:分析检验产品质量、分析生产单元间质量传递关系、分析控制生产过程中药品的质量属性、生产自动控制和高质量产品输出。

中药制剂分析是生产质量控制的重要组成部分,是依照一定的标准、采用现代分析方法和技术(包括物理学、化学、生物学和微生物学等),对药品生产的原辅料、中间体、原料药和成品进行质量检验,重点是对生产过程进行有效监测、分析和控制,以确保药品符合质量。药物分析一般包括以下基本内容:分析方法与技术的建立、各种物料与成品的检验。

## 三、中药制剂分析的特点

### 1. 化学成分的复杂性

中药材及其制剂的化学成分通常复杂多样,且有多组分共存,主要活性成分含量较低的情况。如大黄中的化学组分主要有蒽醌、多糖与鞣质类等;人参含有几十种性质相似的皂苷类成分以及多糖和黄酮类成分,延胡索含有多种生物碱类成分,已从中分离鉴定了20多种生物碱。中药制剂以复方为主,由多味药材组成,成分尤为复杂,各成分间存在着相互作用。如含有甘草和黄连的制剂,其中的甘草酸与小檗碱易生成难溶于水的盐而沉淀,使两种成分的含量测定结果发生偏差,人参与黄芪中的皂苷类成分在酸碱作用下,存在转化的现象。通常面对复杂体系的分析,这就是中药分析的一个共同点。

中药制剂的成分含量一般较低,依据制剂组分特点,需预先对样品进行提取、分离、纯化,尽可能除去杂质或干扰性成分,富集目标成分,得到供试品溶液,从而保证检测结果的准确性。中药制剂疗效的产生是多成分的协同作用,因此,采用现代的药物分析技术进行多组分、多成分的定性定量是中药制剂分析的又一特点,才能更加科学、客观地评价中药制剂的质量。

### 2. 制剂组方和用药的原则

中药制剂是按中医理论和用药原则而组方的,因此在质量分析时首先应进行组方分析,分清各味药在处方中的君、臣、佐、使地位。在难以对处方所有药味进行分析的情况下,首选君药、贵重药及有毒药建立分析方法。如坤宁口服液中益母草为君药,重点分析益母草中盐酸水苏碱的含量,并辅以测定赤芍中芍药苷的含量,马钱子散中马钱子粉对神经系统有一定毒性,需要控制马钱子粉中士的宁的含量范围。测定成分的选择还应与功能主治相结合,如山楂在以消食健胃功能为主的制剂中,应重点测定有机酸的含量,而在以治疗气滞血瘀的胸痹证为主的制剂中,则应重点测定黄酮类成分的含量。

### 3. 中药制剂中杂质复杂

中药制剂中杂质的来源较复杂,在原药材种植、加工炮制、提取过程、制剂生产过程、贮运过程中均有引入杂质的风险,如药材中非药用部位及未除净的泥沙,药材中所含的重金属及残留农药,包装或保管不当引起的虫蛀、霉变、走油等产生的杂质,提取过程中无机盐的引入等。因此，制定杂质检查标准，成为中药制剂分析工作的一项重要任务。

**4. 制剂工艺及辅料的影响**

中药现代制剂的剂型种类多，制备方法各异，有些在单味中药或鲜品中存在的化学成分，经过炮制或制备工艺中经加热后，结构发生变化，有些则在制备过程中因挥发、沉淀等原因使质量分析更加困难。中药制剂所用辅料亦会给质量分析带来影响，如蜂蜜、蜂蜡、植物油等。蜜丸中的蜂蜜，提取液颜色深且黏性大，给药物检验操作带来一定影响，一般需选择合适的方法，排除干扰，才能获得准确的分析结果。

**5. 中药制剂原药材质量的差别大**

中药材的品种、规格、产地、生长环境、药用部位、采收季节以及加工方法等均会影响药材中有效成分的含量和成分组成，从而影响到制剂的质量。中药材经加工炮制后，其化学成分、性味等方面都会产生一定的变化，因此，饮片的制作应遵守中药炮制规范，保证中药制剂的质量。

**6. 中药制剂质量控制方法多元化**

中药制剂质量控制方法可以概括为形性检测法、化学检测法、生物检测法。形性检测主要指以制剂的形态、大小、颜色、气味等表观性状来判别中药制剂真伪。化学检测主要是利用制剂中所含化学成分的理化性质进行定性和定量分析。生物检测是利用生物体包括整体动物、离体组织、器官、细胞和微生物等评估药物生物活性（包括药效和毒性）的一种方法。

## 四、影响中药制剂质量的因素

中药制剂质量受多种因素的影响，主要有药材质量、加工炮制、生产工艺、包装和贮藏等方面。

### （一）药材质量

**1. 药材基原**

受地域分布、历史变迁、用药习惯等影响，中药材同名异物及同物异名现象较为常见。不同科、属、种的药材物质基础可能不同，不加区分地使用会影响临床疗效，有些易混淆品甚至会影响到临床用药安全。如《中国药典》2020年版一部柴胡项下收载有伞形科植物柴胡 *Bupleurum chinense* DC. 或狭叶柴胡 *Bupleurum scorzonerifolium* Willd. 两种基原，分别习称"北柴胡"和"南柴胡"，而大叶柴胡 *Bupleurum longiradiatum* Turcz.，其根茎表面密生环节，有毒，不可当柴胡用。

**2. 药材产地**

中药材的生长发育和有效成分的积累同地域环境关系密切，产地对于中药材质量而言，不仅意味着气候、环境等的影响，也意味着药材基原、种植方式、加工方法等的相对稳定，是中药材质量的重要影响因素。同一品种，产地不同，有效成分的含量往往有较大差异。如东北地区主产野生白芷，华北、华东、西南地区主产栽培白芷，不同产地白芷药材的形态和香豆素类、多糖类成分含量均差异较大。再如，有研究表明河南武陟县老崔庄产山药中脱氢表雄酮含量可达47.0mg/kg，而广西产山药中脱氢表雄酮为4.5mg/kg，二者相差较大。河南武陟县、温县属古怀庆府地界，被认为是"怀山药"的道地产区。注射剂生产所用中药材的产地应与注册申报资料中的产地一致，并尽可能采用规范化生产的中药材。因此，建立道地药材规范化生产基地，对于稳定和提高中药材质量具有重要意义。

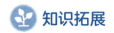

### 知识拓展

**道地药材**

中药属于天然药物，中药材的质量与其产地有着密切的关系。它的分布和生长与其地理环境有着密切的关系。由于各地的水土、气候、日照等生态环境有很大差异，植物和动物对其生长的自然条件，有各自的特定要求，而最适宜的生长条件所产的药材质量好。道地药材是指在一特定自然条件、生态环境的地域内所产的药材，因生产较为集中，栽培技术、采收加工也都有一定的讲究，以致较同种药材在其他地区所产者品质较佳。道地，也就是地道，也即功效地道实在、确切可靠。道地药材是我国传统的优质中药材的代名词，素有"非道地药材不处方，非道地药材不经营"的说法。

#### 3. 中药材药用部位

中药材的药用部位不同，则药效各异，甚至相反，抑或安全性有较大差异，对质量影响较大。以当归为例，中医临床素有当归头止血，当归身补血，当归尾破血，全当归补血活血的说法。又如，马兜铃酸存在于马兜铃科马兜铃属和细辛属植物中，是一类结构类似的硝基菲类羧酸化合物，具有肾毒性、致癌及致突变等作用。细辛的地上部分含有马兜铃酸，2005年版《中国药典》对细辛的药用部位做了修订，规定根和根茎为其药用部位，以降低用药风险。

#### 4. 中药材的采收

采收是中药材生产过程中的重要环节，直接影响中药材的质量和产量，自古以来，中药材讲究采收时间、生长年限、采收方法等。如民间谚语"三月茵陈四月蒿，五月茵陈当柴烧"；又如治疗肝肾阴虚之崩漏的二至丸，方中仅两味药，女贞子和墨旱莲，女贞子冬至采收为佳，墨旱莲夏至采收为佳，二至之名即来源于此。益母草中水苏碱的含量在幼苗期和花期最高，故益母草鲜品应在幼苗期至初夏花前期采割，干品应在夏季茎叶茂盛、花未开或初开时采割。

#### 5. 中药材产地加工

中药材产地加工是中药材品质形成的重要环节。常见的产地加工方法有拣选、清洗、去皮、蒸煮烫、硫熏、发汗、干燥等，通过产地加工达到净制干燥、增效减毒及防霉变等作用。如党参、桔梗等纤维性较强的药材，及时干燥有利于防止霉烂变质；芍药蒸煮去皮，是白芍的产地加工，易造成有效成分的流失，对药材品质产生影响。

#### 6. 中药材的贮藏与包装

中药材在贮藏过程中，容易发生霉变、泛油、风化、潮解等变质现象，药材的含水量、环境因素等都可能引起中药材物质基础的变化，从而影响药材的质量。如淫羊藿常温贮藏两年后，总黄酮量降幅约为32%，淫羊藿苷降幅约为25%，且药材颜色变黄；常温避光条件下，总黄酮含量降幅约为24%，淫羊藿苷降幅约为15%，药材颜色基本不变。药材在贮运中，必须有完整包装，并注明品名、产地、日期等，并附有质量合格标志。

### （二）加工炮制

中药通常经过炮制之后才能入药，中药炮制是依据中医药理论，参照辨证施治及药物自身性质，以及调剂、制剂的不同要求所采取的加工技术。药材炮制工艺是否合理、方法是否恰当，直接影响到药物的有效性和安全性。不同的炮制方法，对药材的理化性质和治疗作用有着不同的影响，经炮制后，其所含的成分会产生不同的变化。炮制可分为火制、水制、水火制三大类，炮制旨在强化药物疗效，降低药物的毒副作用。中药炮制体现了中医的五味理论，即认为"酸、苦、甘、辛、咸分别主入肝、心、脾、肺、肾五脏"，故临床使用柴胡、香附、元胡等多醋制，目的是增加入肝作用；临床使用党参、甘草、黄芪等多蜜制，目的是增加补脾益气作用；临床使用黄柏、知母、车前子等多盐制，目的是增强入肾作用。

中药化学成分，是中药发挥临床治疗作用的主要物质基础。中药经过加工炮制，可达到增效减毒的作用。如草乌、川乌，通过炒制，所含双酯型生物碱会分解，达到降低毒性、保证临床用药安全有效的目的。中药材中的无机盐、生物碱、蛋白质以及有机酸等成分同水有着一定程度的亲和性，若加工炮制的时间过长会导致有效成分溶于水中而流失，从而降低药材质量，如夏枯草水处理时间过长，钾盐含量流失而降低其降压、利尿作用。因此，科学的加工炮制是保证中药制剂质量的重要因素，也关系到药物在临床治疗过程中的具体疗效表现。

 **知识拓展**

### 中药炮制技术

中药炮制技术是指在中医理论的指导下，按中医用药要求将中药材加工成中药饮片的传统方法和技术，古时又称"炮炙""修事""修治"。药物经炮制后，不仅可以提高药效、降低药物的毒副作用，而且方便存储，是中医临床用药的必备工序。传统的炮制方法主要有蒸、煮、炒、焙、炮、煅、浸、飞等。在继承中药传统的炮制技术和理论的基础上，应用现代科学技术探讨炮制原理，改进炮制工艺，制定饮片质量标准，以提高中药饮片质量，保证临床用药的安全有效。中药炮制技术于2006年5月被列入第一批国家非物质文化遗产名录传统医药类。

### （三）生产工艺

中药制剂是中药饮片经过提取、纯化、分离、浓缩、干燥、成型等生产工艺制得，其工艺及参数的变化会对化学成分产生不同程度的影响，最终会影响到制剂的质量。如提取过程中选用的提取方法、提取溶剂、提取时间、提取温度等，纯化过程中的沉淀法、离心法、超滤法等，通常都会影响中药制剂的质量。例如，在生产含桂皮酸的液体制剂时，为了除去不溶物采用不同的分离工艺，致使制剂有效成分的含量、色泽、稳定性等均产生一定差异（表1-1）。

表1-1 不同分离工艺对含桂皮酸制剂质量的影响

| 去除不溶物方法 | 桂皮酸含量/% | 色泽 | 放置1个月后析出沉淀 |
| --- | --- | --- | --- |
| 乙醇沉淀法 | 0.285 | 深棕 | +++ |
| 离心法 | 0.408 | 深棕 | ++ |
| 超滤法 | 0.473 | 黄棕 | + |

注：+表示沉淀多少。

同一中药制剂，由于不同生产企业生产工艺的差异，成分含量会有较大差异。如不同厂家生产的复方丹参片中丹参酮ⅡA、隐丹参酮等成分的含量差异较大，采用全自动超临界

$CO_2$萃取法代替乙醇回流提取法提取丹参酮，可大幅度提高丹参酮ⅡA的收率。因此，中药生产工艺的科学、稳定是保证中药制剂质量的关键。

### （四）包装和贮藏

中药制剂的包装应能保证药品在生产、运输、贮藏及使用过程中的质量，盛装药品的各种容器应无毒、洁净，内包装与药品具有较好的相容性，不影响药品的质量和检验。在制剂运输过程中，应采取有效可靠的措施，防止药品发生变质。中药制剂的贮藏应符合药品标准规定的条件，如密闭、密封、阴凉干燥，应避免高温、光照、氧化、受潮等不良条件的影响，以防药品因存放不当引起发霉、虫蛀、泛油、粘连等。中药制剂一般要求在密闭（封）、阴凉干燥（温度在20℃以下，相对湿度35%～75%）条件下贮藏，注射剂、滴眼剂、滴丸剂还须避光保存。

## 五、制药企业药品质量管理

制药企业应遵循《药品生产质量管理规范》（good manufacturing practices ,GMP）中的管理和技术要求。规定药品生产企业应建立生产和质量管理的组织机构，制药企业质量管理涉及药品生产全过程。质量管理部门包含质量控制（quality control, QC）和质量保证（quality assurance, QA）两大职责。质量控制，系指对原辅料、中间产品、成品等进行取样和检验并出具检验报告等业务活动，确保放行前物料或产品质量符合要求。

药品质量管理部门的主要职责有：制定和修订物料、中间产品和成品的内控标准和检验操作规程，制定取样和留样制度；制定检验用设备、仪器、试剂、试液、标准品（对照品）、滴定液、培养基、实验动物等的管理办法；决定物料和中间产品的使用；审核成品发放前批生产记录，决定成品发放；审核不合格品处理程序；对物料、中间产品和成品进行取样、检验、留样，并出具检验报告；监测洁净室（区）的尘粒数和微生物数；评价原料、中间产品及成品的质量稳定性，为确定物料储存期、药品有效期提供数据；制定质量管理和检验人员的职责。

为有效控制中药制剂的质量，2010年版《药品生产质量管理规范》附录专设中药制剂部分，强化了中药材前处理、中药提取、制剂生产、质量控制、贮存、发放和运输等过程的质量管理。主要内容如下：

（1）中药材及其饮片的质量应符合国家药品标准及省（自治区、直辖市）中药材标准和中药饮片炮制规范，并在现有技术条件下，根据对中药制剂质量的影响程度，在相关质量标准中增加必要的质量控制项目。质量控制项目至少应包括：①鉴别；②中药材及其饮片中所含有关成分的定性或定量指标；③已粉碎饮片的粒度检查；④直接入药的饮片粉末入药前的微生物限度检查；⑤外购的中药饮片可增加相应原药材的检验项目；⑥国家药品标准及省（自治区、直辖市）中药材标准和中药饮片炮制规范中包含的其他检验项目。

（2）中药提取、精制过程中使用有机溶剂的，如溶剂对产品质量和安全性有不利影响时，应在中药提取物和中药制剂的质量标准中增加残留溶剂的限度检查项目。

（3）应对回收溶剂制定与其预定用途相适应的质量标准。

（4）应建立生产所用中药材及其饮片的原植（动、矿）物、中药材使用部位、经批准的替代品、伪品等标本。

（5）应根据使用的每种中药材及其饮片的特性和贮存条件，规定贮存期限和复验期。

（6）应根据中药材、中药饮片、中药提取物、中间产品的特性和包装方式以及稳定性考察结果，确定其贮存条件和贮存期限。

（7）每批中药材及其饮片应留样，留样量至少能满足鉴别的需要，留样时间应有规定；用于中药注射剂的中药及其饮片的留样，应保存至使用该批中药材或中药饮片生产的最后一批制剂产品放行后一年。

（8）中药材及其饮片贮存期间各种养护操作应有记录。

## 【任务实施】

## 桂枝茯苓丸处方分析

### 一、任务分析

桂枝茯苓丸是由桂枝、茯苓、牡丹皮、赤芍、桃仁等5味药制成的蜜丸，具有活血、化瘀、消癥的功效。了解中成药的组方特点、药材基源与产地、主要成分组成是做好制剂分析的第一步，以桂枝茯苓丸为例，进行处方分析。

### 二、任务步骤

**1. 组方特色**

查阅资料，了解桂枝茯苓丸的组方特点，各味药的功用以及在成方中的地位，即君臣佐使情况。

**2. 药材基源与产地**

查阅资料了解每味药材基源及道地药材产区，以及现有资源情况。

**3. 成分组成**

了解每味药材的主要成分、活性成分或指标性成分等成分信息。

**4. 检测方法**

了解每味药材的主要质控方法及方法选择与所含成分的适用性。

### 三、任务报告

以书面形式完成任务步骤中的内容。

### 四、任务评价

任务评价主要从任务准备、任务过程、任务报告几个方面进行评价，详细内容见下表。

**任务考核评价表**

| 考核任务 | 评价点 | 评价标准 | 分值 | 得分 |
|---|---|---|---|---|
| 桂枝茯苓丸处方分析 | 任务准备 | 查阅资料，了解中药组方特点 | 10 | |
| | | 完成相关药材标准的查阅 | 10 | |
| | 任务过程 | 完成组方特色、药材基源与产地、成分组成及检测方法适用性分析 | 40 | |
| | | 完成药材资源情况分析 | 20 | |
| | 任务报告 | 报告格式规范，书写工整，内容完整，条理清晰，结果正确 | 20 | |
| | | 合计 | 100 | |

# 任务二 药品标准

药品标准

## 【学习目标】

### 1. 知识目标

要求学生掌握药品标准的基本概念、《中国药典》的结构和主要内容;熟悉药品标准的构成、凡例的有关规定;了解国家药品标准、企业标准及国外药品标准情况。

### 2. 能力目标

能应用索引,查找和使用《中国药典》和其他药品标准。

### 3. 素质目标

培养学生严谨、规范、依法检验的职业素养。

### 课堂讨论

《新修本草》,世称《唐本草》,于显庆四年修订完毕。全书共五十四卷,包括正经二十卷、药图二十五卷、图经七卷,加上目录二卷。全书共载药844种,分玉石、草木、兽禽、虫、鱼、果、菜、米谷等类,在《本草经集注》的基础上增加了山楂、芸苔子、人中白、鲜鱼、砂糖等114种新药物。唐代的文化,在当时居于世界文化的前列,医药亦属文化的一种,当然也不例外。《新修本草》是世界上最早的一部由国家权力机关颁布的,具有法律效力的药学专著,被认为是世界上最早出现的药典,比纽伦堡政府于16世纪颁布的《纽伦堡药典》(欧洲最早的药典)早近900年。

讨论:1. 请谈谈《新修本草》产生的历史背景及其作用。

2.《新修本草》为什么被认为是世界上最早的一部药典?

## 【任务要求】

认识药品标准的组成、《中国药典》的结构和主要内容及有关术语,学会查阅《中国药典》,能根据药品标准列出所需的试药、试液的配制方法等,树立严谨、依规与规范的职业素养。

## 【任务准备】

2020年版《中国药典》一部、四部。

## 【相关知识】

### 一、药品质量标准的定义和内容

药品质量标准是指对药品质量规格及检验方法所作的技术规定,是药品生产、经营、使用、检验和管理等共同遵循的依据。

药品标准分为国家标准、地方标准和企业标准。国家标准主要有《中国药典》、注册标准、局颁标准等类型。地方标准有各省、自治区和直辖市的《中药饮片炮制规范》。企业标准，又称为内控标准，一般不低于国家标准。

药材和饮片质量标准中的项目主要包括：名称、来源、性状、鉴别（显微鉴别、理化鉴别、色谱鉴别等）、检查（杂质、水分、灰分、酸不溶性灰分、重金属、农药残留量及有关的毒性成分等）、浸出物测定（水溶性、醇溶性及醚溶性浸出物）、含量测定、炮制、性味归经、用法与用量、注意及贮藏等。

植物油脂质量标准中的项目主要包括：名称、来源、性状（气、味、色泽、凝点、相对密度、折光率、旋光度等）、检查（重金属、不溶物等）、含量测定、贮藏等。

提取物质量标准中的项目主要包括：名称、来源、制法、性状、鉴别（显微鉴别、理化鉴别、色谱鉴别等）、检查（粒度、干燥失重、总灰分、炽灼残渣、重金属及有害元素、有机氯农药残留量等）、特征图谱、含量测定、贮藏、制剂等。

中药制剂质量标准中的项目主要包括：名称、处方、制法、性状、鉴别（显微鉴别、理化鉴别、色谱鉴别等）、检查（常规检查、杂质检查、卫生学检查）、含量测定、功能与主治、用法与用量、注意、规格、贮藏等。

## 二、国家药品标准的特性

国家药品标准在保证药品具有安全性、有效性、稳定性及可控性的同时，又具有权威性、科学性和进展性。

### 1. 权威性

药品标准是国家对药品的质量指标、检验方法和生产工艺等所做的技术规定，是药品生产、经营、使用及监督管理等各环节必须共同遵守的强制性技术准则和法定依据。药品生产企业应按照国家药品标准和经国家药品监督管理部门核准的处方与生产工艺进行生产，若药品所含成分与国家药品标准规定的成分不符，视为假药，若药品成分的含量不符合国家药品标准，视为劣药。药品检验应按标准规定的方法进行检验，如需采用其他方法，应将该方法与规定的方法做比较试验，但仲裁时，仍以现行药品标准规定的方法为准。

### 2. 科学性

药品标准的制定，应确保检验方法的专属性和灵敏性以及检验结果的准确性和可靠性。如2020年版《中国药典》广泛收载国内外先进成熟的检测技术和分析方法，提升中药及其制剂的质量控制水平。

### 3. 进展性

随着科学的发展与技术的进步，药品新的分析方法、新的分析技术也不断涌现，新方法与新技术也应用到药品的质量控制中。如2020年版《中国药典》新增聚合酶链反应（PCR）法、DNA测序技术等，推进分子生物学检测技术在中药饮片、动物组织来源材料、生物制品起始材料、微生物污染溯源鉴定中的应用。

## 三、《中国药典》一部简介

2020年版《中国药典》一部的内容包括前言、目录、药典沿革、新增品种名单、凡例、品名目次、正文（药材和饮片、植物油脂和提取物、成方制剂和单味制剂）和索引等部分。

## （一）品种收载情况

2020年版《中国药典》一部收载的品种包括药材和饮片、植物油脂和提取物、成方制剂和单味制剂。品种收载以临床应用为导向，不断满足国家基本药物目录和基本医疗保险用药目录收录品种的需求，进一步保障临床用药质量。及时收载新上市药品标准，充分体现我国医药创新研发最新成果。历版《中国药典》一部收载品种见表1-2。

表1-2 历版《中国药典》一部收载品种情况

| 版次/年 | 收载品种情况 | 合计/种 |
| --- | --- | --- |
| 1953 | 植物药与油脂类65种，中药成方制剂46种 | 111 |
| 1963 | 收载中药材446种，中药成方制剂197种 | 643 |
| 1977 | 中草药（包括民族药）、中草药提取物、植物油脂及单味药制剂882种，成方制剂（包括民族药成方）270种 | 1152 |
| 1985 | 中药材、植物油脂及单味制剂506种，成方制剂207种 | 713 |
| 1990 | 中药材、植物油脂等509种，成方及单味制剂275种 | 784 |
| 1995 | 中药材、植物油脂等522种，成方及单味制剂398种 | 920 |
| 2000 | 中药材534种，成方及单味制剂458种 | 992 |
| 2005 | 中药材及饮片551种、植物油脂和提取物31种、成方制剂和单味制剂564种 | 1146 |
| 2010 | 中药材及饮片1055种、植物油脂和提取物47种、成方制剂和单味制剂1063种 | 2165 |
| 2015 | 中药材及饮片1057种、植物油脂和提取物47种、成方制剂和单味制剂1494种 | 2598 |
| 2020 | 中药材及饮片1053种、植物油脂和提取物47种、成方制剂和单味制剂1611种 | 2711 |

## （二）主要特点

**1. 收载品种范围进一步扩大，满足临床用药和健康需求**

2020年版《中国药典》根据临床用药需求，新增中成药116种、中药材1种，收载药材和饮片、植物油脂和提取物、成方制剂和单味制剂品种合计达到2711种，并对452个品种进行了标准的修订和提高。对历版药典中未公开处方和制法的中成药品种，除涉及处方与工艺保密品种外，对其处方和制法进行了公开和补充。

**2. 全面修订饮片质量标准，中药标准体系进一步完善**

为贯彻药典修订的指导思想——"完善以中国药典为核心主体的符合中医药特点的中药标准体系，以中医临床为导向制定中药标准"，2020年版《中国药典》对中药饮片的标准进行了重点修订和完善，共修订250余个饮片质量标准，以保障饮片的质量和临床用药。

**3. 全面提升安全性控制水平，保障用药安全**

完善了"中药有害残留物限量制定指导原则"，新增"药材及饮片中33种禁用农药多残留测定法"。制定了中药材及饮片（植物类）重金属及有害元素的限量标准，规定铅不得超过5mg/kg、镉不得超过1mg/kg、砷不得超过2mg/kg、汞不得超过0.2mg/kg、铜不得超过20mg/kg，并收入"中药有害残留物限量制定指导原则"。同时，在黄芪等已收载重金属及有害元素检查的8个中药材基础上，新增白芷、当归、葛根、黄精、人参、三七、栀子、桃仁、酸枣仁、山茱萸10味常用药材的重金属及有害元素控制。对容易发霉变质的蜂房、土鳖虫等5个中药材，增加黄曲霉毒素的限量要求，薏苡仁增加玉米赤霉烯酮的限量要求。针对马兜铃酸类成分具有潜在肾毒性的问题，不再收载含马兜铃酸的马兜铃和天仙藤，还制定了"九味羌活丸"（处方含细辛）中马兜铃酸Ⅰ的限量标准。

**4. 正本清源、论源定标，中药材、饮片的专属性和有效性控制进一步加强**

2020年版《中国药典》对一些长期存在的"难题"进行了修订，使国家药典标准更加体现中医药特色，同时也解决了一些多基原药材标准实施存在的难题。如泽泻，由于分类学上的种与变种以及拉丁学名的人为变更，将历史既有使用且为目前市场上主流商品的"川泽泻"（基原为泽泻 *Alisma plantago-aquatica* Linn.）变没了，严重影响了中药用药和产业发展。2020年版《中国药典》经过系统的本草考证和分类学研究，恢复1963年版药典植物中文名"泽泻"与 *Alisma platago-aquatica* Linn.的对应关系，将泽泻的来源规定为"本品为泽泻科植物东方泽泻 *Alisma orientale* (Sam) Juzep.或泽泻 *Alisma plantago-aquatica* Linn.的干燥块茎"，并根据两种来源泽泻药材所含主要有效成分的测定结果，对其含量测定进行了修订。

### （三）凡例

凡例是对品种正文、通用技术要求以及药品质量检验和检定中有关共性问题的统一规定和基本要求。凡例包括总则及分类项目共四十八条，具体包括以下内容：

**1. 总则**

《中国药典》主要由凡例、通用技术要求和品种正文构成。药品标准由品种正文及其引用的凡例、通用技术要求共同构成。药典收载的凡例、通则/生物制品通则、总论的要求对未载入本版药典的其他药品标准具同等效力。品种正文所设各项规定是针对符合GMP的产品而言。任何违反GMP或有未经批准添加物质所生产的药品，即使符合《中国药典》或按照《中国药典》未检出其添加物质或相关杂质，亦不能认为其符合规定。

**2. 通用技术要求**

通用技术要求包括通则、指导原则以及生物制品通则等。通则主要包括制剂通则、通用检测方法。制剂通则系为按照药物剂型分类，针对剂型特点所规定的基本技术要求。通用检测方法系为各品种进行相同项目检验时所应采用的统一规定的设备、程序、方法及限度等。指导原则系为规范药典执行，指导药品标准制定和修订，提高药品质量控制水平所规定的非强制性、推荐性技术要求。

**3. 正文**

《中国药典》各品种项下收载的内容为品种正文。品种正文系根据药物自身的理化与生物学特性，按照批准的来源、处方、制法和贮藏、运输等条件所制定的、用以检测药品质量是否达到用药要求并衡量其质量是否稳定均一的技术规定。品种正文项下根据品种和剂型不同，可分别列有：品名、来源、处方、制法、性状、鉴别、检查、浸出物、特征图谱或指纹图谱、含量测定、炮制、性味与归经、功能与主治、用法与用量、注意、规格、贮藏、制剂、附注等。

**4. 名称及编排**

药材和饮片名称包括中文名和汉语拼音，其中药材和单列饮片名称还包括拉丁名，植物油脂和提取物还包括英文名。饮片系指药材经过炮制后可直接用于中医临床或制剂生产使用的药品。饮片除需要单列者外，一般并列于药材的品种正文中，先列药材的项目，后列饮片的项目，中间用"饮片"分开，与药材相同的内容只列出项目名称，其要求用"同药材"表述；不同于药材的内容逐项列出，并规定相应的指标。饮片炮制项为净制、切制的，除另有规定外，其饮片名称和相关项目与药材相同。

### 5. 项目与要求

（1）溶解度　溶解度是药品的一种物理性质。除另有规定外，称取研成细粉的供试品或量取液体供试品，置于25℃±2℃一定容量的溶剂中，每隔5分钟强力振摇30秒；观察30分钟内的溶解情况，如无目视可见的溶质颗粒或液滴时，即视为完全溶解。药品的近似溶解度名词术语表示见表1-3。

表1-3　药品的近似溶解度名词术语表述

| 近似溶解度 | 内容表述 |
| --- | --- |
| 极易溶解 | 系指溶质1g（ml）能在溶剂不到1ml中溶解 |
| 易溶 | 系指溶质1g（ml）能在溶剂1～不到10ml中溶解 |
| 溶解 | 系指溶质1g（ml）能在溶剂10～不到30ml中溶解 |
| 略溶 | 系指溶质1g（ml）能在溶剂30～不到100ml中溶解 |
| 微溶 | 系指溶质1g（ml）能在溶剂100～不到1000ml中溶解 |
| 极微溶解 | 系指溶质1g（ml）能在溶剂1000～不到10000ml中溶解 |
| 几乎不溶或不溶 | 系指溶质1g（ml）在溶剂10000ml中不能完全溶解 |

（2）贮藏　系对药品贮藏与保管的基本要求，除矿物药应置干燥洁净处不作具体规定外，一般以下列名词术语表示，见表1-4。除另有规定外，贮藏项未规定贮存温度的一般系指室温。

表1-4　药品贮藏项下名词术语内容表述

| 术语 | 内容表述 |
| --- | --- |
| 遮光 | 系指用不透光的容器包装，例如棕色容器或黑色包装材料包裹的无色透明、半透明容器 |
| 避光 | 系指避免日光照射 |
| 密闭 | 系指将容器密闭，以防止尘土及异物进入 |
| 密封 | 系指将容器密封，以防止风化、吸潮、挥发或异物进入 |
| 熔封或严封 | 系指将容器熔封或用适宜的材料严封，以防止空气与水分的侵入并防止污染 |
| 阴凉处 | 系指不超过20℃ |
| 凉暗处 | 系指避光并不超过20℃ |
| 冷处 | 系指2～10℃ |
| 常温 | 系指10～30℃ |

### 6. 检验方法和限度

正文收载的所有品种，均应按规定的方法进行检验。采用药典规定的方法进行检验时，应对方法的适用性进行确认。

药材和饮片、植物油脂和提取物的含量（%）均按重量计。成方制剂与单味药制剂的含量，除另有规定外，一般按每一计量单位（1片、1丸、1袋、1ml等）的重量计，单一成分制剂如规定上限为100%以上时，系指用2020年版《中国药典》规定的分析方法测定时可能达到的数值，它为药典规定的限度或允许偏差，并非真实含量；如未规定上限时，系指不超过101.0%。

制剂的含量限度范围，是根据该药味含量的多少、测定方法、生产过程和贮存期间可能产生的偏差或变化而制定的，生产中应按处方量或成分标示量的100%投料。

**7. 对照品、对照药材、对照提取物、标准品**

对照品、对照药材、对照提取物、标准品系指用于鉴别、检查、含量测定的标准物质。对照品应按其使用说明书上规定的方法处理后按标示含量使用。对照品、对照药材、对照提取物和标准品均应附有使用说明书，标明批号、用途、使用期限、贮存条件和装量等。

**8. 计量**

（1）滴定液或试液　滴定液和试液的浓度，以mol/L（摩尔/升）表示者，其浓度要求需精密标定的滴定液用"XXX滴定液（YYYmol/L）"表示，如硝酸银滴定液（0.1mol/L）；作其他用途不需精密标定其浓度时用"YYYmol/L XXX溶液"表示，以示区别，如0.2mol/L硝酸银溶液。

（2）温度　温度描述，一般以下列名词术语表示，见表1-5。

表1-5　温度项下名词术语内容表述

| 术语 | 内容表述 |
| --- | --- |
| 水浴温度 | 除另有规定外，均指98～100℃ |
| 热水 | 系指70～80℃ |
| 微温或温水 | 系指40～50℃ |
| 室温 | 系指10～30℃ |
| 冷水 | 系指2～10℃ |
| 冰浴 | 系指约0℃ |
| 放冷 | 系指放冷至室温 |

（3）百分比　符号"%"表示百分比，系指重量的比例；溶液的百分比，除另有规定外，系指溶液100ml中含有溶质若干克；乙醇的百分比，系指在20℃时容量的比例。此外，根据需要可采用表1-6符号表示。

表1-6　百分比符号内容表述

| 符号 | 内容表述 |
| --- | --- |
| %（g/g） | 表示溶液100g中含有溶质若干克 |
| %（ml/ml） | 表示溶液100ml中含有溶质若干毫升 |
| %（ml/g） | 表示溶液100g中含有溶质若干毫升 |
| %（g/ml） | 表示溶液100ml中含有溶质若干克 |

（4）溶液后标示的（1→10）符号　系指固体溶质1.0g或液体溶质1.0ml加溶剂使成10ml的溶液；未指明用何种溶剂时，均系指水溶液；两种或两种以上液体的混合物，名称间用半字线"-"隔开，其后括号内所示的"："符号，系指各液体混合时的体积（重量）比例。

（5）药筛及粉末分等　2020年版《中国药典》所用药筛，选用国家标准的R40/3系列。药筛及粉末分等情况见表1-7、表1-8。

表1-7　药筛分等

| 筛号 | 筛孔内径（平均值） | 目号 |
| --- | --- | --- |
| 一号筛 | 2000μm±70μm | 10目 |
| 二号筛 | 850μm±29μm | 24目 |
| 三号筛 | 355μm±13μm | 50目 |
| 四号筛 | 250μm±9.9μm | 65目 |
| 五号筛 | 180μm±7.6μm | 80目 |
| 六号筛 | 150μm±6.6μm | 100目 |
| 七号筛 | 125μm±5.8μm | 120目 |
| 八号筛 | 90μm±4.6μm | 150目 |
| 九号筛 | 75μm±4.1μm | 200目 |

表1-8　粉末分等

| 粉末等级 | 等级要求 |
| --- | --- |
| 最粗粉 | 指能全部通过一号筛，但混有能通过三号筛不超过20%的粉末 |
| 粗粉 | 指能全部通过二号筛，但混有能通过四号筛不超过40%的粉末 |
| 中粉 | 指能全部通过四号筛，但混有能通过五号筛不超过60%的粉末 |
| 细粉 | 指能全部通过五号筛，并含能通过六号筛不少于95%的粉末 |
| 最细粉 | 指能全部通过六号筛，并含能通过七号筛不少于95%的粉末 |
| 极细粉 | 指能全部通过八号筛，并含能通过九号筛不少于95%的粉末 |

**9. 精确度**

试验中供试品与试药等"称重"或"量取"的量，其精确度可根据数值的有效数位来确定，如称取"0.1g"系指称取重量可为0.06～0.14g；称取"2g"系指称取重量可为1.5～2.5g；称取"2.0g"系指称取重量可为1.95～2.05g；称取"2.00g"系指称取重量可为1.995～2.005g。

精密称定系指称取重量应准确至所取重量的千分之一；称定系指称取重量应准确至所取重量的百分之一；精密量取系指量取体积的准确度应符合国家标准中对该体积移液管的精密度要求；量取系指可用量筒或按照量取体积的有效数位选用量具。取用量为约若干时，系指取用量不得超过规定量的±10%。

除另有规定外，恒重系指供试品连续两次干燥或炽灼后称重的差异在0.3mg以下的重量；干燥至恒重的第二次及以后各次称重均应在规定条件下继续干燥1小时后进行；炽灼至恒重的第二次称重应在继续炽灼30分钟后进行。

试验中规定"按干燥品（或无水物，或无溶剂）计算"时，除另有规定外，应取未经干燥（或未去水，或未去溶剂）的供试品进行试验，并将计算中的取用量按［检查］项下测得的干燥失重（或水分，或溶剂）扣除。

空白试验系指在不加供试品或以等量溶剂替代供试液的情况下，按同法操作所得的结果；［含量测定］中的"并将滴定的结果用空白试验校正"，系指按供试品所耗滴定液的量

（ml）与空白试验中所耗滴定液的量（ml）之差进行计算。

未注明者，试验时的温度系指在室温下进行；温度高低对试验结果有显著影响者，除另有规定外，应以25℃±2℃为准。

**10. 试药、试液、指示剂**

试验用的试药，除另有规定外，均应根据通则试药项下的规定，选用不同等级并符合国家标准或国务院有关行政主管部门规定的试剂标准。试液、缓冲液、指示剂与指示液、滴定液等，均应符合通则的规定或按照通则的规定制备。试验用水，除另有规定外，均系指纯化水。酸碱度检查所用的水，均系指新沸并放冷至室温的水。酸碱性试验时，如未指明用何种指示剂，均系指石蕊试纸。

**11. 动物试验**

动物试验所使用的动物应为健康动物，其管理应按国务院有关行政主管部门颁布的规定执行。动物品系、年龄、性别、体重等应符合药品检定要求。

**12. 说明书、包装、标签**

药品说明书应符合《中华人民共和国药品管理法》（简称《药品管理法》）及国务院药品监督管理部门对说明书的规定。直接接触药品的包装材料和容器应符合国务院药品监督管理部门的有关规定，均应无毒、洁净，与药品具有较好的相容性。药品标签应符合国务院药品监督管理部门对包装标签的规定，不同包装标签其内容应根据上述规定印制，并应尽可能多地包含药品信息。麻醉药品、精神药品、医疗用毒性药品、放射性药品、外用药品和非处方药品的说明书和包装标签，必须印有规定的标识。

### （四）索引

为了方便使用和检索，《中国药典》均附有索引，除了中文品名目次是按中文笔画及起笔笔形顺序排列外，书末分列有中文索引、汉语拼音索引、拉丁名索引和拉丁学名索引。中文索引按汉语拼音顺序排列。

## 四、部（局）颁药品标准

为了促进药品生产，提高药品质量和保证用药安全，除《中国药典》收载的药品标准外，尚有《中华人民共和国国家卫生健康委员会药品标准》（简称《部颁药品标准》）、《国家药品监督管理局药品标准》（简称《局颁药品标准》），也收载了国内已生产，需要统一，但尚未载入药典的标准。

上述标准，亦具有法律约束力，可作为药品生产、供应、使用、监督等部门检验药品质量的法定依据。

## 五、企业标准

企业标准是在国家药品标准基础上进行修订的标准，也称内控标准，包括原辅料、包装材料、中间产品和成品等。企业标准一般应高于法定标准。

## 六、国外药品标准

**1.《美国药典》**

《美国药典-国家处方集》（U.S. Pharmacopeia/National Formulary, USP-NF），为《美国

药典》（USP）和《国家处方集》（NF）的合订本。由美国药典委员会（the United States Pharmacopeial Convention）编辑出版。该出版物包含关于药物、剂型、原料药、辅料、生物制剂、复方制剂、医疗器械、膳食补充剂和其他治疗成分的标准。对于在美国制造和销售的药物，美国食品药品监督管理局（Food and Drug Administration，FDA）强制执行现行的USP-NF标准。

《美国药典》（USP）创始于1820年。该药典自1980年版起与《国家处方集》(NF)合并。USP收载原料药品及其制剂，而NF收载各类辅料和一些非处方药。自2002年起，每年一版，到2023年已出版至USP47-NF42。《美国药典》的应用非常广泛，不仅适用于制药企业、医疗机构及相关行业，同时也适用于FDA所管辖的所有药品、食品、化妆品、医疗器械和护肤品的生产和销售。

2.《英国药典》

《英国药典》（British Pharmacopoeia，BP）是英国药品委员会的正式出版物，是英国制药标准的重要来源，也是药品质量控制、药品生产许可证管理的重要依据。《英国药典》是英国药剂和药用物质的官方标准文集，包括出口到英国的产品，更包含《欧洲药典》的所有标准。原料药和辅料制造商若要在英国和欧盟推广销售其产品，须遵守《英国药典》和《欧洲药典》的要求。

3.《日本药局方》

《日本药局方》（Japanese Pharmacopoeia，JP）由一部和二部组成，共一册。一部收载有凡例、制剂总则（即制剂通则）、一般试验方法、医药品各论（主要为化学药品、抗生素、放射性药品以及制剂）；二部收载通则、生药总则、制剂总则、一般实验方法、医药品各论（主要为生药、生物制品、调剂用附加剂等）、药品红外光谱集、一般信息等。索引置于最后。《日本药局方》的索引有药物的日本名索引、英文名索引和拉丁名索引三种。其中拉丁名索引用于生药品种。

4.《欧洲药典》

《欧洲药典》（European Pharmacopoeia，EP）由欧洲药典委员会编纂，欧洲药品质量管理局出版发行。EP 1977年出版第一版。基本组成有凡例、通用分析方法（包括一般鉴别实验、一般检查方法，常用物理、化学测定法、常用含量测定法、生物检查和生物分析、生药学方法）、容器和材料、试剂、正文和索引等。所有药品生产厂家在欧洲范围内推销和使用的过程中，必须遵循《欧洲药典》的质量标准。

## 【任务实施】

## 《中国药典》查阅

### 一、任务步骤

（1）查阅溶解度试验方法。

（2）查阅天山雪莲、麦冬、远志等中药材的鉴别用了哪些方法。

（3）查阅肠炎宁片、抗骨增生胶囊、六味地黄丸、双黄连颗粒、注射用灯盏花素等中药制剂的鉴别用了哪些方法，分别鉴别了什么药味。

（4）查阅肉桂油、连翘提取物的含量测定方法。

（5）查阅板蓝根颗粒、知柏地黄丸的质量标准。
（6）查阅片剂、丸剂重量差异检查方法。
（7）查阅高效液相色谱法的类型与试验要求。

## 二、注意事项

（1）注意应使用现行版的《中国药典》，结合教材熟悉《中国药典》凡例中的名词术语。

（2）药品可在品名目次中，按药品名称笔画为序查阅，也可在汉语拼音索引或中文索引中查阅。

（3）首先要认真学习药典凡例、正文、通则（制剂通则、通用检测方法和指导原则等）和索引，熟悉凡例、正文和通则中的内容，再进行相关内容的查阅。

（4）凡例是对《中国药典》正文、通则与药品质量检定有关的共性问题的统一规定；通则主要收载制剂通则、通用检测方法和指导原则。在凡例和通则中已经规定的共性、通用的内容，在正文品种标准中不再规定。

## 三、任务报告

以书面形式完成任务步骤中的内容。

## 四、任务评价

任务评价主要从药品质量标准的概念、《中国药典》的结构和主要内容、药典的查阅和使用、学习过程及任务报告撰写几个方面进行评价，详细内容见下表。

任务考核评价表

| 考核任务 | 评价点 | 评价标准 | 分值 | 得分 |
|---|---|---|---|---|
| 《中国药典》查阅 | 任务准备 | 能正确理解药品质量标准的定义；能掌握药品质量标准的内容 | 10 | |
| | | 熟悉《中国药典》凡例、正文品种和通则 | 10 | |
| | 任务过程 | 能熟练利用索引，自行查阅药典相关内容，并在规定的时间内完成 | 40 | |
| | | 能认真听讲、仔细观察，能积极思考、自主探索，能积极参与、主动交流 | 20 | |
| | 任务报告 | 报告格式规范、书写工整，内容完整，条理清晰，结果正确 | 20 | |
| 合计 | | | 100 | |

# 任务三　中药制剂分析的依据和程序

## 【学习目标】

### 1. 知识目标

掌握中药制剂分析的依据和一般程序；熟悉取样原则、样品前处理常用方法；了解制剂的取样要求。

中药制剂分析的依据和程序

**2. 能力目标**

能正确理解中药制剂分析依据和程序;能够依据药物特点,合理选择药品前处理方法。

**3. 素质目标**

树立科学、规范操作意识,严谨的工作态度。

> **课堂讨论**
>
> 2015年11月,国家食品药品监督管理总局发布了对违法生产销售银杏叶提取物及制剂行为处罚意见的公告,组织有关省(区、市)食品药品监管部门对涉嫌违法生产的65家银杏叶提取物及制剂企业依法进行调查处理。因生产假药、劣药被依法处罚的企业59家。其中,被吊销《药品生产许可证》4家;拟被撤销药品批准证明文件4家;被处以罚款等行政处罚47家,罚没款总金额1.03亿元;无药品生产资质的企业被提请地方政府予以关停4家。上述企业中,涉嫌犯罪被移送公安机关8家;被处以十年内不得从事药品生产、经营活动资格处罚的责任人员7名;被免予或不予行政处罚6家。
>
> 对涉嫌违法生产银杏叶提取物及制剂的企业,主要涉嫌非法添加槐角苷提取物,违反《药品管理法》的相关规定。国家食品药品监督管理总局进一步发布《银杏叶提取物、银杏叶片、银杏叶胶囊中游离槲皮素、山柰素、异鼠李素检查项补充检验方法》,对市面上的银杏叶药品的质量进行全面的督查与专项清理,保障公众用药安全。
>
> 讨论:1. 银杏叶制剂主要活性成分类别有哪些?
> 2. 我国《药品管理法》对于生产和销售假药劣药有哪些处罚措施?

## 【任务要求】

通过学习,能掌握中药制剂分析的依据和程序相关知识;能正确理解中药制剂分析依据和程序;树立药品质量意识与依法生产和检验意识。

## 【任务准备】

《中国药典》一部与四部、三拗片等。

## 【相关知识】

### 一、中药制剂分析的依据

药品检验工作是药品质量控制的重要组成部分,药品检验操作方法可参照现行《中国药品检验标准操作规范》的规定。药品质量标准是中药制剂分析的依据。

### 二、中药制剂分析的程序

检测对象包括原辅料、半成品、成品及新药开发中的试验样品,中药制剂检验的程序一般包括取样、前处理、性状检查、鉴别、检查、含量测定及出具报告书等。

#### (一)取样

在药品生产过程中,取样是指为一特定目的,自某一总体(物料和产品)中抽取样品的操作。样品系指取自一个批并且提供有关该批的信息的一个或一组物料或产品。取样检验是以所取样品的检验数据，作为判定整批质量的一种质量检验方式。药品检测第一步是取样，随机、客观地从大量的样品中取出少量样品进行分析，取样遵循科学性、真实性和代表性。

**1. 取样要求**

（1）取样设施　取样区的空气洁净度级别应符合要求，避免因敞口操作与其他环境、人员、物料、产品造成的污染及交叉污染。

（2）取样器具　取样辅助工具包括：包装开启工具、除尘设备、重新封口包装的材料。所有工具和设备应由惰性材料制成且能保持洁净。使用后应充分清洗，干燥，并存放在清洁的环境里，必要时，使用前用水或适当的溶剂淋洗、干燥。所有工具和设备都必须有书面规定的清洁规程和记录。

（3）取样人员　取样人员应经过相应的操作培训，并充分掌握所取物料与产品的知识，对于无菌物料及产品的取样人员应进行无菌知识和操作要求的培训，以便能安全、有效地工作。取样时应穿着符合相应防护要求的服装，避免污染物料和产品，并避免取样人员因物料和产品受到伤害。取样人员对取样时发现的异常现象，均应详细记录在取样记录上。

**2. 取样操作**

（1）取样前　按照请验单内容核对物料基本信息，如产品名称、批号、数量等；检查物料包装是否密封、完整，是否存在物理破损。凡有异常的包件，应单独取样检验并记录异常情况。

（2）取样时　须填写取样记录，内容包括品名、规格、批号、物料编码、总数量（批量）、取样量、取样日期、必要的取样说明和取样人、复核人签名等项。

（3）取样后　取样人员应将原容器或包装封口严密。编织袋或牛皮纸包装的辅料取样后用绳包扎封口，桶装原辅料打开塑料袋取样后用绳包扎封口，要求封口严密。原辅料取样后在每件取样的物料包装上加贴取样证。包材取样后，需取走样品的，在每件被取样的容器上贴上取样证。只进行现场核对检查包材不取走样品的，不贴取样证。凡从库房或车间现场取走样品的均需要开具物料检验单给库房或车间作为取样的凭证。

**3. 取样方法及数量**

（1）中药材和饮片　抽取样品前，应核对品名、产地、规格等级及包件式样，检查包装的完整性、清洁程度以及有无水迹、霉变或其他物质污染等情况，详细记录。凡有异常情况的包件，应单独检验并拍照。从同批药材和饮片包件中抽取供检验用样品的原则：总包件数不足5件的，逐件取样；5～99件，随机抽5件取样；100～1000件，按5%比例取样；超过1000件的，超过部分按1%比例取样；贵重药材和饮片，不论包件多少均逐件取样。

每一包件至少在2～3个不同部位各取样品1份；包件大的应从10cm以下的深处在不同部位分别抽取；对破碎的、粉末状或大小在1cm以下的药材和饮片，可用采样器抽取样品；对包件较大或个体较大的药材，可根据实际情况抽取有代表性的样品。每一包件的取样量：一般药材和饮片抽100～500g；粉末状药材和饮片抽取25～50g；贵重药材和饮片抽取5～10g。将抽取的样品混匀，即为抽取样品总量。若抽取样品总量超过检验用量数倍时，可按四分法再取样，即将所有样品摊成正方形，依对角线划"X"，使分为四等份，取用对角两份；再如上操作，反复数次，直至最后剩余量能满足供检验用样品量。最终抽取的供检验用样品量，一般不得少于检验所需用量的3倍，即1/3供实验室分析用，另1/3供复核用，其余1/3留样保存。

（2）中间产品和成品　被抽检的物料与产品是均匀的，且来源可靠，应按批取样。若总件数为 $n$，则当 $n \leq 3$ 时，每件取样；当 $3 < n \leq 300$ 时，按 $\sqrt{n+1}$ 件随机取样；当 $n > 300$ 时，按 $\sqrt{n}/2 +1$ 件随机取样。取中间产品时，在样件中按不同方向、深度取样，使取样具有代表性，取样量可供三次以上检验用量，将样品放入洁净容器内，密封，在容器内贴上标签，标签内容有品名、数量或重量、批号、取样日期等。取成品时，每批成品在不同的包装内抽取一定的小包装，使抽取的样品具有代表性，取样量满足三次以上检验量。按请验单的内容与成品的标签进行核对，无误后方可取样，取样后再随机取样检验，登记检验台账。

（3）包装材料　根据不同包装材料与总件数，确定取样数量。使用说明书、标签、盒、箱、瓶：$n \leq 3$ 万，取100张（个）；$3$ 万 $< n \leq 15$ 万，取150张（个）；$n > 15$ 万，取 $> 300$ 张（个）；硬质空心胶囊与药品取样方法相同；铝箔、复合膜：逐卷抽样，抽样量总共1m。取与药品直接接触的包材样品时，取样人员须在取样室或取样车内取样，样品放入洁净容器内密封、贴上标签，标签内容有品名、数量、批号、取样日期。对于内包装材料，取样量参照国家标准GB/T 2828.1—2012逐批检查计数抽样程序及抽样表（适用于连续批的检查）进行；内包装材料需要测定微生物限度，应用已灭菌的取样器具取样，放在已灭菌物取样袋内，封口。

## （二）供试品溶液的制备

中药制剂检验一般需要对待测样品进行预处理制成供试液后进行分析检测。预处理是指采用一定的方法将样品中的辅料和非被检成分等干扰性物质除去，获得被检物质供检验用的过程。物料与检测方法不同，供试品的制备方法也不同。相比于粉末型与液体型制剂，固体药剂的预处理一般要经过粉碎、提取、分离等操作，得到供试品溶液进行定性定量分析。

### 1. 粉碎

粉碎通常是中药制剂前处理过程中的一个必要环节。通过粉碎，可以增加样品与溶剂的接触面积，促进待测成分的提取。在粉碎样品时，应尽量避免样品污染，并防止粉尘飞散及挥发性成分的损失。过筛时，通不过筛孔的部分颗粒应反复粉碎直至全部通过筛孔，以确保样品的代表性。部分固体制剂样品的粉碎方法见表1-9。

表1-9　部分固体制剂样品的粉碎方法

| 剂型 | 粉碎方法 |
| --- | --- |
| 蜜丸 | 先用小刀或剪刀将其切（剪）成小块，加入一定量硅藻土、硅胶等分散剂，置研钵中充分研磨使其均匀分散 |
| 水丸、水蜜丸、糊丸 | 用研钵直接研磨粉碎 |
| 蜡丸 | 切碎，置烧杯中，加水煮沸10分钟，置水浴中冷却，使蜡析出，除去蜡层 |
| 片剂 | 直接研细；包衣片用小刀刮去糖衣层，置研钵中研细 |
| 硬胶囊剂、散剂、颗粒剂 | 颗粒小，不需要粉碎，可直接提取 |
| 栓剂 | 用刀切碎 |

近年来，超声粉碎、超低温粉碎、超微粉碎等技术的应用日趋增多，与传统粉碎工艺不

同,它的粉碎速度较快,不产生局部过热,能够最大限度地保留药物的成分和活性。

2. 提取

由于中药制剂化学成分复杂,被检成分含量往往较低(部分在0.01%～0.1%之间),因此首先需采用适宜的方法将待检成分从样品中提取出来,然后对其进一步分离富集,以供检测用。常用的提取方法有溶剂提取法、水蒸气蒸馏法和升华法等。

(1)溶剂提取法　溶剂提取法是依据制剂中成分性质,如极性大小、酸碱性、成分类别等,选择适宜的溶剂,将待测成分或目标组分能够完整地提取出来,同时尽可能去除杂质与干扰成分。提取溶剂的选择可参考"相似相溶"方法,极性大的成分,可考虑亲水性溶剂,如水、甲醇、乙醇等;弱极性与非极性成分,考虑乙酸乙酯、乙醚、氯仿等。此外,丙酮对部分极性成分与弱极性成分都有较好的提取率。样品预处理中常用溶剂的极性从大到小的顺序依次为:水、二甲基亚砜、甲醇、乙醇、丙酮、正丁醇、四氢呋喃、乙酸乙酯、氯仿、乙醚、二氯甲烷、苯、甲苯、四氯化碳、环己烷、石油醚。通常两种基本母核相同的成分,其分子中官能团的极性越大,或极性功能基数量越多,则整个分子的极性大,亲水性强,而亲脂性就越弱;其分子非极性部分越大,或碳键越长,则极性小,亲脂性强,而亲水性就越弱。常用提取溶剂及溶出成分见表1-10。

表1-10　常用提取溶剂及溶出成分

| 提取溶剂 | 溶出成分 | 备注 |
| --- | --- | --- |
| 水 | 氨基酸、蛋白质、糖类、生物碱盐、有机酸盐、无机盐等 | 能溶于水 |
| 甲醇、乙醇、丙酮等 | 苷类、生物碱、鞣质及极性大的苷元等 | 大极性的成分 |
| 正丁醇、乙酸乙酯、二氯甲烷、乙醚、氯仿、苯、石油醚等 | 生物碱、有机酸、蒽醌、黄酮、香豆素、强心苷等 | 中等极性和弱极性成分 |

溶剂提取法主要包括浸渍提取法、回流提取法、连续回流提取法和超声波提取法等。同时,原料的粉碎度、提取时间、提取温度、设备条件等因素也都能影响提取效率。

① 浸渍提取法　系指用定量的溶剂,在一定温度下,将待测样品浸泡一定的时间,以提取制剂成分的一种方法。具体操作过程:称取一定量的样品粗粉置容器中,加入一定容积的提取溶剂,密塞,混匀,室温放置,浸泡提取,浸泡期间要经常振摇。浸泡时间一般为3～5天或按照规定时间,提取次数一般为2～3次。浸渍法操作比较简单易行,适用于黏性、无组织结构、新鲜及易于膨胀、价格低廉的芳香性药材,但耗时较长,提取效率较低,且如用水为溶剂,其提取液易于发霉变质,须注意加入适当的防腐剂。

② 回流提取法　应用有机溶剂加热提取,需采用回流加热装置,以免溶剂挥发损失。小量操作时,可在圆底烧瓶上连接回流冷凝器。瓶内装样品,溶剂浸过样品表面约1～2cm。在水浴中加热回流,一般保持沸腾约0.5～2小时或更长,放冷过滤,再在药渣中加溶剂,作第二、第三次加热回流,分别约0.5小时或至基本提尽有效成分为止。此法提取效率较浸渍提取法高,提取杂质较多,对热不稳定或具有挥发性的成分不宜采用。

### 案例分析

**案例:**2020年版《中国药典》中收载的玉屏风颗粒,其含量测定项下供试品溶液的制备:取装量差异项下的本品,研细,取约2.5g,精密称定,置索氏提取器中,加甲

> 醇100ml，加热回流至提取液无色（约6小时），提取液回收溶剂并浓缩至干，残渣加水20ml，微热使溶解，用水饱和正丁醇振摇提取4次，每次40ml，合并正丁醇液，用氨试液充分洗涤2次，每次40ml，合并氨试液并用水饱和正丁醇振摇提取2次，每次20ml，弃去氨试液，合并正丁醇液，蒸干，残渣加甲醇使溶解并转移至10ml量瓶中，用甲醇稀释至刻度，摇匀，滤过，取续滤液，即得。
> 
> **分析：**索氏提取器需要怎样加热？加热温度设置多少合适？此温度设置的理由是什么？

③ 连续回流提取法　连续回流提取法是用有机溶剂提取中药成分的一种方法。实验室内常用索氏提取器来进行连续回流提取。将样品置索氏提取器中，加入遇热可挥发的有机溶剂，连续回流提取至提取完全，取下虹吸回流管，无须滤过，就可回收溶剂，再用适宜溶剂溶解，定容。连续回流提取法提取成分完全，需用溶剂量较少，提取杂质少，操作简便，但不适于遇热不稳定易变化的成分。

④ 超声波提取法　超声波提取法是利用超声波的空化作用、机械效应和热效应等加速组织与细胞胞内成分的释放、扩散和溶解，能显著提高提取效率的提取方法。具有提取效率高、提取时间短、提取温度低等优点。适用于如黄酮类、皂苷类、萜醌类、香豆素、木脂素类、生物碱类等多种成分的提取。将样品置具塞锥形瓶中，加入提取溶剂后，置超声仪水槽中，添加适量水，开启超声仪进行提取。但由于超声波会使大分子化合物发生降解或解聚作用，或者形成更复杂的化合物，也会促进一些成分的氧化和还原过程，所以在用超声提取时，应对超声仪功率与频率、提取时间、提取溶剂等条件进行考察。药品标准中对具体品种均规定有提取功率、频率和时间，如复方丹参片含量测定项供试品溶液的制备，规定超声处理的功率为300W，频率为50kHz，时间为30分钟。

(2) 水蒸气蒸馏法　水蒸气蒸馏法是指将含有挥发性成分的样品与水共蒸馏，使挥发性成分随水蒸气一并馏出，经冷凝分取挥发性成分的提取方法。当水和不（或难）溶于水的化合物一起存在时，整个体系的蒸气压力根据道尔顿分压定律，应为各组分蒸气压力之和，即：$P=P_水+P_A$ [$P_A$ 为不（或难）溶于水的化合物的蒸气压]。当 $P$ 与外界大气压相等时，混合物就沸腾。这时的温度即为它们的沸点，所以混合物的沸点将比任何一组分的沸点都要低一些。而且在低于100℃的温度下随水蒸气一起蒸馏出来。

该法适用于具有挥发性、能随水蒸气蒸馏而不被破坏、性质稳定且难溶或不溶于水且不与水产生化学反应的挥发油及其他挥发性成分的提取。水蒸气蒸馏法是分离纯化挥发性成分的重要方法，使待提纯的有机物在低于100℃的情况下随水蒸气一起被蒸馏出来，从而达到分离提纯的目的。如中药中的挥发油，某些小分子生物碱（麻黄碱），以及某些小分子的酚性物质（牡丹酚）等，都可应用本法提取。

有些挥发性成分在水中的溶解度稍大些，常将蒸馏液重新蒸馏，在最先蒸馏出的部分，分出挥发油层，或在蒸馏液水层经盐析法并用低沸点溶剂将成分提取出来。例如玫瑰油、原白头翁素等的制备多采用此法。

(3) 升华法　固体物质受热不经过液态直接气化，遇冷后又直接凝结成固态的性质称为升华性。中药制剂中少数成分具有升华性，例如冰片、樟脑、咖啡因、游离蒽醌等。采用升

> **知识拓展**
>
> **超临界流体萃取技术**
>
> 超临界流体萃取（supercritical fluid extraction，SFE）是一种以超临界流体作为萃取剂，将特定成分从混合物中分离出来的技术。二氧化碳是最常用的超临界流体，$CO_2$ 是安全、无毒、廉价的气体，超临界 $CO_2$ 具有类似气体的扩散系数、液体的溶解力，表面张力为零，能迅速渗透进固体物质之中，进行提取，具有高效、不易氧化、无污染等特点。本法是利用超临界流体的溶解能力与其密度的关系，即利用压力和温度对超临界流体溶解能力的影响而进行的。常用于脂肪酸、植物碱、醚类、酮类、甘油酯等成分的提取。

华法将此类成分从样品中提取出来。该法操作简便，所得升华物往往纯度较高，便于检测。如制剂中冰片的提取可采用升华法。

近年来，在中药提取方面出现了一些新技术、新方法，如超临界流体萃取技术、加压溶剂提取技术、微波辅助提取技术、酶辅助提取技术等。这些新技术和新方法的应用，提高了特定成分的提取率和纯度。

**3. 分离**

中药制剂化学成分复杂，提取液通常伴有大量的基质成分，一般会干扰后续的定性与定量分析，或降低分析的灵敏度，或对分析设备造成污染与损害。因此，通常会对提取液进行进一步的净化处理。样品预处理中常用的分离纯化方法有液-液萃取法、色谱法、沉淀法、盐析法等。

（1）液-液萃取法　液-液萃取法又称两相溶剂提取法，是利用混合物中各成分在两相互不相溶的溶剂中分配系数不同进行分离。各成分在两相溶剂中分配系数相差越大，则分离效率越高。通常其中一相为水、酸水或碱水，另一相为亲脂性有机溶剂，如乙酸乙酯、正丁醇、乙醚、三氯甲烷等。液-液萃取法通常在分液漏斗中进行操作，两相选取得当，经3～5次萃取，成分较完整地分离出来。在复杂样品的萃取过程中，要防止乳化的发生。

（2）色谱法　色谱法又称液-固萃取法，是利用不同物质在固定相和流动相构成的体系中具有不同的分配系数，随着洗脱的进行，物质在两相间进行反复多次的分配，从而使各成分达到分离。按固定相类型和分离原理可分为吸附色谱、分配色谱、离子交换色谱、亲和色谱、大孔吸附树脂及凝胶色谱等。本法操作简便，无乳化现象，一般能得到较好的分离效果。色谱柱柱内径通常为0.9～1.5cm，吸附剂常用中性氧化铝、活性炭、大孔吸附树脂和聚酰胺等。例如芍药苷、栀子苷等单糖苷常用中性氧化铝，黄芪皂苷、人参皂苷等多糖苷类常用D101型大孔吸附树脂，黄酮类成分可用聚酰胺。

（3）沉淀法　沉淀法是指在提取液中加入某些试剂使产生沉淀，以达到分离待测成分或除去杂质的方法。铅盐沉淀法为分离某些制剂成分的经典方法之一。由于醋酸铅及碱式醋酸铅在水及醇溶液中，能与多种中药制剂成分生成难溶的铅盐或络盐沉淀，故可利用这种性质使有效成分与杂质分离。中性醋酸铅可与酸性物质或某些酚性物质结合成不溶性铅盐，因此，常用以沉淀有机酸、氨基酸、蛋白质、黏液质、鞣质、树脂、酸性皂苷、部分黄酮等。

（4）盐析法　盐析法是在水提液中加入无机盐至一定浓度，或达到饱和状态，可使某些成分在水中的溶解度降低沉淀析出，而与水溶性大的杂质分离。常用作盐析的无机盐有氯化钠、硫酸钠、硫酸镁、硫酸铵等。例如三七的水提取液中加硫酸镁至饱和状态，三七皂苷乙即可沉淀析出，自黄藤中提取掌叶防己碱，自三颗针中提取小檗碱在生产上都是用氯化钠或硫酸铵盐析制备。有些成分如原白头翁素、麻黄碱、苦参碱等水溶性较大，在提取时，亦往往先在水提取液中加入一定量的食盐，再用有机溶剂萃取。例如，正骨水中挥发油的含量测定：精密量取本品10ml，置分液漏斗中，加饱和氯化钠溶液100ml，振摇1~2分钟，放置1~2小时，分取上层液，移入圆底烧瓶中，用热水洗涤分液漏斗数次，洗液并入圆底烧瓶中，按挥发油测定法测定，含挥发油不得少于9.5%。

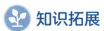 **知识拓展**

### 膜分离技术

膜分离技术是一种以分离膜为核心，进行分离、浓缩和提纯的技术。膜分离是在20世纪初出现，20世纪60年代后发展起来的一门分离技术。膜的孔径一般为微米级，依据其孔径（或称截留分子量）的不同，可分为微滤膜、超滤膜、纳滤膜以及反渗透膜；依据材料的不同，可分为无机膜和有机膜：无机膜主要是陶瓷膜和金属膜，有机膜是由高分子材料制成的，如醋酸纤维素、芳香族聚酰胺、聚醚砜、聚四氟乙烯等。膜分离兼有分离、浓缩、纯化和精制的功能，又有高效、节能、环保、分子级过滤及过滤过程简单、易于控制等特点，因此，广泛应用于食品、医药、生物、环保、化工、水处理等领域，成为当今分离科学中非常有效的手段之一。

### （三）性状检查

性状检查包括对药品的外观、臭、味、溶解度以及物理常数等的检查，在一定程度上反映药品的质量特性，如专属性、品质优劣。外观是对药品的色泽、形态外表感官的描述。溶解度是药品的一种物理性质。物理常数包括相对密度、馏程、熔点、凝点、比旋度、折光率、黏度、吸收系数、碘值、皂化值和酸值等，其测定结果不仅对药品具有鉴别意义，也可反映药品的纯杂程度，是评价药品质量的重要指标之一。如穿心莲内酯的性状描述：本品为无色结晶性粉末；无臭，味苦；在沸乙醇中溶解，在甲醇或乙醇中略溶，在三氯甲烷中极微溶解，在水中几乎不溶；熔点应为224~230℃，熔融时同时分解。穿心莲内酯滴丸的性状描述为：本品为黄色的包衣滴丸，除去包衣后显类白色；味苦。

### （四）鉴别

中药制剂的鉴别主要是利用处方中各药味的组织学特征，所含成分的化学、光谱和色谱学特性，对制剂真伪进行判定。鉴别主要有显微鉴别和理化鉴别。理化鉴别包括化学、光谱、色谱等鉴别方法。

#### 1.显微鉴别

显微鉴别系通过显微镜观察中药材或中药制剂中粉末的显微结构，判别样品的真伪。适用于含有饮片粉末入药的中药制剂。如西黄丸显微鉴别特征：不规则团块由多数黄棕色或棕红色小颗粒集成，稍放置，色素迅速溶解，并显鲜明金黄色（牛黄、体外培育牛黄），无定形团块淡黄棕色，埋有细小方形结晶（麝香）。

**2. 理化鉴别**

常用的理化鉴别方法有化学反应法、微量升华法、荧光分析法、色谱鉴别法、光谱鉴别法等。在中药鉴别中应用最为广泛的是薄层色谱（thin layer chromatography, TLC）法，在2020年版《中国药典》一部中，有近94%的中药品种使用了TLC作为质量控制分析方法。TLC具有专属性高、成本低、操作灵活便捷、样品前处理简单、通量高的特点，并具有分离和分析双重功能。如知柏地黄丸鉴别项下的TLC鉴别：取本品水蜜丸6g，研碎；或取小蜜丸或大蜜丸9g，剪碎，加乙醚15ml，振摇15分钟，放置1小时，滤过，滤液挥去乙醚，残渣加丙酮1ml使溶解，作为供试品溶液。另取丹皮酚对照品，加丙酮制成每1ml含1mg的溶液，作为对照品溶液。照薄层色谱法试验，吸取上述两种溶液各10μl，分别点于同一硅胶G薄层板上使成条状，以环己烷-乙酸乙酯（3∶1）为展开剂，展开，取出，晾干，喷以盐酸酸性5%三氯化铁乙醇溶液，加热至斑点显色清晰。供试品色谱中，在与对照品色谱相应的位置上，显相同的蓝褐色条斑。

## （五）检查

中药质量标准中的检查项主要包含两大部分内容，一是控制药物中的杂质，二是与剂型相关的检查项目。杂质（impurity）是指任何影响药品纯度的物质。杂质按毒性分类，可分为毒性杂质和信号杂质，毒性杂质如重金属、砷盐、真菌毒素、双酯型生物碱、农药残留等；信号杂质一般无毒，反映药品的生产工艺与生产过程控制水平，如氯化物、硫酸盐、铁盐等。按理化性质又可分为无机杂质、有机杂质和残留溶剂。与剂型相关的检查项目有反映剂量准确性（如装量差异、重量差异）、有效性、安全性的质控指标。总之，检查项主要体现药品安全性、有效性、均一性与纯度等方面的质量控制要求。中药制剂的检查主要包括常规检查、杂质检查及卫生学检查三方面。除另有规定外，各类制剂检查均应符合现行版《中国药典》四部制剂通则项下的有关规定要求。

**1. 常规检查**

常规检查项目主要有水分、重量差异、崩解时限、外观均匀度等，与剂型相关，如丸剂、片剂等需进行重量差异检查，颗粒剂需进行溶化性检查等。常用剂型通则项下的常规检查项目见表1-11。

表1-11 常用剂型通则项下的常规检查项目

| 剂型 | 常规检查项目 |
| --- | --- |
| 丸剂 | 水分、重量差异、装量差异、装量、溶散时限 |
| 片剂 | 装量差异、崩解时限、发泡量、分散均匀度 |
| 胶囊剂 | 水分、装量差异、崩解时限 |
| 颗粒剂 | 粒度、水分、干燥失重、溶化性、装量差异、装量 |
| 眼用制剂 | 可见异物、粒度、沉降体积比、金属性异物、装量差异、装量 |
| 鼻用制剂 | 沉降体积比、递送剂量均一性、装量差异、装量 |
| 合剂 | 附加剂、相对密度、pH、装量差异 |
| 散剂 | 粒度、外观均匀度、水分、干燥失重、装量差异、装量 |
| 糖浆剂 | 装量 |
| 贴膏剂 | 含膏量、耐热性、赋形性、黏附力、含量均匀度 |
| 煎膏剂 | 相对密度、不溶物、装量 |

续表

| 剂型 | 常规检查项目 |
|---|---|
| 软膏剂 | 粒度、装量 |
| 酒剂 | 乙醇量、总固体、甲醇量检查、装量 |
| 酊剂 | 乙醇量、酊剂、装量 |
| 注射剂 | 装量、装量差异、渗透压摩尔浓度、可见异物、不溶性微粒等 |

### 2. 杂质检查

药物中的杂质无治疗作用或者影响药物的稳定性、疗效，甚至影响到人的健康，在药物的研究、生产、贮存和临床应用等方面，需要控制杂质，保证药物的有效性和安全性。影响中药制剂杂质的因素比较多，牵涉面也较广，如药材的种植、采收、加工和炮制过程，提取与精制工艺过程，制剂工艺过程，药品贮藏、运输与使用过程等。中药制剂的杂质检查分为一般杂质检查和特殊杂质检查。一般杂质是指在生产和贮藏过程中引入的杂质，如干燥失重、总灰分、酸不溶性灰分、澄清度、重金属、砷盐、残留溶剂、农药残留等，一般采用《中国药典》四部通用技术规定的方法进行检查，如甘露消毒丸中重金属的限量检查，三七药材中总灰分、酸不溶性灰分、重金属的检查。特殊杂质仅指在某些制剂的制备和贮存过程中产生的杂质，这类杂质随药物的不同而异，如正天丸中双酯型生物碱的限量检查，三七伤药片中乌头碱的限量检查，复方苦参肠炎康片中莨菪碱的限量检查。

### 3. 卫生学检查

包括微生物限度、无菌、热原及细菌内毒素检查四种类型。其中，微生物限度检查用于检查非灭菌制剂及其原、辅料受到微生物污染的程度，包括染菌量（需氧菌数、霉菌及酵母菌数）及控制菌（包括大肠埃希菌、大肠菌群、沙门菌、铜绿假单胞菌、金黄色葡萄球菌、梭菌等）的检查。如小儿咳喘颗粒的微生物限度检查。无菌检查（sterility tests）是对无菌工艺产品和最终灭菌产品的灭菌性而建立的检查方法。产品的无菌性不能依赖于无菌检查，而是取决于生产过程中良好的无菌保障体系。如注射用双黄连（冻干）质量标准中需要进行无菌和热原检查。

## （六）含量测定

含量测定不仅能进一步证明药物的真伪和纯度，也是证明药物的有效性、可控性与安全性的重要环节。中药含量测定药味与指标选择的原则有：其一，首选君药次选臣药以及贵重药、有毒药进行含量测定，如有困难可选择处方中其他药味的已知有效成分或具有质量标志的指标成分进行含量测定；其二，已知为有效成分、毒性成分或能反映内在质量的指标成分的药材，应进行定量测定；其三，测定干扰较大并确证干扰无法排除而难以测定的，可测定与其化学结构母核相似、分子量相近的种类成分的含量或暂时将浸出物测定作为质量控制项目；其四，含量限度低于万分之一者，应增加一个含量测定指标或浸出物测定；其五，针对中药化学成分复杂、效应成分不明确，也可建立生物测定法。

中药制剂由于组分复杂，干扰物质多，被测成分一般需经过提取分离或有机破坏后，才能进行定量分析。尽可能选用较简便易行的分析方法，以利于普及应用，并注意采用现代分析新技术与新方法，提高准确度、精密度与灵敏度。

由于中药的自身特点，待测成分的含量限度，一般只规定了下限，也有少数品种规定了上下限。但对有毒成分及中西药复方制剂中化学药品的含量应规定上下限。如三七伤药胶囊规定：本品每粒含骨碎补以柚皮苷计，不得少于0.50mg；含三七以人参皂苷$Rg_1$、人参皂苷

Rb₁ 的总量计，不得少于 0.70mg。注射用双黄连（冻干）规定：本品每支含金银花以绿原酸计，应为 8.5～11.5mg；每支含黄芩以黄芩苷计，应为 128～173mg；每支含连翘以连翘苷计，应为 1.4～2.1mg。

### （七）检验记录和报告

#### 1. 检验记录

原始记录是记录检验过程、实验现象和数据结果的原始材料，需及时、客观、详尽地予以记录，做到真实、完整、可靠、可溯源。不得随意涂改，若写错时，应在错误处画一横线，保持原字迹可见，并在其旁合适位置写上正确的内容。对影响结果的数据应由修改人签名或盖章。

（1）原始检验记录应采用统一印制的活页记录纸和各类专用检验记录表格，并用蓝黑墨水或碳素笔书写（显微绘图可用铅笔）。凡用微机打印的数据与图谱，应剪贴于记录上的适宜处，并有操作者签名；凡用热敏纸打印的数据，为防止日久褪色难以识别，应以蓝黑墨水或碳素笔将主要数据记录于记录纸上。

（2）检验人员在检验前，应注意检品标签与所填检验卡的内容是否相符，逐一查对检品的编号、品名、规格、批号和有效期，生产单位或产地，检验目的和收检日期，以及样品的数量和封装情况等。并将样品的编号与品名记录于检验记录纸上。

（3）检验记录中，应先写明检验的依据。按《中国药典》、局颁标准、地方药品标准检验者，应列出标准名称、版本和页数；按送验者所附检验资料或有关文献检验者，应先检查其是否符合要求，并将前述有关资料的影印件附于检验记录之后，或标明归档编码。

（4）检验过程中，可按检验顺序依次记录各检验项目，内容包括：项目名称、检验日期、操作方法、实验条件、观察到的现象、实验数据、计算和结果判断等。应及时、完整地记录，严禁事后补记或转抄。如发现记录有误，可用单线划去并保持原有的字迹可辨，不得擦抹涂改；并应在修改处签名或盖章，以示负责。检验或实验结果，无论成败（包括必要的复试），均应详细记录、保存。对废弃的数据或失败的实验，应及时分析其可能的原因，并在原始记录上注明。

（5）检验中使用的标准品或对照品，应记录其来源、批号和使用前的处理；用于含量（或效价）测定的，应注明其含量（或效价）和干燥失重（或水分）。

（6）每个检验项目均应写明标准中规定的限度或范围，根据检验结果作出单项结论（符合规定或不符合规定），并签署检验者的姓名。

（7）在整个检验工作完成之后，应将检验记录逐页顺序编号，根据各项检验结果认真填写"检验卡"，并对本检品作出明确的结论。检验人员签名后，经主管药师或室主任指定的人员对所采用的标准、内容的完整、齐全，以及计算结果和判断的无误等，进行校核并签名；再经室主任审核后，连同检验卡一并送业务技术科（室）审核。

#### 2. 检验报告

药品检验报告书是药品检验机构对外出具对某一药品检验结果的正式凭证，是对药品质量作出的技术鉴定，是具有法律效力的技术文件。"检验卡"是药品检验所内部留存的检验报告书底稿。药检人员应本着严肃负责的态度，根据检验记录，认真填写"检验卡"，经逐级审核后，由检验机构负责人签发"药品检验报告书"。做到依据准确，数据无误，结论明确，文字简洁，书写清晰，格式规范。每一份药品检验报告书只针对某品种的一个批号。

（1）报告书编号　为8位数字，前4位为年号，后4位为流水号，如：20230009。

（2）检品名称　应按药品包装上的品名（中文名或外文名）填写；品名如为商品名，应在商品名之后加括号注明药品通用名称。进口药品的法定名，按国家药监机构核发的《进口药品注册证》上的名称书写。

（3）剂型　按检品的实际剂型填写。如片剂、胶囊剂、注射剂等。

（4）规格　按质量标准规定的填写。没有规格的填"／"。

（5）生产单位或产地　"产地"仅适用于药材，其余均按药品包装实样填写。

（6）包装　应填药品的最小原包装的包装容器，如"塑料瓶"或"铝塑板"等。

（7）批号　按药品包装实样上的批号填写。

（8）效期　按药品包装所示填写。

（9）抽样数量或检品数量　均按收到检品的包装数乘以原包装规格填写，如"3瓶×50片/瓶""1听×500g/听"等；如系从原包装中抽取一定量的原料药，可填写具体的样品量，并加注"玻瓶分装"。

（10）检验目的　国内检品填写"抽验""委托检验""复核检验""出厂检验""仲裁检验"或"出口检验"。已获国家药监机构核发《进口药品注册证》或批件的进口药品，填"进口检验"；进口小样检验填"（进口）委托检验"；为申请《进口药品注册证》而对质量标准进行复核的填"（进口药品质量标准）复核检验"。其中除"进口检验"发给"进口药品检验报告书"外，其余均按国内药品发给"药品检验报告书"。已进入国内市场的进口药品，若属监督抽验，则按国内检品对待。

（11）检验项目　有"全检""部分检验"或"单项检验"。"单项检验"应直接填写检验项目名称，如"含量测定""热原"或"无菌"等。

（12）检验依据　进口药品必须按照国家药监机构颁发的《进口药品注册证》载明的质量标准检验，并按照《进口药品注册证》注明标准编号。境内生产的药品按国家药监机构批准的质量标准检验。已成册的质量标准应写明标准名称、版本和部、册等，如《中国药典》2020年版一部。

（13）收检日期　按收到检品的年、月、日填写。

**3. 检验报告书中检验项目的编排与格式**

报告书中检验项目的编排和格式，应与检验卡完全一致。表头之下的首行，横向列出"检验项目""标准规定"和"检验结果"三个栏目。"检验项目"下，按质量标准列出［性状］［鉴别］［检查］与［含量测定］等大项目；大项目名称需添加方括号。每一个大项下所包含的具体检验项目名称和排列顺序，应与质量标准上的顺序相一致。

**4. 检验报告书中各检测项目的书写要求**

（1）性状

① 外观性状：在"标准规定"下，按质量标准内容书写。"检验结果"下，合格的写"符合规定"，必要时可按实况描述；不合格的，应先写出不符合标准规定之处，再加写"不符合规定"。

② 物理常数：在"标准规定"下，按质量标准内容书写。在"检验结果"下，写实测数值；不合格的应在数据之后加写"不符合规定"。

（2）鉴别　常由一组试验组成，应将质量标准中鉴别项下的试验序号"（1）""（2）"等列在"检验项目"栏下。每一序号之后应加注检验方法简称，如化学反应、薄层色谱、高效液相色谱、紫外光谱、红外光谱、显微特征等。凡属显色或沉淀反应的，在"标准规定"下写"应呈正反应"；"检验结果"下根据实际反应情况写"呈正反应"或"不呈正反应，不符合规定"。若鉴别试验采用分光光度法或TLC法，在"标准规定"下按质量标准内容，用简洁的文字书写；"检验结果"下列出具体数据，或写"与对照图谱一致（或不一致）"或"与对照品相同（或不同）"。

（3）检查

① pH、水分、干燥失重、炽灼残渣或相对密度　若质量标准中有明确数值要求的，应在"标准规定"下写出。在"检验结果"下写实测数值（炽灼残渣小于0.1%时，写"符合规定"）；实测数值超出规定范围时，应在数值之后加写"不符合规定"。

② 其他检查项目　包括硫酸盐、铁盐、重金属、砷盐、铵盐、氯化物、碘化物、澄明度、澄清度、酸碱度、重量差异、崩解时限、不溶性微粒、热原、异常毒性或无菌等。若质量标准中有明确数值要求的，应在"标准规定"下写出；但以文字说明为主，且不易用数字或简单的语言确切表达的，此项可写"应符合规定"。在"检验结果"下如测得有准确数值的，写实测数据，数据不符合标准规定时，应在数据之后加写"不符合规定"；如仅为限度，不能测得准确数值的，则写"符合规定"或"不符合规定"。文字叙述中不得夹入数学符号，如"不得过……"不能写成"≤……"，"百万分之十"不能写成"10ppm"等。

③ 微生物限度　检验合格的，在"标准规定"下写"应符合规定"，在"检验结果"下写"符合规定"；检验不合格的，在"标准规定"与"检验结果"下均应写具体。

④ 含量测定　在"标准规定"下，按质量标准的内容和格式书写；在"检验结果"下写出相应的实测数值，数值的有效位应与质量标准中的要求一致。

### 5. 检验报告书的结论

内容包括检验依据和检验结论。境内检品，全检合格者，结论写"本品按××××检验，结果符合规定"；全检中只要有一项不符合规定，即判为不符合规定；结论写"本品按××××检验，结果不符合规定"。如非全项检验，合格的写"本品按××××检验上述项目，结果符合规定"；如有一项不合格时，则写"本品按××××检验上述项目，结果不符合规定"。进口检验，除应包括检验依据和检验结论外，还应写明是否准予进口。

### 6. 检验报告书底稿的签名

检验者、校核者和审核者均应在检验卡（或报告书底稿）上签署姓名和经办日期（年、月、日）。

【任务实施】

## 三拗片检验报告的设计

### 一、任务分析

三拗片是由麻黄、苦杏仁、甘草、生姜等4味药制成的片剂，具有宣肺解表的功效。了解药品检验报告的组成有助于对中药制剂分析进行宏观上的把握，下面以三拗片为例，进行药品检验报告的设计。

### 二、任务步骤

（1）检验报告组成。查阅资料，了解药品检验报告主要检验项目分类。

(2) 检验报告眉头。查阅资料，了解眉头信息构成。
(3) 正文组成。正文分栏情况。
(4) 项目和限度及结果。
(5) 结论。
(6) 签字复核情况。

## 三、任务报告

以书面形式完成任务步骤中的内容。

## 四、任务评价

任务评价主要从任务准备、任务过程、任务报告几个方面进行评价，详细内容见下表。

### 任务考核评价表

| 考核任务 | 评价点 | 评价标准 | 分值 | 得分 |
|---|---|---|---|---|
| 三拗片检验报告的设计 | 任务准备 | 查阅资料，了解中药质量标准特点 | 10 | |
| | | 完成相关质量标准格式的查阅 | 10 | |
| | 任务过程 | 完成药品检验报告书的设计 | 40 | |
| | | 完成三拗片检验报告梳理 | 20 | |
| | 任务报告 | 报告格式规范，书写工整，内容完整，条理清晰，结果正确 | 20 | |
| | | 合计 | 100 | |

## 目标检测 >>>

### 一、单项选择题

1. 药品检验的根本目的是（　　）。
A. 保证药物符合规定　　　　　B. 保证药物合格
C. 保证药物安全　　　　　　　D. 保证药物安全、有效

2. 药品标准中，外观、臭、味等内容归属为（　　）。
A. 鉴别　　　B. 检查　　　C. 含量测定　　　D. 性状

3. 精密量取2ml溶液时使用的量具应是（　　）。
A. 量筒　　　B. 量杯　　　C. 刻度试管　　　D. 移液管

4. 依据《中国药典》规定，滴定液正确表示方法为（　　）。
A. 盐酸滴定液0.1023mol/L　　　　　B. 盐酸滴定液（0.1023mol/L）
C. 0.1023mol/L盐酸滴定液　　　　　D.（0.1023mol/L）盐酸滴定液

5. 除另有规定外，恒重系指供试品连续两次干燥或炽灼后的重量差异在（　　）mg以下。
A. 3　　　B. 0.3　　　C. 1　　　D. 0.5

6. 为保证样品具有良好的代表性，取样时应遵循的原则是（　　）。
A. 少量　　　B. 随机、均匀　　　C. 多次　　　D. 科学、合理

7. 称取"2.00g"，是指称取重量可为（　　）。

A. 1.995～2.005g　　B. 1.95～2.05g　　C. 1.5～2.5g　　D. 1.9995～2.0005g
8. 取用量为"约"若干时，系指取用量不得超过规定重量的（　　）。
A. 10%　　B. ±5%　　C. ±10%　　D. ±1%
9. 对物料、中间产品以及成品进行检验是制药企业（　　）部门的主要工作。
A. 质量监督　　B. 生产　　C. 质量控制　　D. 购销
10.《中国药典》中规定的"室温"是指（　　）。
A. 10～20℃　　B. 10～25℃　　C. 10～30℃　　D. 20～30℃

## 二、多项选择题

1. 影响中药制剂质量的主要因素有（　　）。
　A. 中药材的品种与质量　　B. 加工炮制方法　　C. 制剂生产工艺
　D. 辅料、包装和贮藏条件　　E. 药品价格
2. 中药制剂分析的特点是（　　）。
　A. 化学成分的多样性和复杂性　　B. 有效成分的单一性
　C. 原料药材质量的差异性　　D. 制剂杂质来源的多途径性
　E. 制剂工艺及辅料的特殊性
3. 中药制剂中化学成分的复杂性包括（　　）。
　A. 含有多种类型的有机和无机化合物　　B. 含有多种类型的同系物
　C. 有些成分之间可生成复合物　　D. 在制剂工艺过程中产生新的物质
　E. 药用辅料的多样性
4.《中国药典》收载的中药制剂需进行实际检测的项目有（　　）。
　A. 处方　　B. 鉴别　　C. 检查
　D. 性状　　E. 含量测定
5. 中药制剂分析中前处理常用的提取方法有（　　）。
　A. 压榨法　　B. 超临界流体提取法　　C. 升华法
　D. 水蒸气蒸馏法　　E. 溶剂提取法

## 三、简答题

1. 制药企业的药品质量管理工作是由哪些职能部门负责实施的？
2. 制药企业检验部门有哪些不同功能的实验室或岗位？
3. 什么是药品质量？影响中药制剂质量的因素主要有哪些？
4. 成方制剂质量标准中的项目主要包括哪些？其中检查项主要包括哪些？
5.《中国药典》凡例、正文品种和通则的主要内容分别是什么？
6. 常用的中药制剂的提取方法有哪些？
7. 常用的中药制剂的鉴别方法有哪些？
8. 简述中药制剂检验的依据和程序。

# 项目二　中药制剂的鉴别技术

## 【项目介绍】

通过对中药制剂性状鉴别、显微鉴别、化学鉴别、光谱鉴别和色谱鉴别知识和技能的学习，以及典型工作任务的实践，使学生能依据国家药品标准检验中药制剂，开展中药的真伪鉴别；使学生养成良好的职业道德、严谨的工作作风和务实的工作态度，胜任岗位工作要求；培养学生的创新意识及勇于担当的责任意识。

## 【学习要求】

掌握性状鉴别与理化鉴别内容与试验方法及试验技能。养成依法检验、求真务实的工作态度，培育爱岗敬业、不断创新的工作意识，形成质量为本、精益求精的工作作风。

中药制剂鉴别是根据中药制剂的性状、组方药味的组织学特征、所含化学组分的性质，采用一定的技术方法，实现中药制剂组成药味的确定，从而判断中药的真伪。中药制剂鉴别方法主要有性状鉴别、显微鉴别、化学鉴别、光谱鉴别、色谱鉴别等。中药成方制剂由于化学成分组成多样，往往需要应用多种鉴别方法相互验证，实现真伪的判断。

# 任务一　性状鉴别

## 【学习目标】

性状鉴别

### 1. 知识目标

掌握中药制剂性状鉴别的内容；熟悉不同剂型的性状要求；了解中药制剂相关物理常数的测定。

### 2. 能力目标

学会依据中药制剂的形态、形状、颜色、气、味进行药品质量评价；学会依据物理常数测定进行药物质量评价。

### 3. 素质目标

养成依法检验、求真务实的工作态度；养成爱岗敬业与创新的工作意识；养成质量为本、精益求精的工作作风。

> **课堂讨论**
>
> 　　2022年7月14日国家药品监督管理局发布了国家药监局关于19批次药品不符合规定的通告，经湖北省药品监督检验研究院等10家药品检验机构检验，标示为16家企业生产19批次药品不符合规定，其中某药业有限公司生产的2批次龙泽熊胆胶囊不符合规定，不符合规定项目为性状、崩解时限。并依法对涉事企业进行处罚。
> 　　讨论：1. 胶囊的性状鉴别应包括哪些内容？药品性状不符合规定会有哪些危害？
> 　　　　　2. 谈谈如何保障高质量药品的生产与用药安全。

## 【任务要求】

　　能独立完成药品质量标准的查询；按照药品质量标准及标准操作规程，完成相关中药制剂的性状鉴别。

## 【任务准备】

　　桂枝茯苓胶囊，表面皿，药勺，研钵等。

## 【相关知识】

　　中药制剂的性状鉴别主要包含两部分：一是感官方面的判断，也称性状鉴别；二是理化常数的测定，通常也分列到性状鉴别项下，在制剂的性状鉴别中以感官判断为主。感官判别指利用制剂成品的形态、形状、颜色、气、味等特征对其进行判断。制剂的性状常常与处方组成、药材质量和生产工艺有关。只要处方组成固定、药材饮片符合法定标准、制剂工艺稳定，生产出的药品质量就均一、稳定，那么制剂的性状应该基本一致。因此，制剂的性状能初步反映药品的质量状况。

　　物理常数是表示药物物理性质的重要指标，也是评价药物质量的重要指标。物理常数测定结果不仅可以用来判断真伪，还可反映药品的纯度。

## 一、性状鉴别

　　中药制剂的性状鉴别内容包括制剂形态、色泽、形状、气、味等。

### 1. 制剂形态

　　中药制剂按形态分类，可分为固体、液体、半固体和气体四种。制剂形态的描述比较复杂，同一形态的制剂可有多种描述方法，如液体制剂可描述为黏稠液体、澄清液体和澄明液体等；但具体的中药制剂品种其制剂形态是固定不变的，如急支糖浆为棕黑色的黏稠液体、藿香正气水为深棕色的澄清液体、止喘灵注射液为浅黄棕色的澄明液体。

### 2. 色泽

　　中药制剂的色泽是中药制剂质量的重要标志。色泽一般较为固定，但与处方组成、制法和贮藏有关。色泽既可为单一颜色，也可是复合色，还可是颜色范围。若是复合，则以前者为辅，后者为主；如黑褐色，即以黑色为辅，以褐色为主。

### 3. 形状

　　中药制剂的形状与制剂工艺、制剂形态有关，如栓剂可分为球形、鱼雷形、圆锥形、圆柱形、卵形、鸭嘴形、棒状等；片剂有圆形片和异形片等。

**4. 气**

中药制剂的气是人主观嗅觉感受的归纳，与其所含挥发性成分有关。气有微、微香、香、芳香、清香、腥、臭、特异等。如气不明显时，用气微表示；香气浓厚时，用芳香浓郁表示。

**5. 味**

中药制剂的味是人主观味觉感受的归纳，与其所含化学成分的特性有关。味有酸、甜、苦、涩、辛、咸、麻等。如味不明显时，用微表示；有混合味时，可用清凉、辛凉、麻辣等表示。

不同剂型性状要求及鉴别实例见表2-1。

表2-1 不同剂型性状要求及鉴别实例

| 剂型 | | 性状要求 | 鉴别实例 |
| --- | --- | --- | --- |
| 丸剂 | 蜜丸 | 外观应圆整，大小、色泽应均匀，无粘连现象。软硬适中 | 山楂丸性状为棕红色或褐色的大蜜丸；味酸、甜 |
| | 水丸 | 外观应圆整，大小、色泽应均匀，无粘连现象 | 二陈丸性状为灰棕色至黄棕色的水丸；气微香，味甘、微辛 |
| | 水蜜丸 | 外观应圆整，大小、色泽应均匀，无粘连现象 | 四物益母丸为棕褐色至棕黑色的水蜜丸；气香，味微甜、苦涩 |
| | 糊丸 | 外观应圆整，大小、色泽应均匀，无粘连现象 | 西黄丸性状为棕褐色至黑褐色的糊丸；气芳香，味微苦 |
| | 浓缩丸 | 外观应圆整，大小、色泽应均匀，无粘连现象 | 百合固金丸（浓缩丸）性状为棕色至棕褐色的浓缩丸；味甜、微苦 |
| | 滴丸 | 外观应圆整，大小、色泽应均匀，无粘连现象。表面应无冷凝介质黏附 | 元胡止痛滴丸性状为棕褐色的滴丸；气香，味微苦 |
| 散剂 | | 干燥、疏松、色泽一致 | 冰硼散性状为粉红色的粉末；气芳香，味辛凉 |
| 颗粒剂 | | 干燥、颗粒均匀，色泽一致，无吸潮、软化、结块、潮解等现象 | 午时茶颗粒性状为棕色的颗粒；气微香，味甜、微苦 |
| 胶囊剂 | 硬胶囊剂 | 整洁，不得有黏结、变形、渗漏或囊壳破裂等现象，并应无异臭 | 连花清瘟胶囊性状为硬胶囊，内容物为棕黄色至黄褐色的颗粒和粉末；气微香，味微苦 |
| | 软胶囊剂 | 整洁，不得有黏结、变形、渗漏或囊壳破裂等现象，并应无异臭 | 藿香正气软胶囊性状为软胶囊，内容物为棕褐色的膏状物；气芳香，味辛、苦 |
| 片剂 | 糖衣片 | 完整光洁，色泽均匀，有适宜的硬度和耐磨性 | 附子理中片性状为糖衣片，除去糖衣后显棕褐色；气微，味微甜而辛辣 |
| | 素片 | 完整光洁，色泽均匀，有适宜的硬度和耐磨性 | 内消瘰疬片性状为棕褐色的片；味咸、苦 |
| | 薄膜衣片 | 完整光洁，色泽均匀，有适宜的硬度和耐磨性 | 心可舒片性状为薄膜衣片，除去薄膜衣后显棕色；气微，味酸、涩 |
| | 含片 | 完整光洁，色泽均匀，有适宜的硬度和耐磨性 | 复方草珊瑚含片性状为粉红色至棕色的片，或为薄膜衣片，除去包衣后显浅棕色至棕色；气香，味甜、清凉 |
| | 泡腾片 | 完整光洁，色泽均匀，有适宜的硬度和耐磨性 | 茵栀黄泡腾片性状为黄色至棕黄色的片；味微甜 |
| 栓剂 | | 外形完整光滑，无刺激性，能融化、软化或溶化 | 消痔栓性状为褐色至棕褐色的栓剂；气特异 |
| 合剂（口服液） | | 澄清，不得有发霉、酸败、异物、变色、产生气体或其他变质现象，允许有少量摇之易散的沉淀 | 杏仁止咳合剂性状为浅黄棕色至红棕色的液体；气香，味甜、苦涩 |

续表

| 剂型 | 性状要求 | 鉴别实例 |
|---|---|---|
| 糖浆剂 | 澄清，不得有发霉、酸败、产生气体或其他变质现象，允许有少量摇之易散的沉淀 | 急支糖浆性状为棕黑色的黏稠液体；味甜、微苦 |
| 露剂 | 澄清，不得有沉淀和杂质，不得有异臭 | 金银花露性状为无色至淡黄色的透明液体；气芳香，味微甜或甜 |
| 酒剂 | 澄清，允许有少量摇之易散的沉淀 | 国公酒性状为深红色的澄清液体；气清香，味辛、甜、微苦 |
| 酊剂 | 澄清，允许有少量摇之易散的沉淀 | 消肿止痛酊性状为黄褐色的澄清液体；气芳香，味辛、苦 |
| 煎膏剂 | 无焦臭、异味，无糖的结晶析出 | 川贝雪梨膏性状为棕黄色的稠厚半流体；味甜 |

## 二、物理常数测定

物理常数是药物的特性常数，收载于质量标准的性状项下。常见的有相对密度、熔点、旋光度、折光率、黏度、渗透压摩尔浓度等物理常数的测定，不仅有鉴别意义，也反映了药物纯度。

### 1. 相对密度

相对密度是指在相同的温度、压力条件下，某物质的密度与水的密度之比。除另有规定外，温度为20℃。相对密度测定法有比重瓶法、韦氏比重秤法和振荡型密度计法。如元胡止痛口服液的相对密度应不低于1.05。

### 2. 折光率

折光率是指光线在空气中传播速度与在供试品中传播速度的比值。测定折光率可以区别不同的油类，或检查某些药品的纯杂纯度。除另有规定外，温度为20℃，折光率测定法是采用钠光谱的D线（589.3nm）测定供试品相对于空气的折光率。如牡荆油胶丸的折光率应为1.485～1.500。

### 3. 熔点

熔点（m.p.）是指一种物质照规定的方法测定时，由固体熔化成液体的温度或熔融时同时分解的温度或在熔化时自初熔至全熔的一段温度。

【任务实施】

## 桂枝茯苓胶囊的性状鉴别

### 一、任务分析

桂枝茯苓胶囊是由桂枝、茯苓、牡丹皮、桃仁、白芍5味药经提取、浓缩等工艺制成的胶囊剂。本品为硬胶囊，内容物为棕黄色至棕褐色的颗粒和粉末；气微香，味微苦。

### 二、任务步骤

#### 1. 均匀性检查

检查胶囊颜色是否均匀，有无破损。取胶囊内容物，观察颗粒大小与色泽是否均匀。

#### 2. 颜色观察

取本品20粒，取出胶囊内容物，观察颜色，并记录。

### 3. 气与味检查

取本品20粒，取出胶囊内容物，置表面皿，闻气味，尝味道，并记录。

## 三、任务报告

以书面形式完成任务步骤中的内容。

## 四、任务评价

任务评价主要从任务准备、任务过程、任务报告几个方面进行评价，详细内容见下表。

任务考核评价表

| 考核任务 | 评价点 | 评价标准 | 分值 | 得分 |
| --- | --- | --- | --- | --- |
| 桂枝茯苓胶囊的性状鉴别 | 任务准备 | 查阅药品标准，完成方案设计；相关器材和试药的准备 | 20 | |
| | 任务过程 | 能正确开展均匀性检查、颜色观察及气与味检查 | 40 | |
| | | 对比药品标准，得出检查结论 | 20 | |
| | 任务报告 | 能依据测定结果与结论，完成记录书写和检验报告填写 | 20 | |
| | | 合计 | 100 | |

# 任务二　显微鉴别

【学习目标】

#### 1. 知识目标

掌握中药制剂显微鉴别的方法；熟悉药材粉末的组织构造、细胞形态以及内含物特征；了解显微镜的结构与使用及供试品的预处理方法。

#### 2. 能力目标

能够正确使用生物显微镜；能够依据标准要求进行制片；能够绘制显微特征图，并进行判断。

#### 3. 素质目标

养成依法检验、严谨的工作作风；养成爱岗敬业的劳动精神。

显微鉴别

### 课堂讨论

2022年6月17日国家药品监督管理局发布了安徽省药品质量公告（2022年第6期，总第70期），抽查257个抽样单位，检验329个药品生产企业产品。包括济生肾气丸在内的1030批次产品全部符合规定。

讨论：1. 济生肾气丸的检验应执行什么标准？

2. 谈谈显微鉴别在加强药品质量监管、保障用药安全方面的作用。

### 【任务要求】

能够正确使用和维护显微镜，并完成粉末制片，通过显微观察，完成粉末显微特征的绘制；能够依据制剂质量标准，给出正确的结论。

### 【任务准备】

生物显微镜、刀片、镊子、载玻片、盖玻片、小烧杯、酒精灯、滴管、玻璃棒、研钵、量筒、麦味地黄丸、水合氯醛试液、甘油醋酸试液、间苯三酚试液等。

### 【相关知识】

显微鉴别是利用显微技术对中药进行显微分析，以确定其质量的一种鉴别方法。显微鉴别主要包括组织鉴别和粉末鉴别。中药制剂的鉴别采用的主要是粉末鉴别，是通过观察其粉末制片或解离片鉴别其细胞分子及内含物的特征。进行显微鉴别时，由于药用种类及药用部位的不同，选择显微鉴别的方法也不同。鉴别时，首先要根据观察的对象和目的，制备不同的显微制片，然后依法进行鉴别。显微鉴别具有操作简便、准确度高、耗费少的特点。

## 一、处方分析

显微鉴别前，应了解其处方组成及其制法与处方工艺，熟悉以粉末入药的药味的主要显微鉴别特征。

## 二、供试品预处理

制片前，可按剂型不同进行预处理，见表2-2，再按粉末制片法装片观察。

表2-2 含饮片粉末制剂的显微鉴别预处理方法

| 剂型 | 预处理方法 |
| --- | --- |
| 散剂及内容物为粉末的胶囊剂 | 直接取适量粉末 |
| 内容物为颗粒状的胶囊剂 | 先研细，再取适量粉末 |
| 片剂、水丸、锭剂等 | 取数片、丸或1～2锭，置研钵中研成粉末，再取适量粉末 |
| 蜜丸 | 预处理方法有二：<br>①用解剖刀沿蜜丸正中切开，从切面由外至中央挑取适量样品。<br>②将蜜丸切碎，置容器内，加水适量，搅拌或超声处理，使其分散，然后移至离心管中离心，如此反复操作以除尽蜂蜜，取沉淀物 |
| 含升华性成分的制剂 | 取粉末进行微量升华，收集升华物 |

## 三、显微制片

进行显微鉴别时，一般先以甘油醋酸封片观察淀粉粒、菊糖等，再以水合氯醛封片观察其他显微特征，最后再加热透化或滴加其他理化试剂进行显微观察。现将常用的制片方法介绍如下。

**1. 粉末制片法**

供试品粉末需过四号或五号筛，采用下列三种方式制片。

（1）粉末冷装片　用解剖针挑取样品粉末少许，置载玻片的中央，加水、稀甘油、水合氯醛试液等适宜的试液1～2滴，用针搅匀（如为酸或碱时应用细玻棒代替针），待液体渗入粉末后，盖上盖玻片。若液体过多，用滤纸片吸去溢出的液体，最后在载玻片的左端贴上标签或写上标记。

(2) 粉末透化装片　用解剖针挑取粉末少许，置载玻片中央偏右处，滴加水合氯醛试液1～2滴，搅匀，用试管夹夹持载玻片一端，保持水平置酒精灯火焰上方约1～2cm处加热，微沸后，离开火焰，再滴加水合氯醛试液，小火继续加热，如此反复操作1～3次，至透化清晰。为避免析出水合氯醛结晶，放冷后滴加稀甘油1～2滴，封片。

(3) 混悬液装片　制剂中需检查的药味较多或含淀粉粒较多时，可取粉末适量，置试管或小烧杯中，加入水合氯醛试液并加热透化，用吸管吸取适量混悬液，装片观察。

#### 2. 解离组织制片法

指利用化学试剂使组织中各细胞间的胞间质溶解而使细胞分离，以观察单个细胞的完整形态的方法。常用的解离方法有KOH法、硝铬酸法和氯酸钾法。

### 四、显微观察

含饮片粉末的制剂显微鉴别时，先观察粉末的色泽、气味，然后再观察制剂显微制片。观察制剂显微制片，应自左上至右下，呈之字形扫描并逐渐移动，以全面观察。观察时，还应测量其长度。

复方中药药味复杂，仅依靠显微鉴别不能实现准确鉴别时，可借助显微化学方法，对细胞壁及细胞内含物进行鉴别。显微化学方法是中药制剂鉴别的重要手段，可用于鉴别细胞壁及内含物，见表2-3。为提高鉴别的准确性，可选用对照药材进行对照观察。

表2-3　细胞壁及细胞内含物的定性检查

| 细胞壁及内含物 | | 主要成分 | 定性检查方法及结果 |
| --- | --- | --- | --- |
| 细胞壁 | 木质化 | 丙酸苯酯类聚合物 | 加间苯三酚-盐酸试液，显红色或紫红色；加氯化锌碘试液，显黄棕色 |
| | 木栓化或角质化 | 脂肪类 | 加苏丹Ⅲ试液，稍放置或微热，呈橘红色至红色 |
| | 纤维素化 | 直链葡萄糖 | 加氯化锌碘试液，或先加碘试液湿润后，稍放置，再加硫酸溶液（33→50），显蓝色或紫色 |
| | 硅质化 | 二氧化硅 | 加硫酸无变化，加氢氟酸溶解 |
| 细胞内含物 | 硅质块 | 二氧化硅 | 加硫酸无变化，加氢氟酸溶解 |
| | 淀粉粒 | 葡聚糖 | 用甘油醋酸试液装片，置偏振光显微镜下观察，未糊化淀粉粒显偏光现象，已糊化淀粉粒无偏光现象；加碘或氯化锌碘试液，膨胀并变成蓝色或蓝紫色 |
| | 糊粉粒 | 蛋白质 | 加碘试液，显棕色或黄棕色；加硝酸汞试液显砖红色（含有脂肪油的制剂，应先用乙醚或石油醚脱脂后再试验） |
| | 菊糖 | 果聚糖 | 加10% α-萘酚乙醇溶液1滴，再加浓硫酸2～3滴，显紫红色，并溶解 |
| | 草酸钙结晶 | $CaC_2O_4$ | 加稀醋酸不溶解；加稀盐酸溶解而无气泡产生；加硫酸溶液（1→2）溶解，并生成硫酸钙针晶 |
| | 碳酸钙结晶（钟乳体） | $CaCO_3$ | 加稀醋酸或稀盐酸溶解，并产生气泡；加硫酸溶液（1→2）溶解，产生气泡，并生成硫酸钙针晶 |
| | 黏液质 | 杂多糖 | 加钌红试液，显红色 |
| | 脂肪油树脂 | 脂肪酸2～3萜 | 加苏丹Ⅲ试液，显红色或紫红色；加90%乙醇，不溶解（蓖麻及巴豆油例外） |
| | 挥发油 | 单萜或倍半萜 | 加苏丹Ⅲ试液，显红色或紫红色；加90%乙醇，溶解 |

> **知识拓展**
>
> **荧光显微技术**
>
> 荧光显微技术是利用特定波长的光照射被检物体产生荧光进行镜检的显微光学观测技术。荧光显微镜多是在复式显微镜的架构上安装荧光装置集合而成。荧光装置包括荧光光源、激发光光路、激发/发射滤光片组件等器件。使用荧光显微镜不仅可以观察到药材组织、粉末中各种细胞及其内含物在普通光学显微镜下所呈现的特征,还能观察到由于细胞、内含物化学性质不同而产生的不同颜色或不同强弱的荧光,从而鉴别中药的真伪优劣。

## 五、显微测量

显微测量是指用目镜测微尺,在显微镜下测量细胞及细胞内含物等的大小。

### 1. 目镜测微尺的标定

取载物台测微尺,置显微镜载物台上,在高倍物镜(或低倍物镜)下,将测微尺刻度移至视野中央。将目镜测微尺(正面向上)放入目镜镜筒内,旋转目镜,并移动载物台测微尺,使目镜测微尺的"0"刻度线与载物台测微尺的某刻度线相重合,然后再找第二条重合刻度线,根据两条重合线间两种测微尺的小格数,计算目镜测微尺每一小格在该物镜条件下相当的长度(μm)。如图2-1所示,目镜测微尺77个小格(0~77)与载物台测微尺的30个小格(0.7~1.0)相当,已知载物台测微尺每一小格的长度显示为10μm,则可计算出目镜测微尺每一小格长度为:10μm×30÷77=3.8μm。当测定要用不同的放大倍数时,应分别标定。

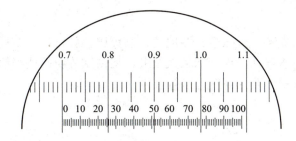

图2-1 表示视野中目镜测微尺与载物台测微尺的重合线

### 2. 测量

将需测量的目的物显微制片置显微镜载物台上,用目镜测微尺测量目的物的小格数,乘以上述每一小格的微米数。通常是在高倍镜下测量,但欲测量较长的目的物,如纤维、导管、非腺毛等的长度时,需在低倍镜下测量。记录最大值与最小值(μm),允许有少量数值略高或略低于规定。盖玻片和载玻片用完后应清洗干净,以备再用。新片可用洗液浸泡或用肥皂水煮半小时后,清水冲洗3次,蒸馏水冲洗1~2次,再置75%乙醇中浸泡,取出,烘干。如采用显微描绘仪或显微摄像测量,可根据各仪器的操作要求进行,并要注明放大倍数或加比例尺。

## 六、结果记录

真实、准确、详细、清晰地记录观察结果和测量结果,并与药品标准或对照药材显微特征对照,以判断其真伪。记录显微特征,可完整、详细地记录鉴别特征,并绘制简图。绘图时,可徒手绘图或显微摄影描绘。如采用显微描绘仪或显微摄影记录，可根据各仪器的操作要求进行，并要注明放大倍数或加比例尺。描述显微特征，可根据先多后少的原则进行。先描述多见、易见的特征，再描述少见的特征，并在特征项下加注"多见""少见"字样；最后描述偶见的特征，并在特征项下加注"偶见"字样。描述时，应着重描述具有专属性质的显微特征。

### 案例分析

**案例：** 人参健脾丸处方由人参25g、茯苓50g、陈皮50g、白术（麸炒）150g、山药100g、木香12.5g、砂仁25g、当归50g、远志（制）25g、炙黄芪100g、酸枣仁（炒）50g组成。以上11味，粉碎成细粉，过筛，混匀。每100g粉末用炼蜜40～50g加适量的水泛丸，干燥，制成水蜜丸；或加炼蜜110～120g制成大蜜丸，即得。取本品，置显微镜下观察：草酸钙针晶束存在于黏液细胞中，长80～240μm，针晶直径2～5μm（山药）。草酸钙簇晶直径20～68μm，棱角锐尖（人参）。内种皮厚壁细胞黄棕色或棕红色，表面观类多角形，壁厚，胞腔含硅质块（砂仁）。

**分析：** 1. 人参健脾丸处方由11味中药组成，显微鉴别选择处方中山药、人参、砂仁依据是什么？
2. 中药制剂显微鉴别的应用范围是什么？

## 【任务实施】

## 麦味地黄丸的显微鉴别

### 一、任务分析

麦味地黄丸全方由麦冬、五味子、熟地黄、酒萸肉、牡丹皮、山药、茯苓、泽泻等八味药组成。其制剂类型有水蜜丸、小蜜丸和大蜜丸，均由饮片粉碎成细粉，过筛，混匀，以蜜为黏合剂制备而成。依据标准，需进行显微鉴别。

### 二、任务步骤

**1. 供试品预处理**

取水蜜丸3丸，置研钵中研细，再取适量粉末；用解剖刀沿蜜丸正中切开，从切面由外至中央挑取适量样品，或将蜜丸2丸置适宜容器内，加水适量，搅拌或超声处理，使其分散，然后移至离心管中离心，如此反复操作以除尽蜂蜜，取沉淀物。

**2. 制片**

挑取少许样品粉末或沉淀物置载玻片上，分别按粉末制片法制备甘油醋酸试液制片、水合氯醛试液透化制片各5片。

**3. 显微观察**

显微制片观察前，先观察粉末的色泽、气味。观察显微制片，应自左上至右下，呈之字形扫描并逐渐移动；并依次用甘油醋酸试液制片观察淀粉粒（山药）和菌丝（茯苓），用水合氯醛试液制片观察薄壁组织（熟地黄）、草酸钙针晶（麦冬）、草酸钙簇晶（牡丹皮）、果皮表皮细胞（酒萸肉）、种皮表皮石细胞（五味子）及薄壁细胞和内皮层细胞（泽泻）；并用间苯三酚试液鉴定木化的内皮层细胞（泽泻）。

#### 4. 显微测量

在不同放大倍数下，进行目镜测微尺标定后，依次测量淀粉粒（山药）、菌丝（茯苓）、草酸钙针晶（麦冬）等细胞及细胞内含物的大小。

#### 5. 结果记录

本品置显微镜下观察：淀粉粒三角状卵形或矩圆形，直径 24～40μm，脐点短缝状或人字状（山药）。不规则分枝状团块无色，遇水合氯醛试液溶化；菌丝无色或淡棕色，直径 4～6μm（茯苓）。薄壁组织灰棕色至黑棕色，细胞多皱缩，内含棕色核状物（熟地黄）。草酸钙针晶成束或散在，长 24～50μm，直径约 3μm（麦冬）。草酸钙簇晶存在于无色薄壁细胞中，有时数个排列成行（牡丹皮）。果皮表皮细胞橙黄色，表面观类多角形，垂周壁连珠状增厚（酒萸肉）。种皮表皮石细胞淡黄棕色，表面观类多角形，壁较厚，孔沟细密，胞腔含暗棕色物（五味子）。薄壁细胞类圆形，有椭圆形纹孔，集成纹孔群；内皮层细胞垂周壁波状弯曲，较厚，木化，有稀疏细孔沟（泽泻）。

### 三、任务报告

以书面形式完成任务步骤中的内容。

### 四、任务评价

任务评价主要从任务准备、任务过程、任务报告几个方面进行评价，详细内容见下表。

任务考核评价表

| 考核任务 | 评价点 | 评价标准 | 分值 | 得分 |
|---|---|---|---|---|
| 麦味地黄丸的显微鉴别 | 任务准备 | 依据药品标准和《中国药典》规定完成显微鉴别实验方案 | 10 | |
| | | 完成实验用仪器与试药的准备工作 | 10 | |
| | 任务过程 | 完成制片、观察、详细记录观察结果 | 40 | |
| | | 能够找出重要显微鉴别特征，并绘制 | 20 | |
| | 任务报告 | 报告格式规范，书写工整，内容完整，条理清晰，结果正确 | 20 | |
| | | 合计 | 100 | |

# 任务三　化学鉴别

【学习目标】

1. 知识目标

掌握中药制剂化学鉴别原理；熟悉化学鉴别的鉴别方法；了解化学鉴别的注意事项。

2. 能力目标

能依据药品标准配制化学鉴别相关试液；能依据化学反应现象，鉴别制剂组分；能依据化学鉴别结果，进行制剂质量评价。

3. 素质目标

培养有法必依、求真务实的工作态度及爱岗敬业、不断创新的工作意识；养成质量为本、精益求精的工作作风。

> 🌐 **课堂讨论**
>
> 　　锭剂是我国中药最古老的剂型之一。其中，万应锭具有清热、解毒、镇惊功效，用于邪毒内蕴所致的口舌生疮、牙龈咽喉肿痛、小儿高热、烦躁易惊。全方由胡黄连、黄连、儿茶、冰片、香墨、熊胆粉、人工麝香、牛黄、牛胆汁等药味组成。
> 　　讨论：1. 对于锭剂等传统中药剂型，如何老药新用、守正创新？
> 　　　　　2. 查阅资料，依据中医药理论，谈谈万应锭的组方特点。

## 【任务要求】

1. 依据药品标准，完成化学鉴别试验方案设计。
2. 按照药品质量标准及标准操作规程，完成相关中药制剂的化学鉴别。

## 【任务准备】

试管、蒸发皿、镊子、坩埚、漏斗、滤纸、水浴锅、酒精灯、石棉网、电炉、电热套等；碘化铋钾试剂、碘化汞钾、硅钨酸试剂、碘-碘化钾试剂、盐酸、镁粉、三氯甲烷、浓硫酸、香草醛试液、茚三酮试液等。

## 【相关知识】

　　化学鉴别是根据制剂中的化学成分与化学试剂在一定条件下发生化学反应，利用所产生的颜色、沉淀或气体等变化来鉴别药物真伪。化学鉴别包括显色反应鉴别和沉淀反应鉴别。

　　化学鉴别可用于鉴别生物碱类、黄酮类、蒽醌类、皂苷类、香豆素类、萜类以及矿物类等成分，而不能鉴定为何种成分。化学鉴别具有操作简便、适用性强的特点，但其专属性较差，易发生假阳性或假阴性反应。因中药制剂的组成药味复杂、含有的化学成分较多，故一般需将制剂中的待检成分提取、分离、纯化和富集，才能准确实现中药制剂的化学鉴别。选择专属性较强的化学鉴别，必要时可做阳性或阴性对照试验，以排除干扰组分的影响，提高鉴别的专属性和灵敏度。如止喘灵注射液中麻黄的鉴别，正反应呈现黄色至黄棕色，但颜色浅；可采用空白对照试验，以消除二硫化碳等试剂产生微黄色颜色对正反应颜色判断的干扰。

　　在实际的中药制剂鉴别中，化学鉴别常常与性状鉴别、显微鉴别、光谱鉴别、色谱鉴别等联合应用，互为补充。采用现行版《中国药典》中未收载的试液时，应记录其配制方法或出处。化学鉴别及实例见表2-4。

表2-4　化学鉴别及实例

| 鉴别试剂 | 鉴别结果 | 鉴别意义 | 鉴别实例 |
| --- | --- | --- | --- |
| 碘化铋钾试剂<br>碘化汞钾<br>硅钨酸试剂<br>碘-碘化钾试剂 | （1）显橘红色或红棕色沉淀<br>（2）显淡黄色或灰白色沉淀<br>（3）显硅钨酸<br>（4）显棕色沉淀 | 提示样品中含有生物碱类 | 川贝雪梨膏（川贝母）<br>马钱子散（马钱子）<br>牛黄蛇胆川贝液（川贝母） |
| 盐酸-镁粉反应 | 显红棕色、橙红色或红紫色 | 提示样品中含有黄酮类 | 大山楂丸（山楂）、参茸保胎丸（黄芩） |

续表

| 鉴别试剂 | 鉴别结果 | 鉴别意义 | 鉴别实例 |
|---|---|---|---|
| 碱液反应 | 显红色 | 提示样品中含有蒽醌类 | 大黄流浸膏 |
| 三氯甲烷-浓硫酸反应 | 两液接界处显红色环 | 提示样品中含有皂苷类 | 养心定悸膏（甘草、红参及麦冬） |
| 泡沫反应 | 持久性泡沫 | 提示样品中含有皂苷类 | 人参茎叶总皂苷 |
| 香草醛-浓硫酸反应 | 显紫红色 | 提示样品中含有挥发油类 | 万应锭（冰片）、养心定悸膏（桂枝、生姜） |
| 茚三酮反应 | 显紫红色 | 提示样品中含有氨基酸、蛋白质类 | 参茸保胎丸（阿胶、鹿茸） |
| 铜片反应 | 显银白色 | 提示样品中含有汞 | 保赤散（朱砂） |
| 草酸铵反应 | 显白色沉淀，沉淀不溶于醋酸，但溶于盐酸 | 提示样品中含有钙盐 | 止咳橘红口服液（石膏）、安胃片（海螵蛸）、龙牡壮骨颗粒（龙骨、煅牡蛎）、黛蛤散（蛤壳）等 |
| 氯化钡反应 | 显白色沉淀 | 提示样品中含有硫酸盐 | 安胃片（枯矾）、冰硼散（玄明粉） |
| 硫化氢反应 | 显黄色沉淀 | 提示样品中含有砷化物 | 小儿惊风散（雄黄） |

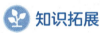

## 知识拓展

**含铁类中药固体制剂鉴别**

鉴别含煅磁石、赭石、煅自然铜等铁元素的中药固体制剂，如耳聋左慈丸、脑立清丸、脑立清胶囊、活血止痛胶囊等，可以先加稀盐酸溶解，制备成供试品溶液，再进行铁盐鉴别反应。方法有二：一是取供试品溶液，滴加亚铁氰化钾试液，即生成深蓝色沉淀；分离，沉淀在稀盐酸中不溶，但加氢氧化钠试液，即生成棕色沉淀。二是取供试品溶液，滴加硫氰酸铵试液，即显血红色。

鉴别含硫酸亚铁的中药制剂，如健脾生血颗粒、健脾生血片等固体制剂，亦是先用稀盐酸溶解，制备成供试品溶液；而小儿生血糖浆等液体制剂，则适当稀释；再进行亚铁盐鉴别反应。方法亦有二：一是取供试品溶液，滴加铁氰化钾试液，即生成深蓝色沉淀；分离，沉淀在稀盐酸中不溶，但加氢氧化钠试液，即生成棕色沉淀。二是取供试品溶液，加1%邻二氮菲的乙醇溶液数滴，即显深红色。

## 【任务实施】

## 牛黄蛇胆川贝液的化学鉴别

### 一、任务分析

牛黄蛇胆川贝液收录于《中国药典》2020年版一部，依据标准规定，进行制剂的化学鉴别。

### 二、任务步骤

（1）取牛黄蛇胆川贝液20ml，加稀盐酸1～2ml，加三氯甲烷振摇提取2次，每次15ml，弃去三氯甲烷液，水液用氨试液调至碱性，加三氯甲烷振摇提取2次，每次15ml，合并三氯甲烷液,蒸干,残渣加稀盐酸2ml使溶解,滤过。

(2)分置三支试管中,一管中加入碘化铋钾试液1～2滴,生成红棕色沉淀;一管中加碘化汞钾试液1～2滴,生成白色沉淀;另一管中加入硅钨酸试液1～2滴,生成白色沉淀。

(3)将反应结果与药品标准对照,若一致,则判为符合规定;若不一致,则判为不符合规定。

### 三、注意事项

(1)试液加入时,应倾斜试管,将滴管伸入到试管内;同时,沿试管内壁逐滴加入,并不得接触试管内壁。

(2)反应试液加入后,充分振摇试管,以使反应试液与供试液混匀。振摇时,缓缓摇摆,切勿上下振摇,更不能用手指堵塞试管口。若需分层反应,不得振摇试管。

(3)需水浴加热时,用试管夹夹持试管的中上部。试管内容物不得超过容积的2/3,并将试管倾斜45°;同时,试管口不得闭塞,更不得朝向人。加热有机浴液时,绝对不允许使用明火热源。

(4)一般的颜色或沉淀反应,宜在白色背景下观察;沉淀为白色或类白色时,宜在黑色背景下观察。

### 四、任务报告

以书面形式完成任务步骤中的内容。

### 五、任务评价

任务评价主要从任务准备、任务过程、任务报告几个方面进行评价,详细内容见下表。

**任务考核评价表**

| 考核任务 | 评价点 | 评价标准 | 分值 | 得分 |
|---|---|---|---|---|
| 牛黄蛇胆川贝液的化学鉴别 | 任务准备 | 依据药品标准规定完成化学鉴别实验方案 | 10 | |
| | | 完成实验用仪器与试药的准备工作 | 10 | |
| | 任务过程 | 完成供试品溶液制备以及试药的配制 | 40 | |
| | | 记录化学鉴别的实验现象 | 20 | |
| | 任务报告 | 报告格式规范、书写工整,内容完整,条理清晰,结果正确 | 20 | |
| | | 合计 | 100 | |

# 任务四 光谱鉴别

## 【学习目标】

### 1. 知识目标

掌握光谱鉴别的概念及分类;掌握紫外-可见分光光度鉴别的概念、原理;熟悉红外分光光度鉴别的概念、原理；了解紫外-可见分光光度鉴别对溶剂的要求。

### 2. 能力目标

学会校正和检定紫外-可见分光光度计；能运用光谱特征进行中药制剂的鉴别；学会依据紫外-可见分光光度鉴别进行药物质量评价。

### 3. 素质目标

养成有法必依、求真求实的工作态度；养成爱岗敬业、不断创新的工作意识；养成质量为本、精益求精的工作作风。

> **课堂讨论**
>
> 2021年6月10日国家药品监督管理局发布了2021年第1期某省药品质量公告，共有24种不符合标准规定的药品。其中经某市食品药品检验研究院检验，判定西红花检查项下的吸光度不符合要求。
>
> 讨论：西红花为贵细药材，如何做好资源与环境的保护与利用？判定西红花吸光度不合格的依据是什么？

### 【任务要求】

1. 能独立完成药品质量标准的查询与实验方案的设计。
2. 依据药品质量标准及标准操作规程，完成相关中药制剂的光谱鉴别。

### 【任务准备】

木香槟榔丸、分析天平、紫外-可见分光光度计、研钵、量筒、圆底烧瓶、冷凝管、牛角管、锥形瓶等。

### 【相关知识】

光谱鉴别是基于物质与电磁辐射作用时，测量由物质内部发生量子化的能级之间的跃迁而产生的发射、吸收或散射辐射的波长和强度进行分析。按不同的分类方式，光谱鉴别可分为发射光谱鉴别、吸收光谱鉴别、散射光谱鉴别，或分为原子光谱鉴别和分子光谱鉴别。

分光光度鉴别是光谱鉴别的重要组成部分，是通过测定被测物质在特定波长处或一定波长范围内的吸光度或发光强度，用于该物质的定性分析。在中药制剂鉴别中，常用的分光光度鉴别有紫外-可见分光光度法、红外分光光度法、荧光分光光度法和原子吸收分光光度法等，其中，以紫外-可见分光光度法和红外分光光度法最为常用。

## 一、紫外-可见分光光度鉴别

紫外-可见分光光度（ultraviolet-visible spectrophotometry，UV-Vis）法是在190～800nm波长测定物质的吸光度，用于药物鉴别和杂质检查。当光穿过被测物质溶液时，物质对光的吸收程度随光波长的变化而变化。因此，通过测定物质在不同波长处的吸光度，并绘制其吸光度与波长的关系图，即得被测物质的吸收光谱。从吸收光谱中，可以确定最大吸收波长$\lambda_{max}$和最小吸收波长$\lambda_{min}$。物质的吸收光谱具有与其结构相关的特征性，因此可以通过特定波长范围内样品光谱与对照光谱或对照品光谱的比较，或通过确定最大吸收波长，或通过测量两个特定波长处的吸收比值来鉴别药物。

UV-Vis 鉴别具有简便、快速、易普及的特点，但特征性和专属性不理想。中药制剂中若含有共轭结构的化学成分，则在紫外-可见光区显示出特征吸收光谱，因此在一定条件下，紫外-可见吸收光谱的特征差异可作为中药鉴别的依据。但由于吸光度具有加合性，中药制剂中各成分吸收光谱相互叠加的干扰，影响到紫外-可见吸收光谱鉴别的特征性和专属性，限制了其在中药制剂中的应用。

### 1. 仪器的校正和检定

（1）波长校正和检定　环境因素对仪器的机械部分影响较大，仪器的波长受环境的影响常有变动。因此除应定期对紫外-可见分光光度仪进行全面校正检定外，还应于测定前校正测定波长。常用汞灯中的较强谱线 237.83nm、253.65nm、275.28nm、296.73nm、313.16nm、334.15nm、365.02nm、404.66nm、435.83nm、546.07nm 与 576.96nm；或用仪器中氘灯的 486.02nm 与 656.10nm 谱线进行校正；钬玻璃在波长 279.4nm、287.5nm、333.7nm、360.9nm、418.5nm、460.0nm、484.5nm、536.2nm 与 637.5nm 处有尖锐吸收峰，也可作波长校正用，但因来源不同或随着时间的推移会有微小的变化，使用时应注意；近年来，常使用高氯酸钬溶液校正双光束仪器，以 10% 高氯酸溶液为溶剂，配制含 4% 氧化钬的溶液，该溶液的吸收峰波长为 241.13nm、278.10nm、287.18nm、333.44nm、345.47nm、361.31nm、416.28nm、451.30nm、485.29nm、536.64nm 和 640.52nm。仪器波长的允许误差为：紫外光区 ±1nm，500nm 附近 ±2nm。

（2）杂散光的检查　将碘化钠、亚硝酸钠配制成规定浓度的水溶液，置 1cm 石英吸收池中，在规定的波长处测定透光率，应符合相关规定。

### 2. 溶剂要求

含有杂原子的有机溶剂，通常具有较强的末端吸收。因此，当作溶剂使用时，它们的使用范围均不能小于截止使用波长。如甲醇、乙醇的截止波长为 205nm。另外，溶剂不纯，也可能增加干扰吸收。

在测定供试品前，应先检查所用的溶剂在供试品所用的波长附近是否符合要求，即将溶剂置 1cm 石英吸收池中，以空气为空白（即空白光路中不置任何物质）测定其吸光度。溶剂和吸收池的吸光度，在 220～240nm 范围内不得超过 0.40，在 241～250nm 范围内不得超过 0.20，在 251～300nm 范围内不得超过 0.10，在 300nm 以上时不得超过 0.05。

### 3. 测定

测定时，应以配制供试品溶液的同批溶剂为空白对照，采用 1cm 的石英吸收池，在规定的吸收峰波长 ±2nm 以内测试几个点的吸光度；也可由仪器在规定波长附近自动扫描测定，以核对供试品的吸收峰波长位置是否正确。

一般供试品溶液的吸光度宜在 0.3～0.7。仪器的狭缝波带宽度宜小于供试品吸收带的半高宽度的 1/10，否则测得的吸光度会偏低；狭缝宽度的选择，应以减小狭缝宽度时供试品的吸光度不再增大为准。

鉴于吸收池和溶剂本身可能的空白吸收，因此，供试品的吸光度应减去空白吸收，或由仪器自动扣除空白读数。

### 4. 注意事项

① 用紫外光谱鉴别药物时，应注意溶剂的种类、溶液的 pH 值及溶液浓度对试验结果的

影响，严格按照药品标准进行试验。

② 紫外光谱鉴别的专属性通常不高，吸收光谱相同的化合物不一定是同一化合物，一般不单独应用，常与其他方法联合应用，作出真伪判断。

## 二、红外光谱法

红外光谱（infrared spectrophotometry, IR），是由分子的振动和转动能级跃迁所产生的光谱，可分为近红外区、中红外区和远红外区。其中中红外区的波长范围为 2.5～25μm（按波数计为 4000～400cm$^{-1}$），常用于药物质量控制。红外光谱法特征性强、专属性高，主要用于结构明确、成分单一的药物鉴别。此外，越来越多的制剂经提取后也采用红外光谱法鉴别。

由于中药制剂药味组成复杂、化学成分多样，红外光谱又是制剂中多种成分在红外区吸收光谱的叠加，故在制剂的鉴别中鲜有应用。若中药制剂成分相对稳定、样品处理方法一致，其红外吸收光谱也基本一致，依据红外光谱的峰位、峰形及峰强度，可用于中药制剂的真伪鉴别。

### 1. 仪器及校正

（1）仪器　可使用傅里叶变换红外光谱仪或色散型红外分光光度计。

（2）校正　用聚苯乙烯薄膜（厚度约为 0.04mm）校正仪器，绘制其光谱图，用 3027cm$^{-1}$、2851cm$^{-1}$、1601cm$^{-1}$、1028cm$^{-1}$、907cm$^{-1}$ 处的吸收峰对仪器的波数进行校正。傅里叶变换红外光谱仪在 3000cm$^{-1}$ 附近的波数误差应不大于 ±5cm$^{-1}$，在 1000cm$^{-1}$ 附近的波数误差应不大于 ±1cm$^{-1}$。

用聚苯乙烯薄膜校正时，仪器的分辨率要求在 3110～2850cm$^{-1}$ 范围内应能清晰地分辨出 7 个峰，峰 2851cm$^{-1}$ 与谷 2870cm$^{-1}$ 之间的分辨深度不小于 18% 透光率，峰 1583cm$^{-1}$ 与谷 1589cm$^{-1}$ 之间的分辨深度不小于 12% 透光率。仪器的标称分辨率，应不低于 2cm$^{-1}$。

### 2. 方法

在用红外光谱进行鉴别试验时，一般采用标准图谱对照法，即按规定采集供试品的红外光谱图，然后与对照图谱对比，对照关键谱带的有无及各谱带的相对强度，若供试品光谱图与对照光谱图关键谱带的峰型、峰位、相对强度均一致，可判定符合要求。

### 3. 供试品的制备及测定

通常采用压片法、糊法、膜法、溶液法和气体吸收法等进行测定。溴化钾（KBr）压片是固体样品进行红外分析最常用的方法。一般先将样品碾磨成细小颗粒，然后与干燥的 KBr 粉末均匀混合，再置 KBr 压片模具中，使用红外压片机压制成片。对于吸收特别强烈或不透明表面上的覆盖物等供试品，可采用衰减全反射、漫反射和发射等红外光谱方法。对于极微量或需微区分析的供试品，可采用显微红外光谱方法测定。

 知识拓展

**荧光光谱鉴别**

荧光光谱鉴别根据物质分子吸收光谱和荧光光谱能级跃迁机理，利用吸收光子能力的物质在特定波长光（如紫外光）照射下，瞬间发射出比激发光波长更长的荧光，从而进行定性鉴别。荧光光谱鉴别较紫外-可见分光光度鉴别的灵敏度高，荧光光谱鉴别应在低浓度溶液中进行。若浓度太高，会发生"自熄灭"现象，并且在液面附近溶液会吸收激发光，降低发射光强度。如《中华人民共和国卫生部药品标准中药成方制剂》（第十九册）收载的脑力静糖浆，采用荧光光谱鉴别方中的维生素$B_1$和维生素$B_2$。维生素$B_1$荧光光谱鉴别方法是取本品5ml，加氢氧化钠试液2.5ml、铁氰化钾试液0.5ml与正丁醇5ml，强烈振摇2分钟，放置使分层，溶液置紫外光灯（365nm）下观察，正丁醇层显蓝色荧光，加酸使呈酸性，荧光即消失，再加碱使呈碱性，荧光又显出。维生素$B_2$荧光光谱鉴别方法是取本品2ml，加水20ml，摇匀，溶液在紫外光灯（365nm）下观察，显黄绿色荧光，加碱后荧光即消失。

## 【任务实施】

### 木香槟榔丸的紫外-可见分光光度鉴别

### 一、任务分析

木香槟榔丸由木香、槟榔、枳壳（炒）、陈皮、青皮（醋炒）、香附（醋制）、醋三棱、莪术（醋炙）、黄连、黄柏（酒炒）、大黄、炒牵牛子、芒硝等十三味药组成。按照《中国药典》（2020年版）规定的紫外-可见分光光度鉴别进行制剂的光谱鉴别。

### 二、任务步骤

**1. 溶液配制**

样品溶液：取木香槟榔丸适量，研细，取粉末4g，加水10ml，水蒸气蒸馏，收集蒸馏液约100ml。

空白溶液：加适量水，水蒸气蒸馏，收集蒸馏液约100ml。

**2. 波长校正**

打开电源开关，根据规定的最大吸收波长选择测试光源，校正波长，预热30分钟。

**3. 设定参数**

设定扫描波长范围（200～400nm）、扫描速度、测量方式（吸光度）、狭缝宽度等参数。

**4. 样品扫描**

将样品和空白溶液分别置于样品光路和参比光路上，盖好样品室，然后在规定的波长范围内进行扫描。

**5. 结果记录**

结果显示，在253nm的波长处有最大吸收，并记录吸收光谱。

### 三、任务报告

以书面形式完成任务步骤中的内容。

### 四、任务评价

任务评价主要从任务准备、任务过程、任务报告几个方面进行评价，详细内容见下表。

## 任务考核评价表

| 考核任务 | 评价点 | 评价标准 | 分值 | 得分 |
|---|---|---|---|---|
| 木香槟榔丸的紫外-可见分光光度鉴别 | 任务准备 | 依据药品标准和《中国药典》规定完成光谱鉴别实验方案 | 10 | |
| | | 完成实验用仪器与试药的准备工作 | 10 | |
| | 任务过程 | 完成供试品溶液与空白溶液配制、仪器预热、测定参数设置 | 40 | |
| | | 完成空白溶液与供试品溶液测定，并记录 | 20 | |
| | 任务报告 | 报告格式规范，书写工整，内容完整，条理清晰，结果正确 | 20 | |
| | | 合计 | 100 | |

# 任务五　色谱鉴别

## 【学习目标】

### 1. 知识目标

掌握薄层色谱鉴别、高效液相色谱鉴别、气相色谱鉴别的原理及特点；熟悉高效液相色谱鉴别的系统适用性试验与薄层色谱鉴别的试验方法；了解薄层色谱鉴别的耐用性试验、气相色谱的鉴别方法。

### 2. 能力目标

学会薄层色谱鉴别的基本操作；学会利用保留时间进行高效液相色谱定性鉴别。学会依据薄层色谱鉴别、高效液相色谱鉴别、气相色谱鉴别进行药物质量评价。

### 3. 素质目标

培养从事药物分析、药品质量检验方面工作所应具备的科学素养，理解并能应用科学思维方法和科学研究方法从事药品质控工作。

### 课堂讨论

2022年6月20日国家药品监督管理局发布了国家药监局关于10批次药品不符合规定的通告，共有9家企业生产的10批次药品不符合规定。其中，某药业股份有限公司生产的2批次小儿感冒颗粒不符合规定，不符合规定项目为薄层色谱鉴别。

讨论：1. 小儿感冒颗粒薄层色谱鉴别的标准依据是什么？

2. 如何从源头上控制中药制剂质量？

## 【任务要求】

1. 能依据药品标准，完成实验方案的撰写及相关准备工作。
2. 按照药品质量标准及标准操作规程，完成相关中药制剂的色谱鉴别。

## 【任务准备】

小儿清热止咳合剂、黄芩苷对照品、电子天平、离心机、超声波清洗器、硅胶G薄层板、点样器、展开缸、玻璃喷雾瓶、烘箱、铅笔、尺子、锥形瓶、离心管、乙醇、乙酸乙酯、丁酮、甲酸、三氯化铁乙醇溶液、甲醇、纯化水等。

## 【相关知识】

色谱鉴别是在一定色谱条件下，利用药物产生的比移值或保留时间等特征色谱行为和检测结果，实现药品质量检测，鉴别药物真伪。根据分离原理的不同，可分为吸附色谱鉴别、分配色谱鉴别、离子交换色谱鉴别和排阻色谱鉴别等；根据分离形式的不同，可分为纸色谱鉴别、薄层色谱鉴别、柱色谱鉴别、气相色谱鉴别和高效液相色谱鉴别等。色谱鉴别具有分离效率高、分析速度快、灵敏度高的特点，现广泛应用于中药饮片、中药浸出物及中药制剂的鉴别中。

### 一、薄层色谱鉴别

薄层色谱法（thin layer chromatography，TLC）是将供试品溶液和标准物质（对照药材、对照品或对照提取物）溶液点于同一薄层板上，在展开缸内用展开剂展开，使供试品所含成分分离，并将供试品色谱图与标准物质色谱图对比，从而实现中药制剂的鉴别。TLC鉴别具有专属性强、简便、快速、易普及等特点，是中药鉴别中最常用的方法。亦可用薄层色谱扫描仪进行扫描，用于鉴别、检查或含量测定。

#### （一）仪器材料

**1. 薄层板**

按支持物的材质不同，可分为玻璃板、塑料板或铝板等；按固定相种类不同，可分为硅胶薄层板、键合硅胶板、微晶纤维素薄层板、聚酰胺薄层板、氧化铝薄层板等；按固定相粒径大小不同，可分为普通薄层板（10～40μm）和高效薄层板（5～10μm）。在固定相中，可加入黏合剂、荧光剂。硅胶薄层板常用的有硅胶G、硅胶H、硅胶$GF_{254}$、硅胶$HF_{254}$，其中G、H分别表示含或不含石膏黏合剂；$F_{254}$为含有在254nm波长紫外光照射下显绿色背景的荧光剂。

在保证色谱质量的前提下，可用实验室自制的薄层板。自制薄层板的固定相颗粒大小一般要求粒径为10～40μm。自制薄层板经特别处理和化学改性后，应能适应分离的要求。自制薄层板所用玻板应光滑、平整，洗净后不附水珠。

**2. 点样器**

一般采用微升毛细管或手动、半自动、全自动点样器材。

**3. 展开容器**

展开方式以上行展开为主。上行展开时，应选用与薄层板大小相适应的专用平底或双槽展开缸。常用的展开容器为直立双槽展开缸。双槽展开缸可节省溶剂，可控制展开缸内相对湿度，并便于展开前的平衡。

**4. 显色装置**

有颜色的物质可在可见光下直接检视；加热显色、喷雾显色、浸渍显色和熏蒸显色则需要一定的显色装置。加热显色一般用鼓风加热干燥箱；喷雾显色需用玻璃喷雾瓶或专用喷雾器，使显色剂呈均匀细雾状喷出；浸渍显色可用专用玻璃器械或适宜的展开缸代用；而熏蒸显色可用双槽展开缸或适宜的干燥器代替，最常用的熏蒸试剂为碘和氨水。

**5. 检视装置**

检视装置为装有可见光、254nm及365nm紫外光光源及相应的滤光片的暗箱，可附加摄像设备供拍摄图像用。检视装置的暗箱应有足够的光照度。

**6. 薄层色谱扫描仪**

薄层色谱扫描法指用特定波长的光照射在薄层板上,对薄层色谱中可吸收紫外光或可见光的斑点,或经激发后能发射出荧光的斑点进行扫描,将扫描得到的图谱及积分数据用于鉴别、检查或含量测定。

### (二)操作步骤

**1. 制备薄层板**

(1) 市售薄层板 临用前一般应在110℃下活化30分钟。聚酰胺薄膜不需活化。铝基片薄层板、塑料薄层板可根据需要剪裁,但须注意剪裁后的薄层板底边的固定相层不得有破损。

(2) 自制薄层板 将1份固定相(硅胶G、硅胶H、硅胶$GF_{254}$等)和3份水(或加有黏合剂的水溶液,如0.2%～0.5%羟甲基纤维素钠水溶液,或为规定浓度的改性剂溶液)在研钵中按同一方向研磨混合,去除表面的气泡后,倒入涂布器中,在玻板上平稳地移动涂布器进行涂布(厚度为0.2～0.3mm),取下涂好薄层的玻板,置水平台上于室温下晾干后,在110℃下烘30分钟,随即置于有干燥剂的干燥箱中备用。使用前检查其均匀度,在反射光及透视光下检视,表面应均匀、平整、光滑,并且无麻点、无气泡、无破损及污染。

**2. 点样**

在洁净干燥的环境中,用专用毛细管或配合相应的半自动、自动点样器械点样于薄层板上。点样的浓度一般为0.1～10mg/ml;普通板点样的体积为1～10μl,高效板为0.1～0.5μl。点样的形状一般为圆点状或窄细的条带状,点样基线距底边10～15mm,高效板一般基线离底边8～10mm;圆点状直径一般不大于4mm,高效板一般不大于2mm。接触点样时注意勿损伤薄层表面。条带状宽度一般为5～10mm,高效板条带宽度一般为4～8mm,可用专用半自动或自动点样器械喷雾法点样。点间距离可视斑点扩散情况以相邻斑点互不干扰为宜,一般不少于8mm,高效板供试品间隔不少于5mm。

**3. 展开**

将点好供试品的薄层板放入展开缸中,浸入展开剂的深度以距原点5mm为宜,密闭。一般上行展开8～15cm,高效薄层板上行展开5～8cm。溶剂前沿达到规定的展距,取出薄层板,晾干,待检测。

展开前,如需溶剂蒸气预平衡的,可在展开缸中加入适量的展开剂,密闭,保持15～30分钟;溶剂蒸气预平衡后,迅速放入载有供试品的薄层板,立即密闭,展开。如需溶剂蒸气饱和展开的,可在展开缸的内壁贴上与展开缸高、宽同样大小的滤纸,一端浸入展开剂中,密闭一定时间,使溶剂蒸气达到饱和后,再展开。

必要时,可进行二次展开或双向展开。进行第二次展开前,应使薄层板残留的展开剂完全挥干。

**4. 显色与检视**

有颜色的物质,可在可见光下直接检视;无色成分,可喷以适宜的显色剂显色或加热显色,在可见光下检视。有荧光的物质或显色后可激发产生荧光的物质,可在紫外光灯(365nm或254nm)下观察荧光斑点。在紫外光下没有吸收的成分,可用硅胶$GF_{254}$板展开,然后在紫外光灯(254nm)下观察暗斑。

### 5. 记录

薄层色谱图，可手绘，也可采用摄像设备拍摄，以图像的形式保存；也可用薄层色谱扫描仪扫描或其他适宜的方式记录相应的色谱图。在药品质量研究或药品检验中，以拍摄电子保存为主。

### （三）系统适用性试验

按各品种项下要求对实验条件进行系统适用性试验，即用供试品和标准物质对实验条件进行试验和调整，应符合规定的要求。

#### 1. 比移值（$R_f$）

比移值（$R_f$）是指从基线至展开斑点中心的距离与从基线至展开剂前沿的距离的比值。杂质检查时，各杂质斑点的比移值 $R_f$ 以在 0.2～0.8 之间为宜。

#### 2. 检出限

检出限是指限量检查或杂质检查时，供试品溶液中被测物质能被检出的最低浓度或量。一般采用已知浓度的供试品溶液或对照标准溶液，与稀释若干倍的自身对照标准溶液在规定的色谱条件下，在同一薄层板上点样、展开、检视，后者显清晰可辨斑点的浓度或量作为检出限。

#### 3. 分离度

鉴别时，供试品与标准物质色谱中的斑点均应清晰分离。当薄层色谱扫描法用于限量检查和含量测定时，要求定量峰与相邻峰之间有较好的分离度，分离度（$R$）的计算公式为：

$$R = 2(d_2 - d_1)/(W_1 + W_2)$$

公式中 $d_2$ 为相邻两峰中后一峰与原点的距离，$d_1$ 为相邻两峰中前一峰与原点的距离，$W_1$ 及 $W_2$ 为相邻两峰各自的峰宽。分离度以大于1.0为宜。

在选择化学药品杂质的检查方法时，可将杂质对照品用供试品自身稀释的对照品溶液溶解制成混合对照溶液，也可将杂质对照品用待测组分的对照品溶液溶解制成混合对照标准溶液，还可采用供试品以适当的降解方法获得的溶液。上述溶液点样展开后的色谱图中，应显清晰分离的斑点。

#### 4. 相对标准偏差

采用薄层扫描测定含量时，同一供试品溶液在同一薄层板上平行点样的待测成分的峰面积测量值的相对标准偏差应不大于5.0%；需显色后测定的或者异板的相对标准偏差应不大于10.0%。

### （四）测定

#### 1. 供试品溶液的制备

中药通常化学成分多样，基质复杂，存在较多干扰成分，为了获取斑点清晰、特征明显的薄层色谱，通常需要对待检样品进行提取和分离纯化。常用的提取与分离纯化方法有溶剂提取法、蒸馏法、升华法、液-液萃取法、固-液萃取法等。溶解试样时宜采用甲醇、乙醇、乙酸乙酯等黏度小、易挥发的有机溶剂。

（1）样品预处理　含糖量高又有黏性的小蜜丸、水蜜丸、大蜜丸样品，可研细或剪碎，加硅藻土或滑石粉研匀后，再提取，以使有机溶剂渗透到样品内部，提高提取效率。

（2）提取纯化　可根据待测成分的性质，选用适宜的溶剂进行提取。提取溶剂一般为甲醇、乙醇、乙醚、乙酸乙酯、三氯甲烷、石油醚等。如银翘解毒片中金银花的鉴别，用甲醇提取；银翘解毒片中荆芥的鉴别，用石油醚（60～90℃）提取。

若待测成分既有脂溶性的，又有醇溶性的，可选用分段提取。分段提取可先用石油醚、正己烷、二氯甲烷、乙醚等低极性溶剂提取，再用丙酮、乙醇、甲醇等极性有机溶剂或水提取，分别制备成供试品溶液。如苏子降气丸中前胡与甘草的鉴别，先用乙醚提取，制备前胡供试品溶液；再用甲醇对挥尽乙醚后的药渣提取，制备甘草供试品溶液。

若为合剂、口服液、注射剂等水溶性液体样品，可选用液-液萃取。煎膏剂等液体样品较黏稠时，可先用水稀释，后萃取。液-液萃取可选用乙酸乙酯、正丁醇等溶剂萃取。如补中益气合剂中陈皮的鉴别，用乙酸乙酯进行液-液萃取。由于制备工艺的不同，对含有挥发油成分的液体制剂，也可选用液-液萃取，但宜选用乙醚、三氯甲烷等亲脂性的有机溶剂进行萃取。如补中益气合剂中白术、当归的鉴别，均用乙醚进行液-液萃取。

当样品成分复杂、存在干扰时，可尝试采用固-液萃取，实现目标成分的分离、纯化和富集，提高检测的灵敏度。在中药TLC鉴别中，常用的固-液萃取主要有大孔吸附树脂柱、中性氧化铝柱、聚酰胺柱、活性炭和中性氧化铝柱、强酸性阳离子交换树脂柱及十八烷基键合硅胶柱等。如益母草流浸膏中益母草的鉴别，用强酸性阳离子交换树脂柱（732型钠型，内径为2cm，柱高为15cm）进行样品的分离和纯化；益母草胶囊中益母草的鉴别，用活性炭-中性氧化铝柱（活性炭0.5g；氧化铝100～120目，2g，柱内径为10mm）进行样品的分离和纯化；益母草片中益母草的鉴别，用聚酰胺柱（80～100目，3g，湿法装柱）进行样品的分离和纯化；八珍益母胶囊中益母草的鉴别，用中性氧化铝柱（80～100目，1.5g，内径为15mm）进行样品的分离和纯化。

**2. 对照物的选择**

对照物有对照品、对照药材和对照提取物三种对照方式。三种对照方式在具体的药品标准中都有应用，通常以对照品加对照药材或对照品加对照提取物的方式进行对照为好，用以提升薄层鉴别的专属性，避免误判。

（1）对照品对照　选择的对照品，应为中药制剂中某一药材的有效成分或特征性成分。将对照品溶液与供试品溶液在同一条件下展开、显色后，根据在相同位置上是否显相同颜色的斑点或荧光斑点，判断制剂中是否含有此味药材，如二陈丸中陈皮的鉴别。若进行多种成分的同时检测时，可将多个对照品溶液与供试品溶液在同一薄层板上展开，如双黄连口服液中黄芩、金银花的同时检测；若待检测的化学成分类型不同，可按不同展开条件在不同薄层板上分别进行鉴别，如防风通圣颗粒中栀子和防风的鉴别。

（2）对照品和对照药材（或对照提取物）同时对照　在选用一种对照物存在鉴别特征不足时，可采用多种对照物同时对照，以增加鉴别的可靠性。如黄连上清丸中含有黄连、黄柏，而黄连、黄柏二药中均含有盐酸小檗碱，若仅以盐酸小檗碱为对照，无法确认制剂的投料是黄连还是黄柏；因而，可以在选用盐酸小檗碱对照的基础上，再同时以黄连对照药材为对照，按相应的展开条件展开，从而可以判断制剂中是否含有黄连，实现内在质量的控制。

**3. 鉴别方式**

供试品溶液和对照标准溶液，在同一薄层板上点样、展开与检视。供试品色谱图中，供试品溶液所显主斑点的颜色（或荧光）和位置（$R_f$）与对照的主斑点一致。

**4. 影响因素**

影响TLC分析的因素主要有供试品溶液的纯化程度、吸附剂的类别与性能、薄层板的质量、点样量、展开剂的组成及饱和情况、对照品纯度、展开距离、相对湿度和温度等。

（1）展开剂　展开剂的种类和配比是影响TLC的重要因素。一般来说，展开剂应使待

测成分斑点 $R_f$ 值在 0.2～0.8 之间，与相邻成分的分离度大于 1.0。如以黄芩苷为对照鉴别小儿柴桂退热口服液中黄芩时，以乙酸乙酯-丁酮-甲酸-水（5:3:1:1）为展开剂；而同样以黄芩苷为对照鉴别金振口服液中的黄芩时，则以甲苯-甲酸乙酯-甲酸（3:3:1）为展开剂。分离碱性成分时，常在展开剂中加入少量碱性试剂；分离酸性成分时，则需加入少量酸性试剂。如鉴别清胃黄连片中的黄连（盐酸小檗碱）、知柏地黄丸中的黄柏（盐酸小檗碱），展开剂中常加入三乙胺、浓氨试液；鉴别小儿清热止咳合剂中的甘草（甘草次酸）、银翘解毒片中的金银花（绿原酸）、牛黄解毒丸中的牛黄（胆酸）等，常在展开剂中加入甲酸、冰醋酸。

（2）相对湿度　相对湿度不同，薄层板的吸附活性亦不同，色谱分离的效果亦有差异。大部分样品的待测成分和选用的展开剂，在相对湿度 30%～70% 下，即可获得相对稳定的色谱。但也有对相对湿度有明确要求的，如万应锭中熊胆（熊去氧胆酸、胆酸对照品、去氧胆酸）的鉴别，须在相对湿度 40% 以下展开，色谱质量较好；若相对湿度在 70% 下，展开色谱质量明显降低，难以辨别；若在相对湿度 80% 以上展开，则各成分不能分离。为使试验结果具有良好的重现性，应尽可能控制相对湿度。

（3）温度　温度不同，被分离物质的 $R_f$ 值不同，各成分的分离度亦不同。在相对湿度恒定的条件下，温度越高，展开剂中的有机溶剂蒸发越快，$R_f$ 越大；反之，$R_f$ 越小。展开温度相差 ±5℃，$R_f$ 值的变动约 ±0.02；若展开温度相差较大，则会影响色谱鉴别的质量。此外，在含水的两相展开剂放置分层过程中或展开时，温度的变化会不同程度地改变展开剂的极性，影响色谱的分离度。如三七伤药片中赤芍的鉴别，要求以三氯甲烷-甲醇-水（13:7:2）10℃ 以下放置的下层溶液为展开剂；三七伤药颗粒中三七的鉴别，要求以三氯甲烷-乙酸乙酯-甲醇-水（15:40:22:10）10℃ 以下放置的下层溶液为展开剂。也有对展开温度有明确要求的，如复方皂矾丸中西洋参的鉴别，规定展开温度为 10～25℃。

### （五）注意事项

#### 1. 展开剂的选择

以普通硅胶板为例，常见的正相色谱。若所选展开剂使混合物中所有的组分点都移到了溶剂前沿，此溶剂的极性过强；若所选展开剂几乎不能使混合物中的组分移动，留在了原点上，此溶剂的极性过弱。当一种溶剂不能很好地展开各组分时，常选择用混合溶剂作为展开剂。先用一种极性较小的溶剂为基础溶剂展开混合物，若展开不好，用极性较大的溶剂与前一溶剂混合，调整极性，再次试验，直到选出合适的展开剂组合。

#### 2. 边缘效应

以同一种化合物，在同一块薄层板上，用同一展开剂，在同一色谱缸内展开后，薄层板中部的斑点比薄层板两侧边缘处的斑点的 $R_f$ 值小即为边缘效应。可通过以下方法避免或降低边缘效应，增加色谱缸中溶剂蒸气饱和度；选用单一展开剂代替混合展开剂；采用共沸混合展开剂代替一般混合展开剂。

## 二、高效液相色谱鉴别

高效液相色谱（high performance liquid chromatography, HPLC）是采用高压输液泵将规定的流动相泵入有填充剂的色谱柱，对供试品进行分离测定的色谱。注入的供试品，由流动相带入色谱柱内，各组分在柱内被分离并进入检测器检测，由积分仪或数据处理系统记录和处理色谱信号。

HPLC鉴别具有高效、快速、微量、自动化程度高的特点，不受样品的挥发性、热稳定性限制；同时，可供选择的流动相、固定相种类较多，检测手段多样。

HPLC鉴别法的系统适用性参数包括理论板数、分离度、灵敏度、重复性和拖尾因子，其中分离度、重复性和拖尾因子在鉴别中是更为重要的参数。具体方法在"高效液相色谱法测定含量"部分有详述。

在复方中药制剂鉴别中，HPLC定性鉴别较少单独使用，如代温灸膏中辣椒（辣椒素）的鉴别；多将其定性鉴别与定量测定结合使用，如小儿热速清糖浆中黄芩（黄芩苷）、葛根（葛根素）的鉴别与含量测定。此外，HPLC指纹图谱鉴别也已广泛用来控制中药注射剂的质量，如清开灵注射液、注射用双黄连（冻干）等。

HPLC常用的鉴别方法主要包括以下三种：

**1. 利用保留时间鉴别**

保留时间（$t_R$）是被分离组分从进样到柱后出现该组分最大响应值时的时间，即从进样到出现某组分色谱峰的顶点时为止所经历的时间。保留时间（$t_R$）能反映被分离的组分在性质上的差异，常以分钟（min）为时间单位。在相同的色谱条件下，待测成分的保留时间与对照品的保留时间应无显著性差异，两个保留时间不同的色谱峰归属于不同的化合物，但保留时间一致的色谱峰有时未必可归属为同一化合物。利用保留时间是否一致，是最为常见的鉴别方式。

**2. 利用光谱相似度鉴别**

化合物全波长扫描紫外-可见光区光谱图时，获得的待测成分光谱与对照品光谱相似，可用于辅助定性分析。采用二极管阵列检测器扫描时，可以获得包括色谱信号、时间、波长在内的三维色谱光谱图，既可用于辅助定性分析，又可用于峰纯度分析。应注意，两个光谱不同的色谱峰，表征归属不同的化合物；但两个光谱相似的色谱峰，未必可归属为同一化合物。

**3. 利用质谱信息鉴别**

质谱检测器提供的质谱信息，不仅可定性分析已知物，而且能为未知化合物的结构提供信息确认。利用质谱检测器提供的色谱峰分子量和结构信息进行定性分析，可获得更多、更可靠的信息。

## 三、气相色谱鉴别

气相色谱（gas chromatography, GC）鉴别是采用气体为流动相（载气）流经装有填充剂的色谱柱进行分离测定的色谱鉴别。物质或其衍生物气化后，被载气带入色谱柱进行分离，各组分先后进入检测器，用数据处理系统记录色谱信号。

GC鉴别具有分离效能高、选择型号多、灵敏度好、分析快速等特点，尤其适用于含麝香酮、薄荷醇、冰片、水杨酸甲酯等挥发性成分的制剂。含大分子或难挥发性成分的制剂，可通过分解或制成衍生物后再进行GC鉴别。如安宫牛黄丸、麝香保心丸、紫雪散中的（人工）麝香鉴别，冰黄肤乐软膏中的薄荷脑、冰片鉴别，麝香祛痛搽剂中的樟脑、薄荷脑、冰片、人工麝香鉴别，少林风湿跌打膏、安阳精制膏中的薄荷脑、冰片、水杨酸甲酯鉴别。

GC鉴别主要利用保留值进行样品的定性鉴别，即在同一色谱条件下，供试品应呈现与对照品保留时间相同的色谱峰。通过比较供试品与对照品色谱峰的保留时间，实现鉴别某些中药制剂的真伪，与HPLC相同。

GC的系统适用性试验与HPLC法相同。具体方法在"气相色谱法测定含量"部分有详述。

## 【任务实施】

### 小儿清热止咳合剂中黄芩的TLC鉴别

### 一、任务分析

小儿清热止咳合剂全方由麻黄、炒苦杏仁、石膏、甘草、黄芩、板蓝根、北豆根等七味药组成。其制剂类型为合剂。检验依据：小儿清热止咳合剂质量标准。

### 二、任务步骤

**1. 供试品溶液制备**

取小儿清热止咳合剂2ml，加乙醇8ml，摇匀，静置，取上清液作为供试品溶液。

**2. 对照品溶液制备**

取黄芩苷对照品，加甲醇制成每1ml含1mg的溶液，作为对照品溶液。

**3. 点样、展开与显色**

吸取上述供试品溶液、对照品溶液各3μl，分别点于同一硅胶G薄层板上，以乙酸乙酯-丁酮-甲酸-水（5：3：1：1）为展开剂，展开，取出，晾干，喷以1%三氯化铁乙醇溶液。

**4. 结果**

比较供试品与对照品色谱图。供试品色谱中，在与对照品色谱相应的位置上，显相同颜色的斑点，则判断为符合规定。

### 三、任务报告

以书面形式完成任务步骤中的内容。

### 四、任务评价

任务评价主要从任务准备、任务过程、任务报告几个方面进行评价，详细内容见下表。

任务考核评价表

| 考核任务 | 评价点 | 评价标准 | 分值 | 得分 |
| --- | --- | --- | --- | --- |
| 小儿清热止咳合剂中黄芩的TLC鉴别 | 任务准备 | 依据药品标准规定完成TLC鉴别实验方案 | 10 | |
| | | 完成实验用器材、试药的准备工作 | 10 | |
| | 任务过程 | 完成对照品与供试品溶液制备、展开剂配制 | 20 | |
| | | 完成点样、饱和、展开、晾干、显色、记录等工作 | 40 | |
| | 任务报告 | 报告格式规范、书写工整、内容完整、条理清晰、结果正确 | 20 | |
| | | 合计 | 100 | |

## 目标检测

### 一、单项选择题

1. 中药制剂中可测定的物理常数一般不包括（　　）。
   A. 相对密度　　　B. 折光率　　　C. 吸光度　　　D. 比旋度
2. 中药制剂的显微鉴别最适用于（　　）。
   A. 用药材提取物制成制剂的鉴别　　　B. 用水煎法制成制剂的鉴别
   C. 用制取挥发油方法制成制剂的鉴别　　　D. 含有原生药粉的制剂的鉴别
3. 在中药制剂的理化鉴别中，最常用的方法为（　　）。
   A. TLC法　　　B. GC法　　　C. UV-Vis法　　　D. HPLC法
4. 在进行薄层色谱分析时，最常用的吸附剂是（　　）。
   A. 氧化铝　　　B. 硅胶G　　　C. 纤维素　　　D. 聚酰胺
5. 衡量色谱系统分离效能的关键指标是（　　）。
   A. 理论板数（$n$）　　　B. 分离度（$R$）　　　C. 拖尾因子（$T$）　　　D. 灵敏度
6. 鉴别中药制剂中的黄酮类成分，常用（　　）。
   A. 茚三酮反应　　　B. 碘化铋钾反应　　　C. 盐酸-镁粉反应　　　D. 碱液反应
7. 中药制剂多采用薄层色谱法鉴别，是因为（　　）。
   A. 供试液一般无须提取分离　　　B. 薄层色谱法具有分离分析双重功能
   C. 中药制剂成分简单　　　D. A+B
8. 硅胶薄层板活化的条件为（　　）。
   A. 105℃，30min　　　B. 110℃，30min　　　C. 100℃，30min　　　D. 110℃，20min
9. 鉴别中药制剂中生物碱类成分常用（　　）。
   A. 盐酸-镁粉试剂　　　B. 碘化铋钾试剂
   C. 茚三酮试剂　　　D. 硫酸钼酸试剂
10. 气相色谱法最适宜测定下列哪种成分？（　　）
    A. 含有挥发性成分　　　B. 不含有挥发性成分
    C. 不能制成衍生物　　　D. 含有大分子又不能分解

### 二、多项选择题

1. 中药制剂的鉴别包括（　　）。
   A. 性状鉴别　　　B. 杂质检查　　　C. 理化鉴别
   D. 生物鉴别　　　E. 显微鉴别
2. 中药制剂中可测定的物理常数有（　　）。
   A. 折光率　　　B. 相对密度　　　C. 吸光度
   D. 熔点　　　E. 比旋度
3. 影响薄层色谱分析的主要因素有（　　）。
   A. 样品预处理及供试液制备　　　B. 温度
   C. 薄层色谱的点样技术　　　D. 吸光度
   E. 吸附剂的活性与相对湿度
4. 中药制剂的理化定性鉴别方法主要有（　　）。
   A. 化学反应法　　　B. 性状鉴别法　　　C. 升华法

D. 光谱法　　　　　E. 色谱法

5. 薄层色谱使用的材料有（　　）。

A. 薄层板　　　　　B. 涂布器　　　　　C. 展开缸

D. 点样器材　　　　E. 色谱柱

## 三、简答题

1. 中药制剂物理常数测定有哪些？

2. 请结合《中国药典》一部描述血塞通片、苏黄止咳胶囊、舒肝丸、桂附地黄口服液等制剂的性状特征。

3. 简述六味地黄丸显微鉴别的基本程序。

4. 薄层色谱常用的显色方法有哪些？

5. 简述在中药制剂分析中，HPLC法应用范围比GC法广泛的原因。

6. 简述薄层色谱展开过程斑点产生拖尾现象的原因及解决方法。

# 项目三　中药制剂的常规检查技术

## 【项目介绍】

中药制剂的常规检查是与剂型相关的基本属性（通性）的检查，是对制剂的安全性、有效性、稳定性进行控制和评价的一项工作。除另有规定外，各类中药制剂的基本属性均应符合《中国药典》四部制剂通则项下有关的各项规定，其常规检查项目包括水分检查、崩解时限检查、重（装）量差异检查、相对密度检查、pH检查、乙醇量测定、外观均匀度和粒度检查、溶化性和不溶物检查等。掌握中药制剂常规检查相关的知识和技能，可以为今后从事制剂检验工作打好基础。

## 【学习要求】

通过本项目的学习，掌握水分、崩解时限、相对密度、重（装）量差异、pH值、乙醇量测定法的原理和方法及操作技能，熟悉甲醇量检查、可见异物检查、注射剂有关物质检查的原理和方法及操作技能，了解中药制剂常规检查的概念、意义，了解实验室安全操作的知识与技能。

## 任务一　水分测定

### 【学习目标】

**1. 知识目标**

掌握烘干法的原理与方法；熟悉甲苯法的原理与方法；了解减压干燥法的原理与方法；了解气相色谱法的原理与方法。

**2. 能力目标**

能熟练应用烘干法、减压干燥法、甲苯法、气相色谱法测定中药制剂中的水分；能依据药物的特点，选择合适的水分检查方法。

**3. 素质目标**

培养"依规检验"的质量意识、规范操作的安全意识。

### 课堂讨论

2021年某省市场监督管理局派出机构药品稽查办公室接到药品检验报告书，载明某药品批发企业经营的中药饮片女贞子水分超出标准规定且比标准范围高出20%以上，其他指标符合标准规定。当事人申请复验后水分仍不符合标准规定。经核实，当事人经营上述中药饮片女贞子经营所得579元，已全部售出，无库存。

依《药品管理法》第九十八条第三款第七项的规定，该批女贞子被认定为劣药。并依据《药品管理法》和《药品经营质量管理规范》的规定，进行了处罚，没收违法所得，并处罚款。

讨论：1. 药品生产、流通中的哪些环节可能导致制剂的水分超标，水分超标可能带来哪些危害？
2. 饮片女贞子中的水分适宜采用哪种方法测定？

## 【任务要求】

通过任务学习，能掌握中药制剂水分测定的相关知识，能正确选择水分测定的方法及测定的要领，树立规范操作的意识。

## 【任务准备】

小儿退热颗粒、烘箱、扁形称量瓶、干燥器（底层放有干燥剂，常用变色硅胶）、万分之一（0.1mg）分析天平、培养皿（直径12cm）、真空泵、水分测定仪、电热套、长刷、气相色谱仪、微量进样器、移液管、量瓶、超声处理器。

## 【相关知识】

水分测定法系指采用规定的方法对中药固体制剂中的含水量进行测定的检查方法。中药制剂的含水量将直接影响其理化性质、稳定性及疗效。

丸剂、散剂、颗粒剂、胶囊剂、茶剂等固体制剂必须检查水分，不同剂型的水分限量要求见表3-1。

表3-1 不同剂型的水分限量要求

| 剂型 | 规定限度 | 剂型 | 规定限度 |
| --- | --- | --- | --- |
| 蜜丸和浓缩蜜丸 | 15.0% | 散剂 | 9.0% |
| 水蜜丸和浓缩水蜜丸 | 12.0% | 不含糖块状茶剂 | 12.0% |
| 水丸、糊丸、浓缩水丸 | 9.0% | 含糖块状茶剂 | 3.0% |
| 蜡丸 | 不检查水分 | 袋装茶剂与煎煮茶剂 | 12.0% |
| 硬胶囊剂 | 9.0% | 胶剂 | 15.0% |
| 颗粒剂 | 8.0% | | |

## 一、烘干法

本法适用于不含或少含挥发性成分的中药制剂。将供试品在100～105℃

烘干法测定水分

连续干燥规定的时间，其所含水分在该温度下转变为气态挥发，根据减失的重量，即可计算出相应的水分含量（%）。

**1. 仪器与试药**

烘箱、扁形称量瓶、干燥器、万分之一（0.1mg）分析天平。

**2. 测定方法**

供试品2～5g，如果供试品的直径或长度超过3mm，在称取前应快速制成直径或长度不超过3mm的颗粒或碎片平铺于干燥至恒重的扁形称量瓶中，厚度不超过5mm，疏松供试品不超过10mm，精密称定，开启瓶盖在100～105℃干燥5小时，将瓶盖盖好，移置干燥器中，放冷30分钟，精密称定，再在上述温度干燥1小时，放冷，称重，至连续两次称重的差异不超过5mg为止。根据减失的重量，计算供试品中含水量（%）。

**3. 注意事项**

① 实验前，将扁形称量瓶干燥至恒重，避免称量瓶自带的水分影响称重结果。

② 称量供试品时必须迅速准确，避免称量时间过长导致供试品吸潮，从而造成检测误差。

③ 实验过程中，若减失重量达1%以上者，必须平行试验2份。

④ 实验过程中，需记录分析天平型号、干燥条件（包括干燥温度、时间等）、各次称量及恒重值（包括空称量瓶重及其恒重值、取样量、干燥后的恒重值）等。

**4. 含量计算**

$$水分含量（\%）=\frac{m_1-m_2}{m_s}\times 100\%$$

式中，$m_1$为测试前供试品和称量瓶质量，g；$m_2$为干燥后供试品和称量瓶质量，g；$m_s$为供试品质量，g。

**5. 结果判定**

查阅药品标准中关于该中药制剂的含水量限度，并将计算结果与该限度比较，若结果低于或等于该限度则判为符合规定，若高于限度则判为不符合规定。

## 二、减压干燥法

适用于含挥发性成分的贵重药品。利用减压条件下水的沸点降低这一性质，促使水分在室温下从供试品中挥发而被干燥剂吸收，根据减失的重量，即可计算出相应的水分含量（%）。

减压干燥法测定水分

**1. 仪器与用具**

扁形称量瓶、减压干燥器、培养皿（直径12cm）、真空泵、万分之一（0.1mg）分析天平。

**2. 操作方法**

① 将适量五氧化二磷干燥剂放入直径12cm左右的培养皿，铺成0.5～1cm的厚度，随后将含有干燥剂的培养皿放入直径30cm的减压干燥器中。

② 取混合均匀的供试品2～4g，分取0.5～1g，置于称量瓶（已在与供试品同样条件下干燥并称重）中，精密称定其质量。

③ 打开瓶盖，将称量瓶放入上述减压干燥器中，打开真空泵减压至2.67kPa（20mmHg）

以下，并保持持续抽气状态半小时，随后室温放置24小时。

④ 将减压干燥器出口与无水氯化钙干燥管相连，缓慢打开活塞，待减压干燥器内外压一致后将活塞关闭。

⑤ 打开减压干燥器，取出称量瓶并盖上瓶盖，并迅速精密称定重量。根据减失的质量，计算供试品中含水量。

**3. 注意事项**

① 称量瓶玻璃盖宜选用单层的，若玻璃盖为双层中空的，减压时宜放入普通干燥器中，防止其破裂。

② 减压干燥结束后，应缓缓打开进气阀使干燥空气进入，避免气流吹散供试品。

③ 需注意干燥剂的状态，五氧化二磷应为粉末状，无水氯化钙应为块状，此时干燥效果最好。若干燥剂的状态有异，应及时更换。

**4. 含量计算**

$$水分含量（\%）= \frac{m_1 - m_2}{m_s} \times 100\%$$

式中，$m_1$ 为测试前供试品和称量瓶质量，g；$m_2$ 为减压干燥后供试品和称量瓶质量，g；$m_s$ 为供试品质量，g。

**5. 结果判定**

查阅药品标准中关于该中药制剂的含水量限度，并将计算结果与该限度比较，若结果低于或等于该限度则判为符合规定，若高于限度则判为不符合规定。

## 三、甲苯法

适用于蜜丸类（大蜜丸、小蜜丸）制剂以及含挥发性成分的制剂，如六味地黄丸、二陈丸、香砂养胃丸等。

甲苯法测定水分

将甲苯与一定量的供试品放入水分测定仪中加热，利用水与甲苯不相混溶且能形成共沸物的特性，将供试品中的水分、挥发性成分与甲苯一起蒸出。收集蒸馏液并冷却，水分与甲苯分层，随后即可直接从水分测定管中读出含水量。

**1. 仪器与用具**

水分测定仪（见图3-1）、万分之一（0.1mg）分析天平、电热套（加热用）、长刷。

**2. 操作方法**

① 取适量的供试品（预计含1～4ml水），精密称定后置于A瓶中，随后加入约200ml甲苯。

② 连接仪器，通过冷凝管顶端加入甲苯，直至B管的狭细部分被充满。

③ 利用电热套或其他方式将A瓶缓慢加热，待甲苯开始沸腾时，调节温度，使馏出液保持2滴/秒的速率。

④ 当测定管刻度部分的水量不再增加时，即可认定水分已完全馏出。冷凝管内部先用甲苯冲洗，随后

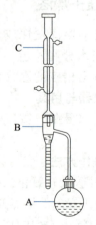

图3-1 水分测定仪示意图

A—短颈圆底烧瓶（500ml）；B—水分测定管；C—直形冷凝管

用饱蘸甲苯的长刷或其他方法将管壁附着的甲苯推下。继续蒸馏5分钟，放冷至室温，拆卸装置。

⑤ 如果有水残留在B管的管壁上，可用蘸甲苯的铜丝推下，放置使水分与甲苯完全分离。由于水与甲苯均为无色液体，为便于观察，可加少量亚甲蓝粉末将水染成蓝色。

⑥ 通过水分测定管检读蒸馏出的水量，计算供试品中的含水量。

3. 注意事项

① 使用的甲苯采用化学纯即可。若要更精密地测定含水量，甲苯可先加少量水，在分液漏斗中充分振摇后放置，将水层分离弃去，甲苯层经蒸馏后使用。

② 为避免外界的水分影响，实验中所用仪器、器皿在实验前需进行彻底的清洁、干燥。

③ 加热时应控制好温度，防止温度过高使水分无法充分冷凝而逸失。

④ 甲苯有毒，操作时需要在通风橱中进行。

⑤ 本法样品消耗量大，不适用于贵重药品的水分测定。

4. 含量计算

$$水分含量（\%）= \frac{V}{m} \times 100\%$$

式中，$V$为B管中水的体积，ml；$m$为供试品质量，g。

5. 结果判定

查阅药品标准中关于该中药制剂的含水量限度，并将计算结果与该限度比较，若结果低于或等于该限度则判为符合规定，若高于限度则判为不符合规定。

### 案例分析

**案例**：甲苯法适用于蜜丸类（大蜜丸、小蜜丸）制剂以及含挥发性成分的制剂，如六味地黄丸、二陈丸、香砂养胃丸等。以乌鸡白凤丸为例，测定前先将其破碎成直径不超过3mm的碎片。取供试品适量（约相当于含水量1ml），精密称定，置500ml的短颈圆底烧瓶中，加甲苯约200ml，加入干燥、洁净的沸石数粒，将仪器各部分连接，自冷凝管顶端加入甲苯，至充满水分测定管的狭细部分。将烧瓶置电热套中缓缓加热，待甲苯开始沸腾时，调节温度，使每秒钟馏出2滴。待水分完全馏出，即测定管刻度部分的水量不再增加时，将冷凝管内部用甲苯冲洗后，继续蒸馏5分钟，放冷至室温，拆卸装置，如有水黏附在水分测定管的管壁上，用饱蘸甲苯的铜丝推下，放置，使水分与甲苯完全分离。检读水量，并计算供试品中的含水量（%）。

**分析**：甲苯法测定水分，加热温度多少合适？甲苯法测定水分，测定结果百分比的含义是什么？

## 四、气相色谱法

本法广泛适用于各类中药制剂中水分含量的检测，具有简便、快速、灵敏、准确等优点，不受样品组分以及环境湿度的影响。

气相色谱法测定水分

本法以纯化水为对照品，分别测量纯化水和供试品中水的峰面积，最后利用外标一点法计算出供试品中水分的含量。

### 1. 仪器与用具
气相色谱仪、微量进样器、移液管、量瓶、电子分析天平、超声处理器。

### 2. 操作方法
（1）色谱条件与系统适用性试验

① 色谱条件　色谱柱为二乙烯苯-乙基乙烯苯型高分子多孔小球（直径为0.18～0.25mm），或极性与之相适应的毛细管柱。柱温为140～150℃。检测器为热导检测器（thermal conductivity detector，TCD）。

② 系统适用性试验　理论板数：按水峰计算应大于1000，按乙醇峰计算应大于150。分离度：水和乙醇两峰的分离度应大于2。相对标准偏差，用无水乙醇进样5次，水峰面积的相对标准偏差不得大于3.0%。

（2）对照溶液的制备　取纯化水约0.2g，精密称定后置于25ml量瓶中，加无水乙醇定容至刻度线，摇匀，即得。

（3）供试品溶液的制备　取适量供试品（预计含水量约0.2g），剪碎或研细，精密称定后置于具塞锥形瓶中，精密加入无水乙醇50ml并混匀后，超声处理20分钟，放置12小时，再超声处理20分钟，待澄清后倾取上清液，即得供试品溶液。

（4）测定法　取无水乙醇、对照溶液及供试品溶液各1～5μl注入气相色谱仪，计算即得。

### 3. 注意事项
① 制备对照品溶液与供试品溶液时，须用新开启的同一瓶无水乙醇。

② 本法以无水乙醇作为溶剂，其含水量约3%，因此计算时无水乙醇的含水量应扣除。计算方法如下：

对照溶液中实际加入的水的峰面积=对照溶液中总水峰面积-$K$×对照溶液中乙醇峰面积

供试品中水的峰面积=供试品溶液中总水峰面积-$K$×供试品溶液中乙醇峰面积

$$K = 无水乙醇中水峰面积 / 无水乙醇中乙醇峰面积$$

### 4. 含量计算

$$水分含量（\%）= c_r \times \frac{A_x}{A_r} \times \frac{V_x}{W} \times 100\%$$

式中，$c_r$为对照品（纯化水）浓度，g/ml；$A_x$为供试品中水的峰面积；$A_r$为对照品（纯化水）峰面积；$V_x$为供试品的溶液体积，ml；$W$为供试品质量，g。

### 5. 结果判定
查阅药品标准中关于该中药制剂的含水量限度，并将计算结果与该限度比较，若结果低于或等于该限度则判为符合规定，若高于限度则判为不符合规定。

> **知识拓展**
>
> **干燥失重测定法与水分测定法**
>
> 　　干燥失重是指药物在规定的条件下干燥后所减失重量的百分比。干燥失重法分为烘干法、减压干燥法以及干燥器干燥法。干燥失重测定方法与水分测定法的烘干法及减压干燥法基本相同。但是干燥失重不仅包含水分，还包括了在规定温度下可以挥发、降解的物质；水分仅指药品中存在的吸附水和结晶水的总和，但不包括其他的易挥发、可降解的成分。因此在测定水分的含量时，要注意测定方法的选择。
>
> 　　烘干法测定水分时，制剂中的挥发性成分是误差的主要来源；甲苯法测定水分时，甲苯的毒性以及水量读取的误差制约了该法的应用；减压干燥法仅能测制剂中的吸附水，而对可能存在的结晶水没有作用。相比上述三种水分测定的方法，气相色谱法专属性强，灵敏度高，准确性好，但是该法在仪器上的投入相对较大。因此在进行水分检查时，要根据具体的情况选择合适的水分测定方法。

## 【任务实施】

## 小儿退热颗粒中水分测定

### 一、检测依据

　　按《中国药典》四部水分测定法及中药颗粒剂的规定，水分不得超过8.0%。

### 二、任务原理

　　《中国药典》四部通则0832规定了5种水分测定方法，分别为费休氏法、烘干法、减压干燥法、甲苯法及气相色谱法，各法适用范围不同，其中甲苯法适用于含挥发性成分的药品。小儿退热颗粒是由大青叶、板蓝根、金银花、连翘、栀子、牡丹皮、黄芩、淡竹叶、地龙、重楼、柴胡、白薇12味药材制成的颗粒剂，其中牡丹皮用水蒸气蒸馏提取挥发性成分备用，柴胡、连翘提取挥发油备用。因此小儿退热颗粒含挥发性成分，应采用甲苯法测定水分。

### 三、实验材料

　　圆底烧瓶（500ml）、水分测定管、直形冷凝管、电热套、分析天平、研钵、长刷、铜丝；小儿退热颗粒、甲苯、亚甲基蓝，其中甲苯和亚甲基蓝均为分析级试剂。

### 四、任务步骤

　　（1）将小儿退热颗粒研碎，取大约25g（相当于含水量为1～2ml），精密称定后，置500ml圆底烧瓶中，随后加入200ml甲苯，为防止暴沸可加入干燥、洁净的无釉小瓷片数片或玻璃珠数粒。

　　（2）将仪器各部分连接，自冷凝管顶端加入甲苯，至充满水分测定管的狭细部分。将圆底烧瓶置于电热套中缓缓加热，待甲苯开始沸腾时，调节温度，使每秒钟馏出2滴。

　　（3）待水分完全馏出，即测定管刻度部分的水量不再增加时，将冷凝管内部先用甲苯冲洗，再用饱蘸甲苯的长刷，将管壁上附着的甲苯推下，继续蒸馏5分钟，放冷至室温。

（4）拆卸装置，如有水黏附在水分测定管的管壁上，可用饱蘸甲苯的铜丝推下，放置后使水分与甲苯完全分离，加亚甲基蓝粉末少量，使水染成蓝色。检读水量，并计算供试品中含水量（%）。

（5）撰写实验报告。

（6）任务结束，将仪器清洗干净，将场地打扫干净。

## 五、注意事项

（1）测定过程中使用的甲苯须先加水少量充分振摇后放置，将水层分离弃去，经蒸馏后才能用于水分测定。

（2）测定用的小儿退热颗粒直径不超过3mm。

（3）加热温度不宜过高，使甲苯开始沸腾即可。

## 六、任务报告

将实训结果与药品标准相比较，对本品的水分测定作出结论，以书面形式完成任务步骤中的内容。

## 七、任务评价

任务评价主要从任务准备、任务过程、任务报告几个方面进行评价，详细内容见下表。

任务考核评价表

| 考核任务 | 评价点 | 评价标准 | 分值 | 得分 |
|---|---|---|---|---|
| 小儿退热颗粒中水分测定 | 任务准备 | 依据药品标准和《中国药典》规定完成甲苯法实验方案 | 10 | |
| | | 完成实验用器材、试药的准备工作 | 10 | |
| | 任务过程 | 完成供试品称量、装置搭建、水浴等工作 | 40 | |
| | | 记录实验现象、判断检测终点 | 20 | |
| | 任务报告 | 报告格式规范、书写工整、内容完整、条理清晰、结果正确 | 20 | |
| | | 合计 | 100 | |

# 任务二　崩解时限检查

【学习目标】

1. 知识目标

掌握吊篮法与烧杯法的原理与方法。

2. 能力目标

能完成崩解仪状态检查与确认；能应用吊篮法完成固体制剂崩解时限的测定。

崩解时限检查

#### 3. 素质目标

任务过程中，建立起责任意识，对实验负责，对数据的可靠性负责。

### 课堂讨论

2018年1月12日，国家食药监总局发布公告称，经中国食品药品检定研究院等药品检验机构检验，某药业集团股份有限公司生产的批号为160901的安胃片在崩解时限项目上不合格。2021年2月广东省药监局抽检时发现，某公司生产的批号为190501的大黄碳酸氢钠片崩解时限项目不合格。2021年4月，吉林省药监局发布公告称某公司生产的批号为181102的痰咳净片崩解时限项不符合规定。2021年，广东某公司生产的批号为20190801的济公开胃丸崩解时限不符合产品执行标准要求。上述公司对检验结果提出异议，并申请复检；经相关技术中心复检后，维持初检结论。

讨论：1. 为什么要进行崩解时限检查？药品生产中的哪些环节可能导致崩解时限检查不合格？

2. 以上制药公司会面临什么样的处罚？从中得到哪些启示？

### 【任务要求】

通过任务学习，掌握制剂崩解时限检查的方法与技能；熟悉崩解时限检查对药品质量的意义；了解崩解仪的构成与方法选择。

### 【任务准备】

三黄片、升降式崩解仪、1000ml烧杯、温度计（分度值1℃）、纯化水、盐酸（分析纯）等。

### 【相关知识】

崩解系指口服固体制剂在规定条件下全部崩解溶散或成碎粒，除不溶性包衣材料或破碎的胶囊壳外，应全部通过筛网。如有少量不能通过筛网，但已软化或轻质上漂且无硬心者，可作符合规定论。固体制剂的崩解或溶散时限能在一定程度上间接反映药品的生物利用度，因此除了特定的制剂，规定检查溶出度、释放度、分散均匀性外，应对中药口服固体制剂进行崩解时限检查，如丸剂、片剂、滴丸剂、胶囊剂等固体制剂。

### 知识拓展

**为什么规定检查溶出度、释放度或分散均匀性的制剂，不再进行崩解时限检查？**

溶出度系指活性成分从片剂、胶囊剂或颗粒等制剂在规定条件下溶出的速率和程度，在缓释制剂、控释制剂、肠溶制剂及透皮贴剂等制剂中也称释放度。崩解系指口服固体制剂在规定条件下全部崩解溶散或成碎粒。崩解时限指口服固体制剂崩解或溶散的最长时限。崩解仅仅是药物溶出的最初阶段，而药物释放和溶解过程，崩解时限检查是无法触及的，而溶出度（释放度或分散均匀性）检查实际上包含了制剂崩解过程，所以检查溶出度、释放度或分散均匀性后不再进行崩解时限的检查。

## 一、仪器装置

仪器主要为升降式崩解仪,主要结构为一能升降的金属支架与下端镶有筛网的吊篮,并附有挡板。升降的金属支架上下移动距离为(55±2)mm,往返频率为30～32次/分钟。

吊篮的结构如图3-2所示:

6根玻璃管,每根管长(77.5±2.5)mm,内径21.5mm,壁厚2mm;2块透明塑料板,每块直径90mm、厚6mm,板面有6个孔,每个孔径26mm;1块不锈钢板,放在上面一块塑料板上,直径90mm,厚1mm,板面有6个孔,每个孔径22mm;1张不锈钢丝筛网,放在下面一块塑料板下,直径90mm,筛孔内径2.0mm;1根不锈钢轴,固定在上面一块塑料板与不锈钢板上,长80mm。将上述6根玻璃管垂直置2块塑料板的孔中,并用3只螺丝将不锈钢板、塑料板和不锈钢丝筛网固定,即得吊篮。

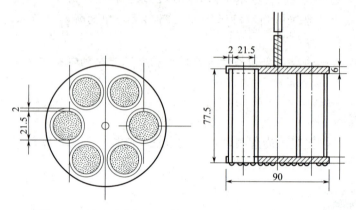

图3-2 升降式崩解仪吊篮结构示意图(单位:mm)

挡板的结构如图3-3所示:

挡板为一平整光滑的透明塑料块,相对密度1.18～1.20,直径(20.7±0.15)mm,厚(9.5±0.15)mm;挡板共有5个孔,每个孔径2mm,中央1个孔,其余4个孔距中心6mm,各孔间距相等;挡板侧边有4个等距离的V形槽,V形槽上端宽9.5mm,深2.55mm,底部开口处的宽与深度均为1.6mm。

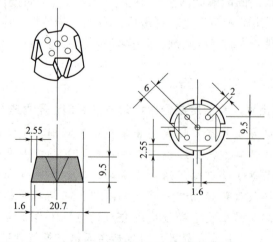

图3-3 升降式崩解仪挡板结构示意图(单位:mm)

崩解时限检查往往在模拟人工胃液和人工肠液中进行，涉及的试药与试液包括盐酸、胃蛋白酶、磷酸二氢钾、氢氧化钠、胰酶、纯化水等。人工胃液取稀盐酸16.4ml，加水约800ml与胃蛋白酶10g，摇匀后，加水稀释成1000ml，即得。人工肠液即磷酸盐缓冲液（含胰酶，pH 6.8）。

## 二、操作方法

### 1. 吊篮法

吊篮法主要用到的仪器是升降式崩解仪。将吊篮通过上端的不锈钢轴悬挂于支架上，浸入1000ml烧杯中，并调节吊篮位置使其下降至低点时筛网距烧杯底部25mm，烧杯内盛有温度为（37±1）℃的水，调节水位高度使吊篮上升至高点时筛网在水面下15mm处，吊篮顶部不可浸没于溶液中。

除另有规定外，取供试品6片，分别置上述吊篮的玻璃管中，启动崩解仪进行检查，各片均应在15分钟内全部崩解。如有1片不能完全崩解，应另取6片复试，均应符合规定。

### 2. 烧杯法

烧杯法仅适用于泡腾片。取1片，置250ml烧杯［内有200ml温度为（20±5）℃的水］中，即有许多气泡放出，当片剂或碎片周围的气体停止逸出时，片剂应溶解或分散在水中，无聚集的颗粒剩留。除另有规定外，同法检查6片，各片均应在5分钟内崩解。如有1片不能完全崩解，应另取6片复试，均应符合规定。

## 三、注意事项

（1）崩解时限检查间接反映药品的生物利用度，因此需要在模拟生理条件下进行，测定过程中水温（或介质温度）应保持在（37±1）℃。

（2）每次测试完成后，需重新更换水或规定的介质，并应清洁吊篮的玻璃内壁及筛网、挡板等。

## 四、结果判定

各剂型的崩解时限要求不同，详见表3-2～表3-5。

表3-2 片剂崩解时限检查规定

| 剂型 | 检查介质 | 崩解时限 | 药典规定 |
| --- | --- | --- | --- |
| 原粉片 | 水 | 30分钟（加挡板） | 应全部崩解。如果供试品黏附挡板，应另取6片，不加挡板按上述方法检查，应符合规定。如有1片不能完全崩解，应另取6片复试，均应符合规定 |
| 浸膏片<br>半浸膏片<br>糖衣片 | 水 | 1小时（加挡板） | |
| 中药薄膜衣片 | 盐酸溶液（9→1000） | 1小时（加挡板） | |
| 肠溶片 | 盐酸溶液（9→1000） | 2小时均不得有裂缝、崩解或软化现象 | 每片均不得有裂缝、崩解或软化现象 |
| | 磷酸盐缓冲液（pH 6.8） | 1小时内应全部崩解（加挡板） | 应全部崩解。如果供试品黏附挡板，应另取6片，不加挡板按上述方法检查，应符合规定。如有1片不能完全崩解，应另取6片复试，均应符合规定 |

续表

| 剂型 | 检查介质 | 崩解时限 | 药典规定 |
|---|---|---|---|
| 结肠定位肠溶片 | 盐酸溶液（9→1000）磷酸盐缓冲液（pH 6.8） | 2小时均不得有裂缝、崩解或软化现象 | 每片均不得有裂缝、崩解或软化现象 |
| | 磷酸盐缓冲液（pH 7.5～8.0） | 1小时内应完全崩解 | 应完全崩解。如有1片不能完全崩解，应另取6片复试，均应符合规定 |
| 泡腾片 | 水 | 5分钟 | 烧杯法。应在5分钟内全部崩解。如有1片不能完全崩解，应另取6片复试，均应符合规定 |

表3-3 胶囊剂崩解时限检查规定

| 剂型 | 检查介质 | 崩解时限 | 药典规定 |
|---|---|---|---|
| 硬胶囊 | 水 | 30分钟（中药胶囊加挡板） | 应全部崩解。如有1粒不能完全崩解，应另取6粒复试，均应符合规定 |
| 软胶囊 | 水 | 1小时（中药胶囊加挡板） | |
| 明胶软胶囊 | 人工胃液 | 1小时（中药胶囊加挡板） | |
| 肠溶胶囊 | 盐酸溶液（9→1000） | 2小时均不得有裂缝或崩解现象（不加挡板） | 每粒的囊壳均不得有裂缝或崩解现象 |
| | 人工肠液 | 1小时内应全部崩解（加挡板） | 应全部崩解。如有1粒不能完全崩解，应另取6粒复试，均应符合规定 |
| 结肠肠溶胶囊 | 盐酸溶液（9→1000） | 2小时均不得有裂缝或崩解现象（不加挡板） | 每粒的囊壳均不得有裂缝或崩解现象 |
| | 磷酸盐缓冲液（pH 6.8） | 3小时均不得有裂缝或崩解现象（不加挡板） | 每粒的囊壳均不得有裂缝或崩解现象 |
| | 磷酸盐缓冲液（pH 7.8） | 1小时内应全部崩解（加挡板） | 应全部崩解。如有1粒不能完全崩解，应另取6粒复试，均应符合规定 |

丸剂做溶散时限检查时，需选择适当孔径筛网的吊篮。丸剂直径在2.5mm以下的，用孔径约0.42mm的筛网；在2.5～3.5mm之间的用孔径约1.0mm的筛网；在3.5mm以上的用孔径约2.0mm的筛网，照崩解时限检查法，片剂项下的方法加挡板进行检查。滴丸剂也选用孔径约0.42mm的筛网。

表3-4 滴丸剂崩解时限检查规定

| 剂型 | 检查介质 | 崩解时限 | 药典规定 |
|---|---|---|---|
| 一般滴丸 | 水 | 30分钟（不锈钢丝网的筛孔内径应为0.42mm） | 应全部溶散。如有1粒不能完全崩解，应另取6粒复试，均应符合规定 |
| 包衣滴丸 | 水 | 1小时（不锈钢丝网的筛孔内径应为0.42mm） | |
| 明胶滴丸 | 人工胃液 | 30分钟（不锈钢丝网的筛孔内径应为0.42mm） | |

表3-5 丸剂溶散时限检查规定

| 剂型 | 检查介质 | 溶散时限 | 药典规定 |
|---|---|---|---|
| 小蜜丸 水蜜丸 水丸 | 水 | 1小时（加挡板） | 应全部溶散。操作过程中如供试品黏附挡板妨碍检查时，应另取供试品6丸，以不加挡板进行检查。上述检查，应在规定时间内全部通过筛网。如有细小颗粒状物未通过筛网，但已软化且无硬心者可按符合规定论 |

续表

| 剂型 | 检查介质 | 溶散时限 | 药典规定 |
|---|---|---|---|
| 浓缩水丸<br>浓缩蜜丸<br>浓缩水蜜丸<br>糊丸 | 水 | 2小时（加挡板） | 应全部溶散。操作过程中如供试品黏附挡板妨碍检查时，应另取供试品6丸，以不加挡板进行检查。上述检查，应在规定时间内全部通过筛网。如有细小颗粒状物未通过筛网，但已软化且无硬心者可按符合规定论 |
| 蜡丸<br>（同肠溶衣片） | 盐酸溶液<br>（9→1000） | 2小时均不得有裂缝、崩解或软化现象 | 每丸均不得有裂缝、崩解或软化现象 |
| | 磷酸盐缓冲液<br>（pH 6.8） | 1小时内应全部崩解（加挡板） | 应全部崩解。如果供试品黏附挡板，应另取6丸，不加挡板按上述方法检查，应符合规定。如有1丸不能完全崩解，应另取6丸复试，均应符合规定 |

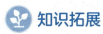 **知识拓展**

**崩解仪挡板对崩解时限的影响**

崩解时限的检查方法是用六管崩解仪加挡板检查，在规定时间内完全崩解者为合格；如果供试品黏附在挡板上，应另取6片，不加挡板按上述方法检查，应符合规定。上述规定说明，挡板可能对中药片剂的崩解有较大影响。

在崩解时限的检查过程中，样品应能在玻璃管内自由地上下移动，但是有些种类的药品易粘在挡板上并随挡板上下移动而移动，使崩解时间延长，不能在规定时间通过筛网。此时，粘板现象应该分为两种情况：第1种是残留样品粘在挡板上呈干心状；第2种是样品虽粘在挡板上，但完全无硬心，仅仅是黏附在挡板上无法通过筛网。因此，一般情况下对于第1种粘板情况应改进处方或生产工艺，以达到药典要求；对于第2种情况，应按"如有小部分颗粒物未通过筛网，但已软化无硬心者可作符合规定"论处理。

此外，挡板在玻璃管内随着吊篮的上下运动而上下移动，并带动样品上下移动，这时也要注意到挡板在落下时对样品产生一定的冲击，可能也加速了样品的破碎、崩解。

## 【任务实施】

## 三黄片崩解时限检查

### 一、任务分析

三黄片是由大黄、盐酸小檗碱、黄芩浸膏制成的糖衣片剂。依照《中国药典》四部制剂通则0921的规定，应该在1小时内全部崩解。中药糖衣片每管加挡板1块，各片均应在1小时内全部崩解，如果供试品黏附挡板，应另取6片，不加挡板按上述方法检查，均应符合规定。如有1片不能完全崩解，应另取6片复试，均应符合规定。

### 二、任务步骤

（1）实验材料的准备，主要有升降式崩解仪、三黄片（市售糖衣片）、纯化水、盐酸（分析纯）等。

（2）将吊篮通过上端的不锈钢轴悬挂于支架上，浸入1000ml烧杯中，并调节吊篮位置使其下降至低点时筛网距烧杯底部25mm，烧杯内盛有温度为（37±1）℃的水，调节水位高度使吊篮上升至高点时筛网在水面下15mm处，吊篮顶部不可浸没于溶液中。

（3）取三黄片糖衣片6片，分别置上述吊篮的玻璃管中，启动崩解仪进行检查，各片均应在1小时内全部崩解。如有1片不能完全崩解，应另取6片复试，均应符合规定。

（4）撰写实验报告。

（5）试验结束，清洁整理崩解仪，将场地打扫干净。

## 三、任务报告

依据药品标准的规定及实验结果，对本次的崩解时限检测实验作出结论，以书面形式完成任务步骤中的内容。

## 四、任务评价

任务评价主要从任务准备、任务过程、任务报告几个方面进行评价，详细内容见下表。

### 任务考核评价表

| 考核任务 | 评价点 | 评价标准 | 分值 | 得分 |
| --- | --- | --- | --- | --- |
| 三黄片崩解时限检查 | 任务准备 | 依据药品标准和《中国药典》规定完成实验方案 | 10 | |
| | | 完成实验用仪器、试药的准备工作 | 10 | |
| | 任务过程 | 完成崩解仪开机、调试、预热 | 20 | |
| | | 观察片剂崩解情况，并及时记录 | 40 | |
| | 任务报告 | 报告格式规范、书写工整、内容完整,条理清晰,结果正确 | 20 | |
| | | 合计 | 100 | |

# 任务三　重（装）量差异检查

## 【学习目标】

### 1. 知识目标

掌握片剂与丸剂的重量差异检查方法；熟悉胶囊剂装量差异的检查方法；了解其他剂型的重（装）量差异检查的方法。

### 2. 能力目标

能依据药品标准，完成片剂、丸剂的重量差异检查；能依据检查结果，给出正确与合理的结论。

### 3. 素质目标

任务过程中，建立起责任意识，对实验负责，对数据的可靠性负责。

> **课堂讨论**
>
> 2022年7月山东省药品监督管理局公开了一则行政处罚书,决定对某公司因生产不符合国家药品标准的"冠脉宁片(素片)",没收违法所得41307.00元,并处罚款1200000元,罚没合计1241307.00元。具体不符合国家药品标准的项目是"重量差异"不符合规定。
>
> 讨论:1. 片剂重量差异检查的目的和意义是什么?
> 　　　2. 请分析违法事实与处罚依据,该案对你有哪些启示?

## 【任务要求】

通过任务学习,掌握制剂重(装)量差异检查的方法与技能;熟悉重(装)量差异检查对药品质量的意义;树立依规检查的工作意识。

## 【任务准备】

分析天平、称量瓶、镊子、六味地黄丸(大蜜丸)等。

## 【相关知识】

重量差异是指各称量单元的制剂之间重量的差异,例如丸重差异、片重差异等。装量差异,是指最小包装单位内药品装量的差异,如散剂、胶囊剂等的装量差异。药品的重(装)量是临床用药准确的剂量保证。重(装)量差异检查,是指以药品的标示重(装)量或平均重(装)量为基准,对重(装)量的偏差程度进行考查,从而评价剂量单位的均匀度。

丸剂、散剂、颗粒剂、片剂、锭剂、滴丸剂、胶囊剂、膏药、茶剂、注射用无菌粉末和栓剂等应检查重(装)量差异。

# 一、片剂

片剂在生产时容易受到颗粒的均匀度和流动性、工艺、设备和管理等因素影响,可能产生片剂重量的波动。重量差异是检查片剂剂量单位均匀度的简便方法,从而保证片剂使用时剂量的准确性。

片剂重量差异检查

需要指出的是,凡规定含量均匀度检查的片剂,一般不再进行重量差异检查;糖衣片的片芯应通过重量差异检查并符合规定,包糖衣后不再进行重量差异检查;薄膜衣片应在包薄膜衣后检查重量差异并符合规定。

1. 实验材料

万分之一分析天平(0.1mg,适用于标示重量或平均重量0.10g以下的丸剂),千分之一分析天平(1mg,适用于标示重量或平均重量0.10g以上的丸剂),扁形称量瓶、弯头和平头手术镊。

2. 操作方法

(1)取供试品20片,精密称定总重量,求得平均片重。

(2)分别精密称定每片的重量,每片重量与平均片重比较。若片剂无含量测定或中药片剂有标示片重,每片重量应直接与标示片重比较。

(3)查阅《中国药典》关于片重差异限度的规定,计算片剂允许的重量范围,并判断每片是否在允许的重量范围内。

**3. 注意事项**

（1）称量过程中使用镊子夹持供试品，不得用手直接接触供试品。

（2）称量瓶应预先洗净并干燥。

（3）检查后的药片，不得放回原包装容器里。

**4. 结果判定**

查阅药品标准中关于不同规格片剂重量差异限度（表3-6），并将检查结果与该限度比较：超出重量差异限度的药片不得多于2片，并不得有1片超出重量差异限度1倍，判为符合规定；否则判为不符合规定。

表3-6 片剂重量差异限度表

| 平均片重或标示片重 | 重量差异限度 |
| --- | --- |
| 0.30g以下 | ±7.5% |
| 0.30g及0.30g以上 | ±5% |

## 二、丸剂

丸剂重量差异检查

丸剂系指原料药物与适宜的辅料制成的球形或类球形固体制剂，包括蜜丸、水蜜丸、水丸、糊丸、蜡丸、浓缩丸、滴丸和糖丸等类型。

除糖丸外，单剂量包装的丸剂进行装量差异检查，装量以重量标示的多剂量包装丸剂，照最低装量检查法（通则0942）检查，其余类型的丸剂需进行重量差异检查。

**1. 实验材料**

万分之一分析天平（0.1mg，适用于标示重量或平均重量0.10g以下的丸剂），千分之一分析天平（1mg，适用于标示重量或平均重量0.10g以上的丸剂），扁形称量瓶，弯头和平头手术镊。

**2. 操作方法**

（1）重量差异检查

① 普通丸剂　以10丸为1份（丸重1.5g及1.5g以上的以1丸为1份），取供试品10份，分别称定重量，再与每份标示重量（每丸标示量×称取丸数）相比较（无标示重量的丸剂，与平均重量比较），按表3-7的规定，超出重量差异限度的不得多于2份，并不得有1份超出限度1倍。

包糖衣丸剂应检查丸芯的重量差异并符合规定，包糖衣后不再检查重量差异，其他包衣丸剂应在包衣后检查重量差异并符合规定；凡进行装量差异检查的单剂量包装丸剂及进行含量均匀度检查的丸剂，一般不再进行重量差异检查。

② 滴丸　取供试品20丸，精密称定总重量，求得平均丸重后，再分别精密称定每丸的重量。每丸重量与标示丸重相比较（无标示丸重的，与平均丸重比较），按表3-8中的规定，超出重量差异限度的不得多于2丸，并不得有1丸超出限度1倍。

③ 糖丸　取供试品20丸，精密称定总重量，求得平均丸重后，再分别精密称定每丸的重量。每丸重量与标示丸重相比较（无标示丸重的，与平均丸重比较），按表3-9中的规定，超出重量差异限度的不得多于2丸，并不得有1丸超出限度1倍。

（2）装量差异检查　除糖丸外，单剂量包装的丸剂进行装量差异检查。

取供试品10袋（瓶），分别称定每袋（瓶）内容物的重量，每袋（瓶）装量与标示装量相比较，按表3-10规定，超出装量差异限度的不得多于2袋（瓶），并不得有1袋（瓶）超出限度1倍。

### 3. 注意事项
（1）称量过程中使用镊子夹持供试品，不得用手直接接触供试品。
（2）称量前后要仔细核对药物丸数。
（3）检查后的药丸，不得放回原包装容器里。

### 4. 结果判定
查阅药品标准中关于不同丸剂重（装）量差异限度（表3-7～表3-10），并比较。

表3-7 丸剂重量差异限度表

| 标示重量或平均重量 | 重量差异限度 |
| --- | --- |
| 0.05g及0.05g以下 | ±12% |
| 0.05g以上至0.1g | ±11% |
| 0.1g以上至0.3g | ±10% |
| 0.3g以上至1.5g | ±9% |
| 1.5g以上至3g | ±8% |
| 3g以上至6g | ±7% |
| 6g以上至9g | ±6% |
| 9g以上 | ±5% |

表3-8 滴丸重量差异限度表

| 标示丸量或平均丸量 | 重量差异限度 |
| --- | --- |
| 0.03g及0.03g以下 | ±15% |
| 0.03g以上至0.1g | ±12% |
| 0.1g以上至0.3g | ±10% |
| 0.3g以上 | ±7.5% |

表3-9 糖丸重量差异限度表

| 标示丸量或平均丸量 | 重量差异限度 |
| --- | --- |
| 0.03g及0.03g以下 | ±15% |
| 0.03g以上至0.3g | ±10% |
| 0.3g以上 | ±7.5% |

表3-10 单剂量包装的丸剂装量差异限度表

| 标示装量 | 装量差异限度 |
| --- | --- |
| 0.5g及0.5g以下 | ±12% |
| 0.5g以上至1g | ±11% |
| 1g以上至2g | ±10% |
| 2g以上至3g | ±8% |
| 3g以上至6g | ±6% |
| 6g以上至9g | ±5% |
| 9g以上 | ±4% |

## 三、其他剂型

以颗粒剂为例，颗粒剂系指原料药物与适宜的辅料混合制成具有一定粒度的干燥颗粒状制剂。颗粒剂可分为可溶颗粒（通称为颗粒）、混悬颗粒、泡腾颗粒、肠溶颗粒，根据释放特性不同还有缓释颗粒等。

1. 仪器与用具

万分之一分析天平（0.1mg）、扁形称量瓶、称量纸、小烧杯。

2. 操作方法

（1）取供试品10袋（瓶），除去包装，分别精密称定每袋（瓶）内容物的重量，求出每袋（瓶）内容物的装量与平均装量。

（2）每袋（瓶）装量与平均装量相比较。凡无含量测定的颗粒剂或有标示装量的颗粒剂，每袋（瓶）装量应与标示装量比较。

（3）查阅《中国药典》关于颗粒剂装量差异限度的规定，计算颗粒剂允许的装量范围，并判断每袋（瓶）是否在允许的重量范围内。

3. 注意事项

（1）称量过程中不得用手直接接触供试品。

（2）检查后的颗粒，不得放回原包装容器里。

4. 结果判定

查阅药品标准中关于不同规格颗粒剂装量差异限度（表3-11），并将检查结果与该限度比较：超出装量差异限度的颗粒剂不得多于2袋（瓶），并不得有1袋（瓶）超出装量差异限度1倍，则判为符合规定；否则判为不符合规定。

表3-11 颗粒剂装量差异限度表

| 平均装量或标示装量 | 装量差异限度 |
| --- | --- |
| 1.0g及1.0g以下 | ±10% |
| 1.0g以上至1.5g | ±8% |
| 1.5g以上至6.0g | ±7% |
| 6.0g以上 | ±5% |

## 【任务实施】

## 六味地黄丸重量差异检查

### 一、任务分析

按《中国药典》丸剂检查法（通则0108）规定，标示重量在9g以上的中药丸剂，其重量差异限度为±6%。以1丸为1份（丸重9g），取供试品10份，分别称定重量，再与每份标示重量相比较，超出重量差异限度的不得多于2份，并不得有1份超出限度1倍。

六味地黄丸是由熟地黄、酒萸肉、牡丹皮、山药、茯苓、泽泻制成的中药丸剂。大蜜丸规格是每丸重9g，水丸每袋装5g。以大蜜丸为例，依照规定检查，重量差异限度为±6%。把称量的每份六味地黄丸与允许的丸重范围相比较，超出重量差异限度的不得多于2份，并不得有1份超出限度1倍，以此视为合格。

### 二、任务步骤

（1）实验材料的准备，主要有分析天平、称量瓶、镊子等，及六味地黄丸（市售大蜜丸，9g/丸）等。

（2）根据《中国药典》丸剂检查法（通则0108）规定，确定重量差异限度为±6%，随后将允许的重量差异限度增大一倍，再次计算允许的丸重范围。

（3）取六味地黄丸（市售大蜜丸）10丸，置称量瓶中分别精密称定每丸的重量（准确至0.01g），并准确记录数据。

（4）将称好的每丸重量放在上述允许的丸重范围内进行考察，若每丸均不超过允许的丸重范围；或超过的不多于2份，且均不能超出限度的1倍，也判定为符合规定，否则不符合规定。

（5）撰写实验报告。

（6）整理仪器设备，清洁实验场地。

## 三、注意事项

（1）称量前一定要保证称量瓶的洁净以及干燥，防止杂质或水分造成称量结果的不准确。

（2）称量时为防止手上的污渍对丸重的影响，在进行重量差异检查全过程中，不得徒手操作，应使用镊子夹持供试品。

## 四、任务报告

将结果与标准相比较，对本品的丸重差异检查做出结论，以书面形式完成任务步骤中的内容。

## 五、任务评价

任务评价主要从任务准备、任务过程、任务报告几个方面进行评价，详细内容见下表。

### 任务考核评价表

| 考核任务 | 评价点 | 评价标准 | 分值 | 得分 |
| --- | --- | --- | --- | --- |
| 六味地黄丸重量差异检查 | 任务准备 | 依据药品标准规定完成实验方案 | 10 | |
| | | 完成实验用仪器、试药的准备工作 | 10 | |
| | 任务过程 | 准确确定重量差异限度；能准确测定每丸丸重 | 40 | |
| | | 熟练进行重量差异检查的操作 | 20 | |
| | 任务报告 | 报告格式规范，书写工整，内容完整，条理清晰，结果正确 | 20 | |
| | | 合计 | 100 | |

# 任务四　相对密度测定

【学习目标】

1. 知识目标

掌握相对密度的概念与比重瓶法测定相对密度的原理和方法；了解韦氏比重秤法测定相对密度的原理和操作。

### 2. 能力目标
能熟练进行液体制剂的相对密度检查；能依据药品理化性质选择合理的相对密度测定方式。

### 3. 素质目标
养成"依规检验"的质控意识与责任意识。

> **课堂讨论**
>
> 2006年4月24日起，中山大学附属第三医院发现有患者在使用齐齐哈尔第二制药有限公司生产的亮菌甲素注射液后出现急性肾衰竭症状，并出现死亡病例。广东省食品药品监督管理局和卫生厅接获医院上报的情况后，组织省内著名肾病专家进行再次会诊。专家初步认为该事件与药物的毒副作用有关。经调查，齐二药违规采用二甘醇假冒药用辅料丙二醇，并存在篡改数据，签发合格证，致使二甘醇进入生产环节。同年5月11日，国家食品药品监督管理局认定为假药。黑龙江省食品药品监督管理局依法向齐齐哈尔第二制药有限公司送达了《行政处罚事先告知书》和《听证告知书》，并对该企业进行行政处罚。
>
> 讨论：1. 什么是相对密度？能否采用测定相对密度的方法将二甘醇与丙二醇区分开来？
>
> 2. 试分析该企业在质量管理上存在哪些问题？

### 【任务要求】

通过任务学习，掌握中药液体制剂相对密度测定的知识与技能；能依据制剂理化性质，选择适当的测定方法；树立规范负责的责任意识。

### 【任务准备】

银黄口服液、电子分析天平、比重瓶、温度计、新沸冷水等。

### 【相关知识】

相对密度系指在相同的温度、压力条件下，某物质的密度与水的密度之比。除另有规定外，温度为20℃。

纯物质的相对密度在特定的条件下为不变的常数。但若物质的纯度不够，则其相对密度的测定值会随着纯度的变化而改变。因此，测定药品的相对密度，可用以检查药品的纯杂程度，并在一定程度上反映药品的质量。

液体药品的相对密度，一般用比重瓶测定；易挥发液体的相对密度，可用韦氏比重秤测定。液体制剂通常需要检查相对密度，例如杏苏止咳糖浆的相对密度应不低于1.19，补中益气合剂相对密度应不低于1.08，小儿化食口服液相对密度应为1.08～1.14，治咳川贝枇杷露相对密度应为1.25～1.26。

## 一、比重瓶法

比重瓶法系指在相同的温度及压力条件下，向同一个比重瓶中依次装满供试品以及水，分别精密称定供试品和水的重量（$m$），此时供试品的相对密度

比重瓶法测定相对密度

($d$)等于供试品的重量与水的重量之比。其检测原理如下所示:

$$\rho_{供}=\frac{m_{供}}{V_{供}}; \quad \rho_{水}=\frac{m_{水}}{V_{水}}; \quad V_{供}=V_{水}$$

故而

$$d_{供}=\frac{\rho_{供}}{\rho_{水}}=\frac{m_{供}}{m_{水}}$$

### （一）仪器与用具

千分之一分析天平（1mg）、比重瓶、水浴锅、温度计、新沸过的冷水等。所使用的比重瓶有两种，一种是具温度计的比重瓶，如图3-4(a)；一种是不具温度计的比重瓶，如图3-4(b)所示。

### （二）操作方法

**1. 方法一：使用具温度计的比重瓶**

（1）比重瓶重量称定　取洁净、干燥的比重瓶，准确称定其重量至0.001g。

（2）供试品重量称定　在温度低于20℃（或各品种项下规定的温度）下，将供试品装满上述已称重的比重瓶中，装上温度计并保证瓶中无气泡，随后将比重瓶置于20℃（或各品种项下规定的温度）的水浴中放置若干分钟，使内容物的温度达到20℃（或各品种项下规定的温度），用滤纸除去溢出侧管的液体，立即盖上罩。然后将比重瓶自水浴中取出，再用滤纸将比重瓶的外面擦净，精密称定后减去比重瓶的重量即得供试品的重量。

（3）水的重量称定　将供试品倾去并将比重瓶洗净。在温度低于20℃（或各品种项下规定的温度）下，将比重瓶装满新沸过的冷水，随后再照供试品重量的测定方法测得20℃（或各品种项下规定的温度）水的重量。

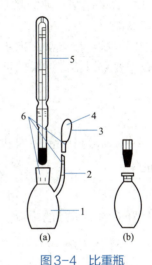

图3-4　比重瓶

1—比重瓶主体；2—侧管；3—侧孔；4—罩；5—温度计；6—玻璃磨口

（4）相对密度计算

$$d_{供}=\frac{m_s}{m_{H_2O}}=\frac{m_1-m_0}{m_2-m_0}$$

式中，$m_s$为供试品的重量，g；$m_{H_2O}$为水的重量，g；$m_1$为比重瓶和供试品的总重量，g；$m_2$为比重瓶和水的总重量，g；$m_0$为空比重瓶的重量，g。

**2. 方法二：使用不具温度计的比重瓶**

（1）比重瓶重量称定　取洁净、干燥的比重瓶，准确称定其重量至0.001g。

（2）供试品重量称定　在温度低于20℃（或各品种项下规定的温度）下，将供试品装满上述已称重的比重瓶中，插入中心有毛细孔的瓶塞，多余的液体将从塞孔溢出，用滤纸将瓶塞顶端擦干。随后将比重瓶在20℃（或各品种项下规定的温度）的水浴中放置若干分钟，在内容物的温度达到20℃（或各品种项下规定的温度）的过程中，不断有多余的液体从塞孔溢出。待供试品溶液不再溢出后，用滤纸将瓶塞顶端擦干。然后将比重瓶自水浴中取出，再用滤纸将比重瓶的外面擦净，精密称定后减去比重瓶的重量即得供试品的重量。

(3) 水的重量称定　将供试品倾去并将比重瓶洗净。在温度低于20℃（或各品种项下规定的温度）时，将比重瓶装满新沸过的冷水，随后再照供试品重量的测定方法测得20℃（或各品种项下规定的温度）水的重量。

(4) 相对密度计算　参照方法一中的公式计算供试品的相对密度。

### 3. 方法三：稀释法测相对密度

一些特殊的中药制剂很难直接测定相对密度，例如川贝雪梨膏、山东阿胶膏等煎膏剂（膏滋），由于其为黏稠的半流体制剂，直接装入比重瓶时不易完全充满比重瓶，而且容易混入气泡，加上半流体很难溢出、擦干，因此这些半流体需要先加入一定量的水稀释后才能采用比重瓶法测定相对密度。需要注意的是，凡加入饮片细粉的煎膏剂，不需要检查相对密度。

除另有规定外，黏稠的供试品的稀释方法如下所示：取供试品适量，精密称定重量（$w_1$）后，加约2倍的水，随后精密称定稀释后的溶液重量（$w_2$），混匀后，稀释好的溶液作为供试品溶液。

按照方法一或方法二的步骤测定，根据下列公式计算相对密度。需要注意的是，测得的重量数据要乘以相应的系数折算成稀释前的重量。

$$d_{供} = \frac{比重瓶中煎膏剂重量}{同等体积水的重量} = \frac{m_1 - m_1 f}{m_2 - m_1 f}$$

式中，$m_1$ 为比重瓶内供试品溶液的重量，g；$m_2$ 为比重瓶内水的重量，g；系数 $f = \frac{w_2 - w_1}{w_2}$，其中 $w_2 - w_1$ 为稀释供试品所用的水的重量，$w_2$ 为稀释后的供试品的总重量，$w_1$ 为稀释前的供试品的重量，单位均为g。

### （三）注意事项

(1) 称量前，空比重瓶必须洗净、干燥后才能使用。

(2) 操作前先精密称定空比重瓶重量，装供试品后再次精密称重，最后将供试品倒出、比重瓶洗净后再装水称重。

(3) 当供试品为油剂或煎膏剂时，称重后须尽可能地将供试品倒出，然后用有机溶剂（如乙酸乙酯或二氯甲烷）将残余的供试品洗净，再用乙醇、水冲洗干净，最后再装水称重。

(4) 装水称重这一步操作必须采用新煮沸数分钟并冷却的水，目的是消除水中溶解的少量空气对称重的影响。

(5) 将比重瓶从水浴中取出时，应拿住瓶颈而不是拿住瓶肚，以免手的温度影响内容物，使其体积膨胀而外溢。

(6) 精密称定充满内容物的比重瓶时，必须设法使环境（指比重瓶和分析天平的放置环境）温度略低于20℃（或各品种项下规定的温度），比如采用空调等方法。

(7) 若室温超过20℃（或各品种项下规定的温度），比重瓶在称量时可能会有水蒸气冷凝于比重瓶外，故称量操作需迅速。若室温低于20℃时，可不必迅速称量，虽然比重瓶的毛细管由于温度下降而有部分液体体积缩小并充满气体，但是这部分重量可忽略不计。

（8）装供试品溶液及水时，特别是糖浆剂、甘油等黏稠液体时，要注意不要产生气泡，可以将内容物沿瓶壁小心倒入比重瓶内；如不可避免有气泡产生，必须放置，等瓶内的气泡消失后才能调温称重。若产生的气泡长时间不逸去，可以压缩空气而除去。

### （四）结果判定

计算结果在药品标准规定的范围内则符合规定，否则不符合规定。

## 二、韦氏比重秤法

本法适用于易挥发的液体药品，如挥发油的相对密度的测定。根据阿基米德定律，当物体浸入液体时，其所受的浮力等于物体排开液体的重量。韦氏比重秤法的检测依据即为此定律。检测原理用公式表示：

$$F = \rho g V$$

式中，$F$ 为浮力；$\rho$ 为液体密度；$V$ 为排开液体体积；$g$ 为引力常数。

测定相对密度时，将同一韦氏比重秤的玻璃锤先后浸入水和供试品溶液中，并调节比重秤使横梁平衡，即可得出玻璃锤的浮力。此时，玻璃锤在水和供试品溶液中受到的浮力为：

$$F_{水} = \rho_{水} g V_{水} \qquad F_{供} = \rho_{供} g V_{供}$$

因为 $V_{水} = V_{供}$，所以：

$$d_{供} = \frac{\rho_{供}}{\rho_{水}} = \frac{F_{供}}{F_{水}}$$

调节比重秤使玻璃锤在水中的浮力为 1.0000 时（即 $F_{水} = 1.0000$），从比重秤上直接读出的浮力值即为供试品的相对密度（$d_{供}$），即 $d_{供} = F_{供}$。

与比重瓶法相比，韦氏比重秤法最大的特点是操作简便，可直接读取相对密度值，从而避免比重瓶法多次称量的烦琐步骤。

### （一）仪器与用具

韦氏比重秤（图3-5，20℃时相对密度为1）、镊子、恒温水浴锅、温度计等。

### （二）操作方法

#### 1. 仪器平衡

取20℃时相对密度为1的韦氏比重秤，通过调整调节器处螺丝将支架升至适当高度。将等重砝码挂在横梁右端的小钩上，调整水平调整螺丝，使指针与支架左上方另一指针对准，即为平衡。将等重砝码替换为玻璃锤，此时由于二者重量相同，比重秤仍然保持平衡（允许有±0.005g的误差），否则应予校正。

#### 2. 仪器校准

取新沸过的冷水将所附玻璃圆筒装至八分满，置20℃（或各品种项下规定的温度）的水浴中，搅动玻璃圆筒内的水，调节温度至20℃（或各品种项下规定的温度），将悬于秤端的玻璃锤浸入圆筒内的水中（玻璃锤必须悬浮于水中，不能与圆筒壁接触），秤臂右端悬挂游码于1.0000处，调节秤臂左端平衡用的螺旋使平衡，此时水的密度即为1。

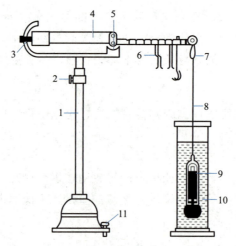

图 3-5 韦氏比重秤示意图

1—支架；2—调节器；3—指针；4—横梁；5—刀口；6—游码；
7—小钩；8—细铂丝；9—玻璃锤；10—玻璃圆筒；11—调整螺丝

**3. 供试品测定**

将玻璃圆筒内的水倾去，拭干，装入供试品溶液至相同高度，并用上述相同方法调节温度后，再把拭干的玻璃锤浸入供试品溶液中，调节秤臂上游码的数量与位置使横梁平衡，读取数值，即得供试品的相对密度。

### （三）注意事项

（1）玻璃圆筒须保持干燥、洁净，装水及供试品溶液时液面高度须保持一致，且玻璃锤沉入水和供试品溶液的深度应保持一致。

（2）玻璃锤不得露出液面，须全部浸入液面下并处于悬浮状态。

（3）如选用的比重秤在4℃时相对密度为1，则用水校准时游码应悬挂于0.9982处，并应将在20℃测得的供试品相对密度除以0.9982。如测定温度为其他温度时，则用水校准时的游码应悬挂于该温度水的相对密度处，并应将在该温度测得的数值除以该温度水的相对密度。

### （四）结果判定

查阅药品标准中关于不同规格液体制剂的相对密度标准，并将测量结果与该限度比较：测得的数值在规定的范围内，判为符合规定；否则，判为不符合规定。

【任务实施】

## 银黄口服液相对密度测定

### 一、任务分析

银黄口服液为金银花提取物和黄芩提取物制成的合剂。药品标准中规定相对密度应不低于1.10，该制剂不含挥发性物质，故采用比重瓶法测定。

### 二、任务步骤

（1）空比重瓶称重　取洁净、干燥的比重瓶，精密称定重量。

（2）装供试品称重  将比重瓶装满供试品溶液（温度应低于20℃），装上温度计，置20℃的水浴中放置10～20分钟，使内容物的温度达到20℃，用滤纸除去溢出侧管的液体，立即盖上罩，将比重瓶自水浴中取出，用滤纸将比重瓶的外面擦净，精密称定重量，减去比重瓶的重量，即得供试品的重量。

（3）装水称重  将供试品倾去，洗净比重瓶，装满新沸过的冷蒸馏水，再按上法测得同一温度时水的重量。按下式计算其相对密度：

$$供试品的相对密度 = \frac{供试品重量}{水重量}$$

## 三、任务报告

记录相对密度测定结果，并将其与药品标准对照，判断供试品是否符合规定，以书面形式完成任务步骤中的内容。

## 四、任务评价

任务评价主要从任务准备、任务过程、任务报告几个方面进行评价，详细内容见下表。

### 任务考核评价表

| 考核任务 | 评价点 | 评价标准 | 分值 | 得分 |
| --- | --- | --- | --- | --- |
| 银黄口服液相对密度测定 | 任务准备 | 查阅资料，完成实验方案的撰写 | 10 | |
| | | 完成实验用仪器与试药的准备 | 10 | |
| | 任务过程 | 完成比重瓶称重、供试品称重与水量的称重 | 40 | |
| | | 准确记录数据，并计算结果 | 20 | |
| | 任务报告 | 报告格式规范，书写工整，内容完整，条理清晰，结果正确 | 20 | |
| 合计 | | | 100 | |

# 任务五  pH值测定

## 【学习目标】

### 1. 知识目标

掌握中药液体制剂pH值测定的基本方法；熟悉pH计的基本构成；了解标准缓冲溶液的类别与配制。

### 2. 能力目标

能正确应用pH计测定制剂的pH值。

### 3. 素质目标

养成依规检验、实事求是的质量意识。

> **课堂讨论**
>
> 2015年12月23日，国家食品药品监督管理总局发布通告，经福建省食品药品质量检验研究院检验，发现标示为某公司生产的10批次小儿退热口服液不符合规定；经厦门市食品药品质量检验研究院检验，发现某公司生产的3批次胃康灵胶囊不符合规定。对上述不合格药品，吉林省、广西壮族自治区食品药品监督管理局已责成相关企业立即采取召回措施。
>
> 讨论：1. 国家药品标准中小儿退热口服液pH值的合格范围是多少，pH值对该药质量有什么样的影响？
> 2. 怎样做好药品检验，把好药品质量关？

## 【任务要求】

掌握pH计测定原理与测定方法，能依据药品性质，选择合理的pH计校正方式，坚守实事求是、依法检验的责任感。

## 【任务准备】

酸度计、烧杯、分析天平、标准缓冲物质。

## 【相关知识】

pH值测定法是测定药品水溶液氢离子活度的一种方法。液体、半固体中药制剂中有效成分的溶解度、稳定性等与溶液的pH值有密切的关系，并且溶液的pH值对微生物的生长、防腐剂的抑菌能力均有影响。因此，pH值是中药制剂质量控制的一项重要指标。

中药注射剂、糖浆剂、合剂、滴鼻剂、滴眼剂、露剂以及以水或稀乙醇为溶剂的搽剂或洗剂一般都要测定pH值。例如，清开灵注射液的pH值应为6.8～7.5，急支糖浆的pH值应为4.0～5.5，四物合剂的pH值应为4.0～6.0，元胡止痛口服液的pH值应为4.0～5.5等。

水溶液的pH值通常以玻璃电极为指示电极、饱和甘汞电极或银-氯化银电极为参比电极进行测定。pH计（酸度计）应定期进行计量检定，并符合国家有关规定。测定前，应采用标准缓冲液校正仪器，也可用国家标准物质管理部门发放的标示pH值准确至0.01pH单位的各种标准缓冲液校正仪器。

## 一、pH值检查方法

不同型号酸度计的精度和操作方法有所不同，应严格按照各仪器说明书与注意事项进行操作，并遵从以下规范。

### 1. 校正液的选择

测定前按各品种项下的规定，选择两种pH值约相差3个单位的标准缓冲液，使供试品的pH值处于二者之间。常用的标准缓冲液有草酸盐标准缓冲液（25℃，pH=1.68）、邻苯二甲酸盐标准缓冲液（25℃，pH=4.01）、磷酸盐标准缓冲液（25℃，pH=6.86）、硼砂标准缓冲液（25℃，pH=9.18）、氢氧化钙标准缓冲液（25℃，pH=12.45）。配制时可将市售标准缓冲物质用适量纯化水溶解定容备用。

**2. 酸度计的校正**

按仪器要求接好电源预热仪器，选择pH档。调节零点和温度补偿。取与供试品pH值较接近的第一种标准缓冲液校正（定位），轻轻转动测量烧杯加速读数稳定，调节定位旋钮，使仪器示数与标准规定数值一致；仪器定位后，再用第二种标准缓冲液核对仪器示数，误差应不大于±0.02pH单位。若大于此偏差，则应小心调节斜率，使示数与两标准缓冲液的规定数值一致。重复上述定位与斜率调节操作，至仪器示数与标准缓冲液的规定数值相差不大于0.02pH单位。否则，需检查仪器或更换电极后，再行校正至符合要求。

**3. 样品测定**

把电极从标准缓冲液中取出，用纯化水清洗后，再用待测溶液清洗电极数次，然后插入待测溶液中，轻摇烧杯待示数稳定后读数。样品溶液最好现配现用，以免空气中的二氧化碳影响测定结果。

**4. 结束工作**

测量完成后，复原仪器，并将玻璃电极洗净后浸于干净的纯化水中。甘汞电极洗净擦干后套上橡皮塞，关闭电源。

## 二、注意事项

（1）每次更换标准缓冲液或供试品溶液前，应用纯化水充分洗涤电极，再用所换的标准缓冲液或供试品溶液洗涤，或者用纯化水充分洗涤电极后将水吸尽。

（2）在测定高pH值的供试品和标准缓冲液时，应注意碱误差的问题，必要时选用适当的玻璃电极测定。

（3）对弱缓冲或无缓冲作用溶液的pH值测定，除另有规定外，先用邻苯二甲酸盐标准缓冲液校正仪器后测定供试品溶液，并重取供试品溶液再测，直至pH值的读数在1分钟内改变不超过0.05为止；然后再用硼砂标准缓冲液校正仪器，再如上法测定；两次pH值的读数相差应不超过0.1，取两次读数的平均值为其pH值。

（4）配制标准缓冲液与溶解供试品的水，应是新沸过并放冷的纯化水。标准缓冲液一般可保存2～3个月，但发现有浑浊、发霉或沉淀等现象时，不能继续使用。

## 三、记录

记录仪器型号、室温，定位及校正用标准缓冲液的名称与校正结果，供试品溶液的制备过程，供试液pH值测定结果。

## 四、结果判断

将测定结果与药品标准比较，若在规定的范围内，则符合规定，反之则不符合规定。

**【任务实施】**

## 双黄连口服液 pH 值测定

### 一、任务分析

双黄连口服液是由金银花提取物、黄芩提取物和连翘提取物制成的合剂，其活性成分的溶解度、稳定性与溶液的pH值有密切关系。依据其标准，其pH值应为5.0～7.0。

## 二、任务步骤

### 1. 标准pH缓冲溶液的配制

将pH=4.00邻苯二甲酸氢钾标准缓冲系和pH=6.86磷酸盐标准缓冲系，分别用适量新沸放冷的水溶解定容到相应体积即可。

### 2. pH计预热

测量前接通酸度计电源，预热仪器20分钟。用温度计测量标准缓冲液和测量溶液的温度并记录。

### 3. 酸度计校准

（1）将仪器功能选择旋钮置"pH"档。
（2）将两个电极插入pH接近7的标准缓冲溶液中（pH=6.86，25℃）。
（3）调节"温度"补偿旋钮，使所指示的温度与标准缓冲溶液的温度相同。
（4）将"斜率"调节旋钮按顺时针转到底（100%）。
（5）把清洗过的电极插入到pH=6.86的标准缓冲溶液中，轻摇装有缓冲溶液的烧杯，直至电极反应达到平衡。
（6）调节"定位"旋钮，使仪器上显示的数值为pH=6.86。
（7）取出电极，用水清洗后，再插入到pH=4.00标准缓冲溶液中，操作同步骤（5）。
（8）调节"斜率"旋钮，使仪器上显示的数值为pH=4.00。

重复上述定位与斜率调节操作，至仪器示值与标准缓冲液的规定数值相差不大于0.02pH单位。否则，需检查仪器或更换电极后，再行校正至符合要求。

### 4. 供试品pH值的测定

取适量双黄连口服液置洁净、干燥的小烧杯内，先用双黄连口服液冲洗电极数次，再将其浸入小烧杯中，轻轻摇动烧杯待示数平衡稳定后，读数，平行测定三次，取其平均值即可。

### 5. 结束工作

测量完毕，取出电极，清洗干净。用滤纸吸干pH复合电极外壁上的水，将pH复合电极浸泡在饱和氯化钾溶液中，切断电源。

## 三、任务报告

记录测定结果，并将其与药品标准对照，判断供试品是否符合规定，以书面形式完成任务步骤中的内容。

## 四、任务评价

任务评价主要从任务准备、任务过程、任务报告几个方面进行评价，详细内容见下表。

### 任务考核评价表

| 考核任务 | 评价点 | 评价标准 | 分值 | 得分 |
| --- | --- | --- | --- | --- |
| 双黄连口服液pH值测定 | 任务准备 | 查阅药品标准，完成实验方案设计 | 10 | |
| | | 完成实验用仪器与试药的准备 | 10 | |
| | 任务过程 | 完成pH计的开机、预热、校准、样品测定、清洁等工作 | 40 | |
| | | 正确记录实验现象与实验结果 | 20 | |
| | 任务报告 | 报告格式规范，书写工整，内容完整，条理清晰，结果正确 | 20 | |
| | | 合计 | 100 | |

# 任务六　乙醇量测定

## 【学习目标】

### 1. 知识目标
熟悉气相色谱法测定制剂中乙醇含量的方法；了解蒸馏法测定乙醇量的原理和方法。

### 2. 能力目标
能依据药品的理化性质，选择合理的测定乙醇含量的方法，并完成乙醇含量的测定。

### 3. 素质目标
养成实事求是、坚守质量的责任感。

## 课堂讨论

20世纪40年代青霉素问世之前，磺胺类药物是最好的抗菌药物。1937年，美国田纳西州一家名为马森吉尔的小公司开始出售一种磺胺药物。为了让儿童乐于服用，该公司把难溶于水的磺胺溶解在一种甜味溶剂中，这种溶剂是二甘醇，原本用于制造防冻剂。在没有接受任何毒性测试的情况下，该药物以"磺胺酏剂"的名字广泛销售。几周内就造成一百多人死亡，其中大多是儿童。这一事件激怒了美国公众，1938年美国颁布了《食品、药物和化妆品法案》，规定在药品上市前要进行安全测试，并成立了食品药品监督管理局。

讨论：1. 中药哪些剂型需要用到乙醇作为药用辅料？
　　　2. 二甘醇主要有哪些用途，被误食后有哪些危害？

## 【任务要求】

掌握中药制剂中乙醇量测定的常用方法与技能；能够依据药物特点合理选择检测方法；养成实事求是、依规检验的责任感。

## 【任务准备】

气相色谱仪、色谱柱、分析天平、温度计、容量瓶、移液管等；舒筋活络酒、无水乙醇、正丙醇等。

## 【相关知识】

乙醇量系指各种制剂在20℃时乙醇的含量（%, ml/ml）。乙醇量的高低影响到制剂的有效性、安全性与稳定性。因此，乙醇量是酒剂、酊剂、流浸膏剂的一项重要质量控制指标。例如，冯了性风湿跌打药酒的乙醇量为35%～45%，十滴水的乙醇量为60%～70%，消肿止痛酊的乙醇量为47%～57%，甘草流浸膏的乙醇量为20%～25%。乙醇量的测定方法有气相色谱法（GC）和蒸馏法两种。除另有规定外，若蒸馏法测定结果与GC法不一致，应以

GC法测定结果为准。

## 一、气相色谱法

### （一）测定原理

气相色谱法测定乙醇量

乙醇具有挥发性及在一定温度下有良好的稳定性，可采用GC法测定制剂中乙醇的含量。根据选用色谱柱的不同，GC法可分为毛细管柱法和填充柱法。

### （二）测定方法

**1. 毛细管柱法**

（1）色谱条件与系统适用性试验　采用（6%）氰丙基苯基-（94%）二甲基聚硅氧烷为固定液的毛细管柱；起始温度为40℃，维持2分钟，以每分钟3℃的速率升温至65℃，再以每分钟25℃的速率升温至200℃，维持10分钟；进样口温度200℃；检测器（FID）温度220℃；采用顶空分流进样，分流比为1∶1；顶空瓶平衡温度为85℃，平衡时间为20分钟。理论板数按乙醇峰计算应不低于10000，乙醇峰与正丙醇峰的分离度应大于2.0。

（2）校正因子的测定　精密量取恒温至20℃的无水乙醇50ml，平行两份；置100ml量瓶中，精密加入恒温至20℃的正丙醇（内标物质）5ml，用水稀释至刻度，摇匀，精密量取该溶液1ml，置100ml量瓶中，用水稀释至刻度，摇匀（必要时可进一步稀释），作为对照品溶液。精密量取3ml，置10ml顶空进样瓶中，密封，顶空进样，每份对照品溶液进样3次，测定峰面积，按下式计算校正因子（$f$）：

$$f = \frac{A_S / c_S}{A_R / c_R}$$

式中，$f$为校正因子；$A_S$为正丙醇的峰面积（或峰高）；$A_R$为无水乙醇的峰面积（或峰高）；$c_S$为正丙醇的浓度；$c_R$为无水乙醇的浓度。

取三次测定所得校正因子的平均值作为供试品溶液测定时的校正因子，规定三次测定所得校正因子的相对标准偏差不得大于2.0%。

（3）供试品溶液的制备和测定　精密量取恒温至20℃的供试品适量（相当于乙醇约5ml），置100ml量瓶中，精密加入恒温至20℃的正丙醇5ml，用水稀释至刻度，摇匀，精密量取该溶液1ml，置100ml量瓶中，用水稀释至刻度，摇匀（必要时可进一步稀释），作为供试品溶液。精密量取3ml，置10ml顶空进样瓶中，密封，顶空进样，记录供试品中待测成分乙醇和内标物质正丙醇的峰面积，按下式计算供试品中乙醇的含量：

$$乙醇量（v/v,\%）= f \times \frac{A_X}{A'_S} \times \frac{V_S}{V_X} \times 100\%$$

式中，$f$为校正因子；$A_X$为供试品中乙醇的峰面积（或峰高）；$A'_S$为供试品中正丙醇的峰面积（或峰高）；$V_S$为供试品溶液配制时所取内标溶液体积；$V_X$为供试品溶液配制时所取样品溶液体积。

取三次计算结果的平均值作为乙醇含量。

**2. 填充柱法**

（1）色谱条件与系统适用性试验　用直径为0.18～0.25mm的二乙烯苯-乙基乙烯苯型高分子多孔小球作为载体，柱温为120～150℃。理论板数按正丙醇峰计算应不低于700；

乙醇峰与正丙醇峰的分离度应大于2.0。

（2）校正因子测定　精密量取恒温至20℃的无水乙醇4ml、5ml、6ml，分别置100ml量瓶中，分别精密加入恒温至20℃的正丙醇（内标物质）5ml，用水稀释至刻度，摇匀（必要时可进一步稀释），作为对照品溶液。取上述三种溶液各适量，注入气相色谱仪，分别连续进样3次，测定无水乙醇和内标物质正丙醇的峰面积，按下式计算校正因子：

$$f = \frac{A_S / c_S}{A_R / c_R}$$

式中，$f$ 为校正因子；$A_S$ 为正丙醇的峰面积（或峰高）；$A_R$ 为无水乙醇的峰面积（或峰高）；$c_S$ 为正丙醇的浓度；$c_R$ 为无水乙醇的浓度。

所得校正因子的相对标准偏差不得大于2.0%。

（3）供试品溶液的制备与测定　精密量取恒温至20℃的供试品溶液适量（相当于乙醇约5ml），置100ml量瓶中，精密加入恒温至20℃的正丙醇5ml，用水稀释至刻度，摇匀（必要时可进一步稀释），作为供试品溶液。取适量注入气相色谱仪，测定并记录供试品中待测成分乙醇和内标物质正丙醇的峰面积，按下式计算供试品中乙醇的含量。

$$乙醇量（v/v,\%） = f \times \frac{A_X}{A'_S} \times \frac{V_S}{V_X} \times 100\%$$

式中，$f$ 为校正因子；$A_X$ 为供试品中乙醇的峰面积（或峰高）；$A'_S$ 为供试品中正丙醇的峰面积（或峰高）；$V_S$ 为供试品溶液配制时所取内标溶液体积；$V_X$ 为供试品溶液配制时所取样品溶液体积。

取三次计算结果的平均值作为乙醇含量。

### （三）结果判断

将测定结果与药品标准比较，若在规定的范围内，则符合规定，反之则不符合规定。

### （四）注意事项

（1）在不含内标物质的供试品溶液的色谱图中，与内标物质峰相应的位置处不得出现杂质峰。

（2）选用其他载体时，系统适用性试验必须符合药典规定。

（3）若供试品中的挥发性成分在色谱柱上也出峰，且保留时间较长，可能会干扰后面分析结果，此时可适当延长前后两次进样间隔时间，或采取程序升温法将干扰组分快速排出色谱柱。

## 二、蒸馏法

### （一）测定原理

系指将样品蒸馏，收集一定体积乙醇馏出液，测定其在20℃时的相对密度，从乙醇相对密度表中查得供试品中乙醇的百分含量（$v/v$，%）。

蒸馏法测定乙醇量

### （二）操作方法

按照制剂的性质不同，选用下列三法中之一进行测定。

#### 1. 第一法

适用于测定多数流浸膏、酊剂及甘油制剂中的乙醇含量。根据制剂中含乙醇量的不同，又可分为两种情况。

（1）含乙醇量低于30%者　取供试品，调节温度至20℃，精密量取25ml，置150～200ml蒸馏瓶中，加水约25ml，加玻璃珠数粒或沸石等物质，连接冷凝管，直火加热，缓缓蒸馏，速度以馏出液液滴连续但不成线为宜。馏出液导入25ml量瓶中，待馏出液约达23ml时，停止蒸馏。调节馏出液温度至20℃，加20℃的水至刻度，摇匀，在20℃时按相对密度测定法（《中国药典》通则0601）依法测定其相对密度。在乙醇相对密度表内（《中国药典》通则0711）查出乙醇的含量（%）(ml/ml)，即得。

（2）含乙醇量高于30%者　取供试品，调节温度至20℃，精密量取25ml，置150～200ml蒸馏瓶中，加水约50ml，如上法蒸馏。馏出液导入50ml量瓶中，待馏出液约达48ml时，停止蒸馏。调节馏出液温度至20℃，加20℃的水至刻度，摇匀，在20℃时按相对密度测定法（《中国药典》通则0601）依法测定其相对密度。将查得所含乙醇的含量（%）(ml/ml)与2相乘，即得。

2. 第二法

适用于测定含有挥发性物质如挥发油、三氯甲烷、乙醚、樟脑等的酊剂、醑剂等制剂中的乙醇量。根据制剂中含乙醇量的不同，也可分为两种情况。

（1）含乙醇量低于30%者　取供试品，调节温度至20℃，精密量取25ml，置150ml分液漏斗中，加等量的水，并加入氯化钠使之饱和，再加石油醚，振摇提取1～3次，每次约25ml，使干扰测定的挥发性物质溶入石油醚层中，静置，待两液分离，分取下层水液，置150～200ml蒸馏瓶中，合并石油醚层并用氯化钠的饱和溶液洗涤3次，每次约10ml，洗液并入蒸馏瓶中，照上述第一法（1）蒸馏（馏出液约23ml）并测定。

（2）含乙醇量高于30%者　取供试品，调节温度至20℃，精密量取25ml，置250ml分液漏斗中，加水约50ml，如上法加入氯化钠使之饱和，并用石油醚提取1～3次，分取下层水液，照上述第一法（2）蒸馏（馏出液约48ml）并测定。

供试品中加石油醚振摇后，如发生乳化现象时，或经石油醚处理后，馏出液仍很浑浊时，可另取供试品，加水稀释，照第一法蒸馏，再将得到的馏出液照本法处理、蒸馏并测定。

供试品如为水棉胶剂，可用水代替饱和氯化钠溶液。

3. 第三法

适用于测定含有游离氨或挥发性酸的制剂中的乙醇量。供试品中含有游离氨，可酌加稀硫酸，使成微酸性；如含有挥发性酸，可酌加氢氧化钠试液，使成微碱性。再按第一法蒸馏、测定。如同时含有挥发油，除按照上法处理外，并照第二法处理。供试品中如含有肥皂，可加过量硫酸，使肥皂分解，再依法测定。

（三）结果判断

将测定结果与药品标准比较，若在规定的范围内，则符合规定，反之则不符合规定。

（四）注意事项

（1）任何一法的馏出液如显浑浊，可加滑石粉或碳酸钙振摇，滤过，使溶液澄清，再测定相对密度。

（2）蒸馏时，如发生泡沫，可在供试品中酌加硫酸或磷酸，使呈强酸性，或加稍过量的氯化钙溶液，或加少量石蜡后再蒸馏。

（3）收集馏出液的25ml量瓶应预先洗净、干燥并精密称定重量。

【任务实施】

## 舒筋活络酒乙醇量测定

### 一、任务分析

舒筋活络酒是由木瓜、桑寄生、玉竹、续断、川牛膝、当归、川芎、红花、独活、羌活等十五味中药制成的酒剂。依据其药品标准，采用 GC 法测定乙醇量，应为 50%～57%。

### 二、任务步骤

**1. 标准溶液的制备**

精密量取恒温至 20℃的无水乙醇各 4.00ml、5.00ml、6.00ml，分别置于三个 100ml 容量瓶中，再精密量取恒温至 20℃的正丙醇各 5.00ml，加水稀释至刻度，摇匀即得。

**2. 供试品溶液的制备**

精密量取恒温至 20℃的供试品 9～10ml（相当于乙醇 5ml），置于 100ml 量瓶中，再精密量取恒温至 20℃的正丙醇 5.00ml，加水稀释至刻度，摇匀即得。

**3. 色谱条件与系统适用性试验**

将二乙烯苯-乙基乙烯苯型高分子多孔小球的色谱柱装入气相色谱仪，接检测器，柱温为 120～150℃，检测器、进样器温度为 170℃，恒温，待色谱基线稳定后，按内标法，取上述三份标准溶液各进样最少 2 次，测定，记录色谱图应符合下列要求：理论板数（按正丙醇峰计算）$n>700$；乙醇和正丙醇两峰的分离度大于 2；上述三份标准溶液分别进样至少 2 次，所得校正因子的相对标准偏差不得大于 1.5%。

**4. 供试品溶液的测定**

（1）校正因子的测定  取标准溶液（上述三份标准溶液中与供试品溶液乙醇浓度最相近的）2μl 连续进样 3 次，记录对照品无水乙醇和内标物质正丙醇的峰面积，按下列公式计算校正因子：

$$f=\frac{A_S/c_S}{A_R/c_R}$$

式中，$A_S$ 为正丙醇的峰面积（或峰高）；$A_R$ 为无水乙醇的峰面积（或峰高）；$c_S$ 为正丙醇的浓度；$c_R$ 为无水乙醇的浓度。

（2）供试品溶液的测定  取供试品溶液 2μl 连续进样 3 次，记录供试品中待测组分乙醇和内标物质正丙醇的峰面积，按下式计算供试品中乙醇的含量。

$$乙醇量（v/v, \%）=f\times\frac{A_X}{A'_S}\times\frac{V_S}{V_X}\times100\%$$

式中，$f$ 为校正因子；$A_X$ 为供试品中乙醇的峰面积（或峰高）；$A'_S$ 为供试品中正丙醇的面积（或峰高）；$V_S$ 为供试品溶液配制时所取内标溶液体积；$V_X$ 为供试品溶液配制时所取样品溶液体积。取 3 次计算结果的平均值作为乙醇含量。

### 三、任务报告

记录测定结果，并将其与药品标准对照，判断供试品是否符合规定，以书面形式完成任务步骤中的内容。

## 四、任务评价

任务评价主要从任务准备、任务过程、任务报告几个方面进行评价，详细内容见下表。

### 任务考核评价表

| 考核任务 | 评价点 | 评价标准 | 分值 | 得分 |
|---|---|---|---|---|
| 舒筋活络酒乙醇量测定 | 任务准备 | 查阅药品标准及《中国药典》相关规定，完成实验方案的拟定 | 10 | |
| | | 完成实验用仪器与试药的准备工作 | 10 | |
| | 任务过程 | 完成对照品与供试品溶液的配制及内标溶液的配制 | 20 | |
| | | 完成系统适用性试验、校正因子层、供试品测定及数据结果记录 | 40 | |
| | 任务报告 | 报告格式规范，书写工整，内容完整，条理清晰，结果正确 | 20 | |
| 合计 | | | 100 | |

# 任务七　外观均匀度和粒度检查

## 【学习目标】

### 1. 知识目标
掌握粒度检查的意义、方法和技能；熟悉中药散剂外观均匀度检查方法。

### 2. 能力目标
能依据药物性质，正确选择显微镜法或筛分法检查药物制剂的粒子大小；能依据标准正确完成药物外观均匀度检查。

### 3. 素质目标
养成行为规范、精益求精的职业素养。

## 课堂讨论

疟疾是一种由蚊为主要媒介传播的急性寄生虫传染病。疟疾是以周期性冷热发作为最主要特征，脾肿大、贫血以及脑、肝、肾、心、肠、胃等受损引起的各种综合征。抗疟药青蒿素，是以中国科学家屠呦呦为代表的团队在二十世纪六七十年代从中药青蒿中提取的抗疟原虫的有效药物，青蒿素及其衍生物制剂在人类对抗疟疾的过程中发挥了重要作用。屠呦呦因发现青蒿素，于2015年获得诺贝尔生理学或医学奖。

讨论：1. 查阅相关资料，说说青蒿素的发现过程。
　　　2. 青蒿素及其衍生物制剂在人类对抗疟疾的过程中发挥了哪些作用？

## 【任务要求】

能正确地进行中药制剂的外观均匀度和粒度检查；根据检查结果判断中药制剂的外观均匀度和粒度是否符合规定；能坚守依规检验、过程规范、精益求精的职业意识。

## 【任务准备】

显微镜、盖玻片、载玻片、托盘天平、药筛（配有筛盖和密合的接收容器）、板蓝根颗粒等。

## 【相关知识】

### 一、外观均匀度检查

该项是散剂的检查项目，通过肉眼观察供试品色泽是否均匀一致，判断药物分布的均匀程度。此检查简单易操作，但主观误差较大。

**1. 操作方法**

取供试品适量（0.2～0.5g），置光滑纸上，平铺约5cm²，将其表面压平，在明亮处观察其色泽是否均匀，有无花纹与色斑。

**2. 注意事项**

可用10倍放大镜检查。

**3. 结果判断**

供试品色泽均匀，无花纹与色斑，则符合规定。

### 二、粒度检查

粒度检查

粒度系指颗粒的粗细程度及粗细颗粒的分布。粒度检查是指测定药物制剂的粒子大小或限度。主要有显微镜法和筛分法两种粒度测定方法，检查时应根据药典品种项下或制剂通则的规定选用适宜的方法。

**1. 操作方法**

（1）显微镜法　本法中的粒度，系以显微镜下观察到的长度表示。适用于含药材细粉的软膏剂、眼膏剂、气雾剂、混悬型滴眼剂等制剂的粒度检查。

① 目镜测微尺的标定　用以确定使用同一显微镜及特定倍数的物镜、目镜和镜筒长度时，目镜测微尺上每一格所代表的长度。具体方法参照显微鉴别法（《中国药典》通则2001）。

② 测定法　取供试品，用力摇匀，黏度较大者可按各品种项下的规定加适量甘油溶液（1→2）稀释，照该剂型或各品种项下的规定，量取供试品，置载玻片上，覆以盖玻片，轻压使颗粒分布均匀，注意防止气泡混入，半固体可直接涂在载玻片上，立即在50～100倍显微镜下检视盖玻片全部视野，应无凝聚现象，并不得检出该剂型或各品种项下规定的50μm及以上的粒子。再在200～500倍的显微镜下检视该剂型或各品种项下规定的视野内的总粒数及规定大小的粒数，并计算其所占比例（%）。

（2）筛分法　本法适用于外用散剂或颗粒剂的粒度测定。分为单筛分法和双筛分法两种，外用散剂选用单筛分法，颗粒剂选用双筛分法。

① 单筛分法　称取各品种项下规定的供试品，置规定号的药筛中（筛下配有密合的接收容器），筛上加盖。按水平方向旋转振摇至少3分钟，并不时在垂直方向轻叩筛。取筛下的颗粒及粉末，称定重量，计算其所占比例（%）。

② 双筛分法　取单剂量包装的5袋（瓶）或多剂量包装的1袋（瓶），称定重量，置该

剂型或品种项下规定的上层（孔径大的）药筛中（下层的筛下配有密合的接收容器），保持水平状态过筛，左右往返，边筛动边拍打3分钟。取不能通过大孔径筛和能通过小孔径筛的颗粒及粉末，称定重量，计算其所占比例（%）。

### 2. 结果判断

将测定结果与药品标准比较，若在规定的范围内，则符合规定，反之则不符合规定。

## 【任务实施】

## 板蓝根颗粒粒度测定

### 一、任务分析

板蓝根颗粒为饮片板蓝根提取加工而成的颗粒剂，依据药品标准的要求，照粒度和粒度分布测定法，采用双筛分法，不能通过一号筛与能通过五号筛的总和不得超过15%，并符合相关规定。

### 二、任务步骤

（1）取一号筛置于五号筛之上，并于五号筛下配以密合的接收容器。
（2）取板蓝根颗粒30g，称定重量，置上层药筛（一号筛）内，盖好上盖。
（3）保持水平状态过筛，左右往返，边筛动边拍打3分钟。
（4）取不能通过一号筛和能通过五号筛的颗粒及粉末，称定重量。
（5）记录实验环境的相对湿度及每次称量数据（取三位有效数字），按下式计算粒度分布的比例（%）：

比例（%）=未通过一号筛和通过五号筛的颗粒和粉末的总重量/供试品重量×100%

### 三、任务报告

记录测定结果，并将其与药品标准对照，判断供试品是否符合规定，以书面形式完成任务步骤中的内容。

### 四、任务评价

任务评价主要从任务准备、任务过程、任务报告几个方面进行评价，详细内容见下表。

任务考核评价表

| 考核任务 | 评价点 | 评价标准 | 分值 | 得分 |
|---|---|---|---|---|
| 板蓝根颗粒粒度测定 | 任务准备 | 查阅药品标准相关规定，完成实验方案的制定 | 10 | |
| | | 完成实验用仪器与试药的准备工作 | 10 | |
| | 任务过程 | 取样，称量，筛分 | 40 | |
| | | 及时准确记录称量数据 | 20 | |
| | 任务报告 | 报告格式规范，书写工整，内容完整，条理清晰，结果正确 | 20 | |
| | | 合计 | 100 | |

# 任务八　溶化性和不溶物检查

## 【学习目标】

1. 知识目标

掌握溶化性和不溶物检查的意义与方法；熟悉溶化性与不溶物检查的适用剂型。

2. 能力目标

能对可溶颗粒、泡腾颗粒和含糖块状茶剂做溶化性检查，对煎膏剂与流浸膏剂做不溶物检查，并判断制剂质量是否符合规定。

3. 素质目标

了解中药剂型发展，感受中药的继承创新与发展，历久弥新。

### 课堂讨论

中医药在我国有着悠久的历史，起源可以追溯到文明社会的产生便伴随着中医药的萌芽，古代就有中医药在疾病预防、诊断、治疗、保健及康复上的应用。中医药在应对重大的公共卫生危机期间，发挥着重要的作用，如中医药在防治"非典型病原体肺炎""新冠肺炎"中的应用。国务院2022年3月出台的《"十四五"中医药发展规划》提出推进中医药现代化、产业化，推动中医药高质量发展和走向世界，为全面推进健康中国建设、更好保障人民健康提供有力支撑。

讨论：1. 中药传统剂型都有哪些，各自有哪些特点？
　　　2. 中药剂型守正创新的应用成果有哪些？

## 【任务要求】

能正确开展中药制剂的溶化性和不溶物检查，根据检查结果判断中药制剂的溶化性和不溶物项是否符合规定，能感受中药发展的守正创新与历久弥新。

## 【任务准备】

益心舒颗粒、电子分析天平、温度计、烧杯、玻璃棒等。

## 【相关知识】

溶化性检查适用于颗粒剂和含糖块状茶剂，不溶物检查适用于煎膏剂。主要是考查一定条件下制剂在水中的分散或溶解性能，在某种程度上能反映药品的生物利用度，并控制制剂中水不溶性杂质的存在。溶化性和不溶物检查有利于规范生产操作、保证药品质量。

### 一、溶化性检查

可溶颗粒、泡腾颗粒和含糖块状茶剂需做溶化性检查，含中药原粉的混悬颗粒、已规定检查溶出度或释放度的颗粒剂以及含饮片细粉的含糖块状茶剂可不进行溶化性检查。

**1. 操作方法**

（1）取可溶颗粒供试品10g（中药单剂量包装取1袋），加热水200ml，搅拌5分钟，立即观察。

（2）取泡腾颗粒供试品3袋，将内容物分别转移至盛有200ml水的烧杯中，水温为15～25℃，立即观察。

（3）取供试品糖块1块，加20倍量的热水，搅拌5分钟，立即观察。

**2. 结果判断**

可溶颗粒应全部溶化或轻微浑浊，并不得有异物，则判为符合规定。泡腾颗粒应迅速产生气体而呈泡腾状，5分钟内颗粒均应完全分散或溶解在水中，并不得有异物，则判为符合规定。含糖块状茶剂应全部溶化，可有轻微浑浊，不得有焦屑等，则判为符合规定。

## 二、不溶物检查

适用于检查煎膏剂中焦屑等不溶性异物。加饮片细粉的煎膏剂，应在未加入细粉前检查，符合规定后方可加入细粉。加入药粉后不再检查不溶物。

**1. 操作方法**

取煎膏剂供试品5g，加热水200ml，搅拌使溶化，放置3分钟后观察。

**2. 结果判断**

煎膏剂全部溶化，烧杯底部没有焦屑等不溶性异物，则判为符合规定。

## 【任务实施】

### 益心舒颗粒溶化性检查

#### 一、任务分析

益心舒颗粒是由人参、麦冬、黄芪、五味子、丹参、川芎、山楂等7味药经提取、浓缩等工艺制成的颗粒剂，具有益气复脉、活血化瘀、养阴生津功效。依据标准，需要进行溶化性检查。

#### 二、任务步骤

（1）准备热水；

（2）取益心舒颗粒1袋，将其内容物置500ml烧杯中；

（3）加热水200ml，搅拌5分钟，立即观察；

（4）记录观察到的药物颗粒溶化情况。

#### 三、任务报告

记录测定结果，并将其与药品标准对照，判断供试品是否符合规定，以书面形式完成任务步骤中的内容。

#### 四、任务评价

任务评价主要从任务准备、任务过程、任务报告几个方面进行评价，详细内容见下表。

### 任务考核评价表

| 考核任务 | 评价点 | 评价标准 | 分值 | 得分 |
| --- | --- | --- | --- | --- |
| 益心舒颗粒溶化性检查 | 任务准备 | 查阅药品标准相关规定，完成实验方案的制定 | 10 | |
| | | 完成实验用仪器与试药的准备工作 | 10 | |
| | 任务过程 | 取样，溶化，搅拌 | 40 | |
| | | 观察实验现象，并记录 | 20 | |
| | 任务报告 | 报告格式规范，书写工整，内容完整，条理清晰，结果正确 | 20 | |
| 合计 | | | 100 | |

## 目标检测

### 一、单项选择题

1. 检查片剂崩解时限时应取样品的片数为（　　）。
   A. 4片　　　　B. 10片　　　　C. 6片　　　　D. 8片

2. 烧杯法检查崩解时限仅适用于（　　）。
   A. 硬胶囊　　　B. 糖衣片　　　C. 泡腾片　　　D. 薄膜衣片

3. 《中国药典》中水分测定的减压干燥法适用于（　　）。
   A. 含挥发性成分的药品　　　　B. 含挥发性成分的贵重药材
   C. 适用于果实种子类药材　　　D. 适用于各种成分的药材

4. 除另有规定外，测定相对密度时的温度为（　　）。
   A. 20℃　　　　B. 25℃　　　　C. 15℃　　　　D. 18℃

5. 下列哪种剂型需要检查崩解时限？（　　）
   A. 大蜜丸　　　B. 片剂　　　　C. 散剂　　　　D. 胶剂

6. 烘干法测定中药制剂的水分一般要求干燥的温度为（　　）。
   A. 90～100℃　　B. 100～105℃　　C. 105～120℃　　D. 120～130℃

7. 采用烘干法测定中药样品中的水分含量，应干燥至两次称重的差异不超过多少毫克？（　　）
   A. 0.6mg　　　B. 0.3mg　　　C. 0.5mg　　　D. 5mg

8. 《中国药典》采用GC法测定乙醇量时常采用的定量方法为（　　）。
   A. 外标法　　　B. 内标法加校正因子　　C. 外标一点法　　D. 内标对比法

9. 中药制剂中乙醇量测定系指在（　　）时乙醇的含量（$v/v$，%）。
   A. 20℃　　　　B. 40℃　　　　C. 25℃　　　　D. 任意温度

10. 甲苯法测定中药制剂中水分的特点是（　　）。
    A. 准确度低　　　　　　　　B. 样品的消耗量小
    C. 适合贵重药品的水分测定　　D. 样品不能回收利用

11. 除另有规定外，胶囊剂进行装量差异检查应取供试品（　　）。
    A. 5粒　　　　B. 10粒　　　　C. 15粒　　　　D. 20粒

12. pH检查主要是测定药品水溶液的（　　）。
    A. 氢离子浓度　B. 氢离子活度　C. 氢氧根离子活度　D. 氢氧根离子浓度

13. 以下剂型需要进行溶化性检查的是（　　）。
    A. 颗粒剂　　　B. 胶囊剂　　　C. 栓剂　　　　D. 片剂

14. 外观均匀度是下列哪种剂型的检查项目？（　　）

A. 颗粒剂　　　　　B. 片剂　　　　　C. 散剂　　　　　D. 软膏剂

15. 以下关于重（装）量差异检查的说法正确的是（　　）。
A. 包糖衣丸剂应在包衣后检查重量差异
B. 薄膜衣片应在包衣前检查重量差异
C. 凡规定检查含量均匀度的片剂，还需进行重量差异检查
D. 除糖丸外，单剂量包装的丸剂应进行装量差异检查

16. 下列剂型中不需要进行pH值检测的是（　　）。
A. 煎膏剂　　　　　B. 糖浆剂　　　　　C. 合剂　　　　　D. 注射剂

17. 采用甲苯法测定水分时，测定前甲苯需用水饱和，目的是（　　）。
A. 减少甲苯的挥发　　　　　B. 增加甲苯在水中的溶解度
C. 避免甲苯与微量水混合　　　　　D. 降低甲苯在水中的溶解度

18. 进行含醇量检查的剂型是（　　）。
A. 注射剂　　　　　B. 口服液　　　　　C. 酒剂　　　　　D. 糖浆剂

19. 易挥发液体的相对密度，可用下列哪种方法测定？（　　）
A. 比重瓶　　　　　B. 韦氏比重秤　　　　　C. 天平　　　　　D. 量筒

20. 利用酸度计测定pH值前，酸度计需校正，校正所用两种标准缓冲液应相差（　　）个pH单位。
A. 1　　　　　B. 3　　　　　C. 2　　　　　D. 4

## 二、多项选择题

1. 下列哪些方法可用作中药制剂的水分测定？（　　）
A. 常压烘干法　　　　　B. 甲苯法　　　　　C. 减压干燥法
D. 气相色谱法　　　　　E. 卡氏滴定法

2. 中药注射剂按照药典要求需进行下列哪些项目的检查？（　　）
A. 无菌检查　　　　　B. 澄明度检查　　　　　C. 热原检查
D. 装量差异检查　　　　　E. pH值检查

3. 《中国药典》规定应进行崩解时限检查的剂型有（　　）。
A. 片剂　　　　　B. 糊丸　　　　　C. 胶囊剂
D. 滴丸剂　　　　　E. 散剂

4. 需进行重量差异检查的剂型有（　　）。
A. 丸剂　　　　　B. 片剂　　　　　C. 贴剂
D. 搽剂　　　　　E. 栓剂

5. 下列剂型中需要进行pH值检测的有（　　）。
A. 流浸膏剂　　　　　B. 糖浆剂　　　　　C. 洗剂
D. 注射剂　　　　　E. 合剂

## 三、简答题

1. 测定药品相对密度的意义是什么？试简述利用比重瓶法测相对密度的操作过程。
2. 试简述对液体中药制剂进行pH检查的意义。
3. 简述常用水分测定方法及适用条件。
4. 试简述对制剂进行重（装）量检查的意义是什么。
5. 简述崩解时限检查的意义及剂型选择。

# 项目四　中药制剂的杂质检查技术

## 【项目介绍】

中药制剂中的杂质是影响中药制剂质量的重要因素，无治疗作用，或影响药物的稳定性和疗效，甚至对人体健康有害。在药品质量标准中主要由药品质量标准中"检查"项下的相关项目来控制。与中药制剂安全性相关的杂质有重金属有害元素、砷盐、黄曲霉毒素、溶剂残留、农药残留以及中药自身毒性成分等。《中国药典》对中药中涉及毒性杂质的检查也给予了高度重视，持续提升对相关杂质的控制水平。

## 【学习要求】

通过本项目的学习，需要掌握杂质、杂质限量的基本概念和限量的表示方法及有关计算，掌握灰分、重金属、砷盐等一般性杂质的检查原理和方法。了解农药残留量、黄曲霉毒素的检查原理和方法，了解中药制剂中特殊杂质的检查原理和方法。学会杂质检查基本操作技术，能够正确计算杂质限量。通过杂质检查过程的学习，深入理解药品质量的内涵，树立规范和有担当的职业精神。

## 任务一　认识杂质

### 【学习目标】

**1. 知识目标**

掌握中药杂质的来源、分类、检查方法及限量计算方式。

**2. 能力目标**

能够辨别药品标准中杂质的类型、适用方法以及限度要求。

**3. 素质目标**

能够正确认识中药制剂中的杂质，及其对有效性、安全性和可控性的影响，感受到从业者应承担的责任。

> **课堂讨论**
>
> 2001年8月24日，湖南省株洲市药监局接到群众举报：该市多人服用广西某制药企业的"梅花K"黄柏胶囊中毒住院，出现了胃痛、呕吐、浑身乏力等症状。经株洲市

药检所抽样检验，检出非法添加的四环素成分，认定该"梅花K"系假药。8月31日，国家药监局下发紧急通知，要求在全国范围内立即暂停销售、使用"梅花K"黄柏胶囊。涉事企业及相关责任人都受到了法律的惩处。

讨论：1. 非法添加四环素，会带来哪些危害？
　　　2. 该企业在质量管理上存在哪些问题？

## 【任务要求】

正确认识杂质、杂质限量的基本概念，杂质的来源、分类及杂质的检查方法；能够根据杂质检查方法，计算杂质限量。

## 【任务准备】

2020年版《中国药典》一部、四部等。

## 【相关知识】

### 一、药物的纯度和杂质

#### 1. 药物的纯度

药物的纯度，是指药物的纯净程度。药物纯度的评定通常可以从药物的外观性状、理化常数、杂质检查和含量测定等方面进行，是反映药物质量的一项重要指标。

#### 2. 中药制剂的杂质

中药制剂的杂质是指存在于中药制剂中无治疗作用或影响制剂的稳定性和疗效，甚至对人体健康有害的物质。

### 二、杂质的来源

中药制剂中的杂质主要有三个来源：一是由原料中引入；二是由生产过程中引入；三是药品贮藏过程中产生。

杂质的来源及分类

#### 1. 原料中引入

原料引入的杂质，主要有以下几种情形：药材清洗不净带入的泥沙、炮制过程中带入的杂质以及以饮片粉末入药所带来的灰分；药材栽培过程中污染的重金属与有害元素及农药残留，加工炮制过程中的二氧化硫残留；贮存过程中生霉变质产生的黄曲霉毒素等；掺杂的伪品，如川贝母中掺杂的东贝。

#### 2. 生产过程中引入

在生产过程中由于加入的试剂、溶剂等在提取与精制时未完全除尽，以及与生产器皿接触而引入杂质。如铁盐、氯化物、硫酸盐、酸、碱及有机溶剂等。

#### 3. 药品贮藏过程中产生

由于外界条件如空气、水分、温度、日光，或者微生物等的作用使中药制剂中的化学成分发生氧化、水解、分解、聚合、潮解和霉变等物理化学变化而产生的杂质。

### 三、杂质的分类

药物制剂中需要控制的杂质类型较多,下面介绍两种杂质的分类方法。

#### 1. 按来源分类

中药制剂中的杂质按来源分为一般杂质和特殊杂质。

一般杂质是指在自然界中分布比较广泛,普遍存在于药材中,在大多数中药制剂的生产和贮存过程中均易引入的杂质。如水分、灰分、重金属与有害元素、农药残留、黄曲霉毒素等。

特殊杂质是指在生产和贮存过程中,由于中药本身的性质在生产和贮藏过程中产生的杂质。如三黄片中土大黄苷检查、万氏牛黄清心丸中游离胆红素检查、连花清瘟胶囊和清开灵注射液中山银花检查等。

#### 2. 按毒性分类

中药制剂中的杂质按毒性可分为信号杂质和毒性杂质。

信号杂质是指本身无害,但此类杂质的存在可以反映药物的生产工艺和贮藏状况是否正常,如氯化物、硫酸盐等。毒性杂质是指存在于药物中对人体有危害的成分。常见的毒性杂质有重金属、砷盐、有机氯或有机磷农药、黄曲霉毒素等。

### 四、杂质的检查方法

#### 1. 杂质限量

杂质的限量检查

杂质限量是指在不影响药物疗效、稳定性及不发生毒性的前提下,药物中所含杂质的最大允许量。通常用百分之几或百万分之几来表示。中药制剂中灰分、炽灼残渣、干燥失重、氯化物等限量常用百分之几(%)表示,对重金属、砷盐、农药残留等毒性杂质的限量用每千克供试品所含杂质不得过多少毫克(mg)表示,而对黄曲霉毒素的限量则用每千克药材含黄曲霉毒素不得过多少微克(μg)表示。如:石膏含重金属不得过10mg/kg;陈皮每1000g含黄曲霉毒素$B_1$不得过5μg。

#### 2. 杂质限量的计算

根据杂质限量的定义,制剂中杂质限量可表示为:

$$杂质限量(\%) = \frac{杂质最大允许量}{供试品量} \times 100\%$$

或

$$杂质限量(mg/kg) = \frac{杂质最大允许量}{供试品量} \times 10^3$$

在限量检查法中,由于供试品中所含杂质是否超限是与杂质对照品溶液(精密量取一定量的待检杂质标准溶液配制而成)进行比较来确定的,因此,杂质的最大允许量也就是杂质标准溶液的浓度($c$)与体积($V$)的乘积。杂质限量($L$)又可用下式计算:

$$L(\%) = \frac{cV}{W} \times 100\%$$

$$L(\text{mg/kg}) = \frac{cV}{W} \times 10^3$$

式中，$L$ 为杂质限量，%或 mg/kg；$c$ 为标准溶液浓度，g/ml；$W$ 为供试品取样量，g。

### 案例分析

芒硝中重金属检查，取本品 2.0g，加稀醋酸 2ml，与水适量溶解使成 25ml，依法检查重金属。已知标准铅溶液（每 1ml 相当于 10μg 的 Pb）2ml，计算重金属限量。

**解：**

$$L = \frac{cV}{W} \times 10^3 = \frac{10 \times 10^{-6} \times 2}{2.0} \times 10^3 = 10 \times 10^{-3}(\text{g/kg}) = 10(\text{mg/kg})$$

#### 3. 杂质检查的方法

中药制剂中杂质的限量检查法可分为对照法、定量分析法和灵敏度法。

（1）对照法　对照法是指取一定量待检杂质对照品配成对照液，与一定量供试品溶液在相同条件下处理，比较反应结果，从而判断供试品中所含杂质是否超出限量。例如重金属、砷盐检查所用的目视比色法，特殊杂质的薄层色谱检查法等。

（2）定量分析法　该法可测定杂质的准确含量。如：气相色谱法测定农药残留量、甲醇量；蒸馏法测定二氧化硫残留量；高效液相色谱法测定黄曲霉毒素；原子吸收分光光度法测定重金属及有害元素等。

（3）灵敏度法　该法是以检测条件下反应的灵敏度来控制杂质限量。即在供试品溶液中加入检测试剂，在一定反应条件下，不得出现正反应，以此来判断供试品中所含的杂质是否符合限量规定。此法操作简便且不需要对照品。例如芒硝中镁盐检查：取本品 2g，加水 20ml 溶解后，加氨试液与磷酸氢二钠试液各 1ml，5分钟内不得发生浑浊。

### 【任务实施】

## 查阅清开灵注射液杂质检查项

### 一、任务步骤

（1）查阅《中国药典》2020年版一部中清开灵注射液的标准，杂质检查项目有哪些？
（2）根据查阅内容，说出哪些是一般杂质，哪些是特殊杂质？
（3）试着分析清开灵注射液的杂质检查项目采用哪种杂质检查方法。

### 二、任务报告

以书面形式完成任务步骤中的内容。

### 三、任务评价

任务评价主要从任务准备、任务过程及任务报告几个方面进行，详细内容见下表。

## 任务考核评价表

| 考核任务 | 评价点 | 评价标准 | 分值 | 得分 |
|---|---|---|---|---|
| 认识杂质 | 任务准备 | 能正确理解药品杂质的定义,掌握中药制剂杂质检查方法 | 10 | |
| | | 能写出杂质限量的计算公式 | 10 | |
| | 任务过程 | 能熟练查阅药典相关内容,并在规定的时间内完成 | 40 | |
| | | 能认真听讲、仔细观察,能积极思考、自主探索,能积极参与、主动交流 | 20 | |
| | 任务报告 | 报告格式规范,书写工整,内容完整,条理清晰,结果正确 | 20 | |
| | | 合计 | 100 | |

# 任务二 灰分测定

## 【学习目标】

1. **知识目标**
掌握灰分的分类、检查原理与方法。
2. **能力目标**
能依据标准与检验数据正确计算灰分限量。
3. **素质目标**
培养细致观察、锐意进取的精神和探究知识的意愿。

总灰分检查

### 课堂讨论

2011年9月20日,某高校实验员用马弗炉检查中药灰分,由于操作不规范,不慎将药物落入650℃炉中,立即着火,浓烟引起报警,随后立即用干粉灭火器将火扑灭。由于灭火及时,且周边无易燃易爆物,未引起更大的损失。

讨论:1. 为了安全地开展实验,使用马弗炉时应注意哪些事项?
2. 实验安全,包括人身安全和实验室安全,实验前,需要预先做好哪些准备?

## 【任务要求】

掌握灰分的分类、检查原理与方法,熟悉灰分限量标准,了解试验过程中与安全相关的事项。

## 【任务准备】

九味羌活丸、标准筛、分析天平、坩埚、变色硅胶(干燥剂)、表面皿、马弗炉、恒温水浴锅、恒温干燥箱、干燥器、10%硝酸铵溶液、稀盐酸、硝酸、硝酸银试液、无灰滤纸等。

## 【相关知识】

灰分测定包括总灰分测定和酸不溶性灰分测定。

将纯净而无任何杂质的中药或中药制剂粉碎后,高温炽灼,则植物组织中的有机物全部氧化分解成二氧化碳、水等而逸出,所剩非挥发性物质(植物组织所含的各种盐类),则成灰分而残留。例如,夏枯草中的钾盐,大黄、甘草、红花中的草酸钙等。由此所得灰分称为"生理灰分"。总灰分则包括生理灰分和酸不溶性灰分(药材外表黏附的泥沙等外来无机杂质)。每一种中药材或制剂,在无外来掺杂物时,其生理灰分都有一定的含量范围,但如果总灰分超过了生理灰分含量限度范围,则说明有泥沙(主要为硅酸盐)等杂质掺入。

总灰分加盐酸处理,得到不溶于盐酸的灰分(泥沙等)称为酸不溶性灰分。由于草酸钙等生理灰分可溶于稀盐酸,而泥沙等外来无机杂质难溶于稀盐酸,因此,对于那些生理灰分本身差异较大,特别是含草酸钙较多的中药,酸不溶性灰分能更好地表征其中泥沙等无机杂质的掺杂程度。如大黄,由于生长条件不同,总灰分在8%～20%范围内,在这种情况下,总灰分的测定难以确证是否有外来无机杂质存在,就需要测定酸不溶性灰分。《中国药典》对许多中药材、中药提取物及中药制剂中的灰分做出了限量规定,见表4-1。

表4-1 部分中药材、中药提取物和中药制剂的灰分检查的限量

| 品名 | 总灰分/% | 酸不溶性灰分/% |
| --- | --- | --- |
| 一枝黄花 | ≤8.0 | ≤4.0 |
| 三七 | ≤6.0 | ≤3.0 |
| 木瓜 | ≤5.0 | — |
| 防风 | ≤6.5 | ≤1.5 |
| 山楂 | ≤3.0 | |
| 车前子 | ≤6.0 | ≤2.0 |
| 甘草浸膏 | ≤12.0 | — |
| 人参总皂苷 | ≤6.0 | — |
| 水牛角浓缩粉 | ≤3.5 | ≤1.5 |
| 九味羌活丸 | ≤7.0 | ≤2.0 |
| 安宫牛黄丸 | — | ≤1.0 |

## 一、总灰分测定法

**1. 测定原理**

供试品在500～600℃高温炽灼,使其中有机物完全分解逸出,而无机成分生成灰分残渣,根据残渣重量,计算出供试品中的总灰分含量。

**2. 仪器试剂**

标准筛、分析天平、马弗炉、恒温干燥箱、干燥器、坩埚、10%硝酸铵溶液、变色硅胶(干燥剂)等。

**3. 操作方法**

取供试品适量,粉碎使能通过二号筛,混合均匀后,取供试品2～3g(如需测定酸不溶性灰分,可取供试品3～5g),置炽灼至恒重的坩埚中,称定重量,缓缓炽热,注意避免燃烧,至完全炭化时,逐渐升高温度至500～600℃,使完全灰化并至恒重。根据残渣重量,

计算供试品中总灰分的含量（%）。

#### 4. 注意事项

① 测定前，坩埚应洗净、干燥至恒重（连续两次干燥或炽灼后的重量差异在0.3mg以下）。供试品炽灼后也要至恒重。

② 移动坩埚应使用坩埚钳或厚纸条，不得徒手操作。

③ 对马弗炉的使用要严格按操作规程操作。

④ 如供试品不易灰化，可将坩埚放冷，加热水或10%硝酸铵溶液2ml，使残渣湿润，然后置水浴上蒸干，残渣照前法炽灼，至坩埚内容物完全灰化。

⑤ 炽灼操作时，实验人员不得离去，并注意防止供试品燃烧或引起其他事故。

#### 5. 计算与结果判断

$$总灰分含量（\%） = \frac{m_1}{m_2} \times 100\%$$

式中，$m_1$为炽灼后残渣的重量，g；$m_2$为炽灼前供试品的重量，g。

将计算结果与该品种项下的规定值进行比较，低于规定限度的，总灰分符合规定；高于规定限度的，则不符合规定。

## 二、酸不溶性灰分测定法

#### 1. 仪器试剂

标准筛、分析天平、变色硅胶（干燥剂）、表面皿、坩埚、马弗炉、恒温水浴锅、恒温干燥箱、干燥器、10%硝酸铵、稀盐酸、硝酸、硝酸银试液、无灰滤纸等。

#### 2. 操作方法

取供试品适量，粉碎使能通过二号筛，混合均匀后，取供试品3～5g，置炽灼至恒重的坩埚中，称定重量，缓缓炽热，注意避免燃烧，至完全炭化时，逐渐升高温度至500～600℃，使完全灰化并至恒重。在坩埚中小心加入稀盐酸约10ml，用表面皿覆盖坩埚，置水浴上加热10分钟，表面皿用热水5ml冲洗，洗液并入坩埚中，用无灰滤纸滤过，坩埚内的残渣用水洗于滤纸上，并洗涤至洗液不显氯化物反应为止。滤渣连同滤纸移至同一坩埚中，干燥，炽灼至恒重。根据残渣重量，计算供试品中酸不溶性灰分的含量（%）。

#### 3. 计算与结果判断

$$酸不溶性灰分含量（\%） = \frac{m_1}{m_2} \times 100\%$$

式中，$m_1$为酸不溶性残渣的重量，g；$m_2$为炽灼前供试品的重量，g。

将计算结果与该品种项下的规定值进行比较，判断供试品中酸不溶性灰分是否超过规定限量。

### 【任务实施】

## 九味羌活丸灰分与酸不溶性灰分测定

### 一、任务分析

九味羌活丸处方由羌活、防风、苍术、细辛、川芎、白芷、黄芩、甘草、地黄等9味药组成，以上九味，粉碎成细粉，过筛，混匀，用水泛丸，干燥，即得。处方中的药材皆为原粉入药，在药品标准中需要进行灰分和酸不溶性灰分检查。

## 二、任务步骤

### 1. 空坩埚恒重
取洁净坩埚置高温炉内，将坩埚盖斜盖于坩埚上，经加热至500～600℃炽灼约30分钟，停止加热，待高温炉冷却至300℃，取出坩埚，置适宜的干燥器内，盖好坩埚盖，放冷至室温，精密称定坩埚重量（准确至0.1mg）。再以同样条件重复操作，直至恒重，备用。

### 2. 称取供试品
取供试品（经粉碎，过二号筛并混匀）4g置已炽灼至恒重的坩埚中，精密称定。

### 3. 炭化与灰化
将盛有供试品的坩埚置电炉上缓缓炽热（注意避免燃烧），至完全炭化，转移至高温炉，逐渐升高温度至500～600℃，使完全灰化并至恒重。

### 4. 总灰分计算
总灰分不得过7.0%。

### 5. 酸不溶性灰分加热
取上述所得的灰分，在坩埚中小心加入稀盐酸10ml，用表面皿覆盖，置水浴上加热10分钟。

### 6. 洗涤与过滤
表面皿用热水5ml冲洗，洗液并入坩埚中，用无灰滤纸滤过，坩埚内的残渣用水洗于滤纸上，并用水洗涤残渣和滤纸至洗液不显氯化物反应为止。

### 7. 炽灼
滤渣连同滤纸移置原坩埚中，干燥，炽灼至恒重。

### 8. 酸不溶性灰分计算
酸不溶性灰分不得过2.0%。

## 三、任务报告

以书面形式完成任务步骤中的内容。

## 四、任务评价

任务评价主要从任务准备、任务过程及任务报告几个方面进行，详细内容见下表。

### 任务考核评价表

| 考核任务 | 评价点 | 评价标准 | 分值 | 得分 |
|---|---|---|---|---|
| 九味羌活丸灰分与酸不溶性灰分测定 | 任务准备 | 药品准备、实验器材准备 | 10 | |
| | | 实验方案的撰写 | 10 | |
| | 任务过程 | 称量、恒重、炭化、灰化 | 40 | |
| | | 酸化、炽灼 | 20 | |
| | 任务报告 | 报告格式规范，书写工整，内容完整，条理清晰，结果正确 | 20 | |
| | | 合计 | 100 | |

# 任务三　重金属检查

## 【学习目标】

### 1. 知识目标
掌握重金属检查的原理与方法；熟悉重金属限量检查的对照与样品设置；了解常见的重金属元素及重金属对人的危害。

### 2. 能力目标
能依据药物性质，选择合适的重金属检查方法；能依据标准，完成取样量的设置及对照溶液的配制。

### 3. 素质目标
了解重金属的危害及中药中重金属的来源途径，提升环保意识。

## 课堂讨论

2012年4月15日，央视《每周质量报告》曝光，某省一些企业用生石灰给皮革废料进行脱色漂白和清洗，随后熬制成工业明胶，卖给某省某县药用胶囊生产企业，最终流向药品企业。经调查发现，9家药厂的13个批次药品所用胶囊重金属铬含量超标，其中超标最多的达90多倍。铬毒性较高，容易进入人体内蓄积。不法企业的恶劣行为让人震惊，相关涉事企业被关停，责任人也受到法律的制裁。

讨论：1. 铬元素都有哪些毒性，药用胶囊对铬的限量是多少？
2. 该起事件反映了涉事企业在药品生产与质量管理上存在哪些问题？从该起事件得到哪些启示？

## 【任务要求】

掌握重金属测定的3种方法及适用条件；熟悉对照的设置与标准溶液的配制；了解重金属概念及实验注意事项。

## 【任务准备】

石膏、电炉、25ml纳氏比色管及比色管架；万分之一分析天平；量瓶、刻度吸管、烧杯、锥形瓶、量筒等；其他试剂均为分析纯试剂；石膏（市售品）。

## 【相关知识】

重金属系指在规定实验条件下能与硫代乙酰胺或硫化钠试液作用而显色的金属杂质。如银、铅、汞、铜、镉、铋、锑、锌、钴与镍等。中药材中的重金属主要来源于栽培地的土壤、空气和水，工业"三废"的污染及地质有害元素背景等。重金属影响药物的稳定性及安全性，由于药品生产过程中遇到铅的机会较多，且铅在人体内易蓄积中毒，故重金属检查一

项目四　中药制剂的杂质检查技术

般以铅为代表。

重金属检查是利用重金属离子与显色剂反应生成不溶性的有色重金属硫化物微粒，比较供试品溶液和对照品溶液（取一定量的标准铅溶液配制而成）所呈颜色的深浅或浑浊程度，判断供试品中重金属的限量是否符合规定。

《中国药典》2020年版收载了三种方法检查重金属。

## 一、第一法（硫代乙酰胺法）

硫代乙酰胺法适用于溶于水、稀酸或与水互溶的有机溶剂，不经有机破坏，在酸性溶液中显的限量检查法。

硫代乙酰胺检查重金属

### 1. 检查原理

硫代乙酰胺在弱酸性（pH 3.5的醋酸盐缓冲溶液）条件下水解产生硫化氢气体，硫化氢与微量重金属离子作用生成黄色到棕黑色的金属硫化物均匀混悬液，与一定量的标准铅溶液经同法处理后所呈颜色比较，判断供试品中重金属是否超过限量。

$$CH_3CSNH_2 + H_2O \xrightarrow{pH=3.5} CH_3CONH_2 + H_2S$$

$$Pb^{2+} + H_2S \xrightarrow{pH=3.5} PbS\downarrow + 2H^+$$

### 2. 仪器与试剂

分析天平、量瓶（100ml、1000ml）、量筒（10ml）、纳氏比色管（25ml）及比色管架、试剂瓶（25ml）、滴瓶、白纸、玻璃棒、硝酸铅、硝酸、醋酸盐缓冲液（pH 3.5）、蔗糖或葡萄糖、硫代乙酰胺、盐酸。

### 3. 方法

（1）标准铅溶液的制备　称取硝酸铅0.1599g，置1000ml量瓶中，加硝酸5ml与水50ml溶解后，用水稀释至刻度，摇匀，作为贮备液（每1ml相当于100μg的Pb）。临用前，精密量取标准铅贮备液10ml，置100ml的量瓶中，加水稀释至刻度，摇匀，即得标准铅溶液（每1ml相当于10μg的Pb）。加硝酸是为了防止硝酸铅水解。临用前取贮备液稀释配制，可防止因硝酸铅水解而产生误差。配制与贮存标准铅溶液用的玻璃容器，均不得含有铅。

（2）检查方法　除另有规定外，取25ml纳氏比色管三支，甲管中加标准铅溶液一定量与醋酸盐缓冲液（pH 3.5）2ml后，加水或各品种项下规定的溶剂稀释成25ml，乙管中加入按该品种项下规定的方法制成的供试品溶液25ml；丙管中加入与乙管相同量的供试品，加配制供试品溶液的溶剂适量使溶解，再加与甲管相同量的标准铅溶液与醋酸盐缓冲液（pH 3.5）2ml后，用溶剂稀释成25ml；若供试品溶液带颜色，可在甲管中滴加少量的稀焦糖溶液或其他无干扰的有色溶液，使之与乙管、丙管一致；再在甲、乙、丙三管中分别加硫代乙酰胺试液各2ml，摇匀，放置2分钟，同置白纸上，自上向下透视，当丙管中显出的颜色不浅于甲管时，乙管中显示的颜色与甲管比较，不得更深。如丙管中显出的颜色浅于甲管，应取样按第二法重新检查。

（3）结果判断　若乙管所显颜色浅于甲管，则重金属检查符合规定；若乙管所显颜色深于甲管，则重金属检查不符合规定。

### 4. 注意事项

① 本法适宜的比色浓度范围为27ml溶液中含10～20μg Pb。若小于10μg或大于20μg，

则颜色太浅或太深，均不利于目视观察比较。故标准铅溶液的用量为2ml。

② 硫代乙酰胺法与重金属反应的最佳pH为3.0～3.5，在此酸度范围内，硫化铅的沉淀比较完全，显色最明显。若酸度增大，则显色变浅，酸度过大甚至不显色。故配制醋酸盐缓冲液（pH 3.5）时，应用pH计进行调节。如果供试品用强酸溶解或在处理中用了强酸，则应在加入醋酸盐缓冲溶液前加氨试液至对酚酞指示液显中性。最佳显色时间为2分钟。

③ 配制供试品溶液时，如使用的盐酸超过1ml，氨试液超过2ml，或加入其他试剂进行处理者，除另有规定外，甲管溶液应取同样同量的试剂置瓷皿中蒸干后，加醋酸盐缓冲液（pH 3.5）2ml与水15ml，微热溶解后，移置纳氏比色管中，加标准铅溶液一定量，再用水或各品种项下规定的溶剂稀释成25ml。

④ 供试品溶液有颜色。可在对照液管中加稀焦糖液（取蔗糖或葡萄糖约5g，置瓷蒸发皿或瓷坩埚中，在不断搅拌下，加热至呈棕色糊状，放冷，用水溶解成约25ml，滤过，贮于滴瓶中备用）或其他无干扰的有色溶液，使之与供试液颜色一致，而后加入硫代乙酰胺试液。如在甲管中滴加稀焦糖溶液或其他无干扰的有色溶液，仍不能使颜色一致时，应取样按第二法检查。

⑤ 供试品中含高铁盐。在弱酸性溶液中会使硫代乙酰胺水解生成的硫化氢氧化析出硫，影响检查，可在甲、乙、丙三管中分别加入维生素C 0.5～1.0g，将高铁离子还原成为亚铁离子消除干扰，再照上述方法检查。

## 二、第二法（炽灼后硫代乙酰胺法）

适用于难溶或不溶于水、稀酸或与水互溶有机溶剂的药物，如含芳环、杂环的有机药物的重金属检查。中药饮片与中药制剂大多化学成分复杂，一般难溶或不溶于水、稀酸及有机溶剂，故重金属检查大多采用此法。

炽灼法检查重金属

### 1. 检查原理

由于重金属可能与芳环或杂环药物形成牢固的共价键，需先将供试品灼烧破坏，使与有机分子结合的重金属游离出来，再取炽灼残渣加硝酸处理，使有机物分解、破坏完全，然后按第一法进行检查。

### 2. 仪器试剂

分析天平、恒温水浴锅、量瓶（100ml、1000ml）、量筒（10ml）、纳氏比色管（25ml）及比色管架、试剂瓶（25ml）、滴瓶、马福炉、坩埚、瓷皿、白纸、玻璃棒；硝酸铅、硝酸、硫酸、醋酸盐缓冲液（pH 3.5）、蔗糖或葡萄糖、硫代乙酰胺、维生素C、盐酸、氨试液、酚酞指示液。

### 3. 操作方法

（1）标准铅溶液的制备　同第一法。

（2）检查方法　除另有规定外，取各品种项下规定量的供试品，按炽灼残渣检查法进行炽灼处理，然后取遗留的残渣；或直接取炽灼残渣项下遗留的残渣；如供试品为溶液，则取各品种项下规定量的溶液，蒸发至干，再按上述方法处理后取遗留的残渣；加硝酸0.5ml，蒸干，至氧化氮蒸气除尽后（或取供试品一定量，缓缓炽灼至完全炭化，放冷，加硫酸0.5～1.0ml，使其湿润，用低温加热至硫酸除尽后，加硝酸0.5ml，蒸干，至氧化氮蒸气除尽后，放冷，在500～600℃炽灼使完全灰化），放冷，加盐酸2ml，置水浴上蒸干后加水15ml，滴加氨试液至对酚酞指示液显微粉红色，再加醋酸盐缓冲液（pH 3.5）2ml，微热溶解后，移置纳氏比色管中，加水稀释成25ml，作为乙管；另取配制供试品溶液的试剂，置瓷皿中蒸干后，加醋酸盐缓冲液（pH 3.5）2ml 与水 15ml，微热溶解后，移置纳氏比色管中，加标准铅溶液一定量，再用水稀释成25ml，作为甲管。再在甲、乙两管中分别加硫代乙酰胺试液2ml，摇匀，放置2分钟，同置白纸上，自上向下透视，乙管显示的颜色与甲管比较，不得更深。

（3）结果判断　供试管（乙管）所显颜色浅于对照管（甲管），判为符合规定；否则，判为不符合规定。

### 4. 注意事项

① 炽灼温度对重金属检查影响较大。温度越高，重金属损失越多；温度过低灰化不完全，重金属不能全部游离。所以炽灼温度必须控制在 500～600℃。

② 炽灼残渣加硝酸处理后，必须蒸干以除尽氧化氮，防止亚硝酸使硫代乙酰胺水解生成的硫化氢被氧化而析出硫，影响检查。蒸干后的残渣加盐酸处理，目的是使重金属转为氯化物，应水浴上蒸干以驱除多余的盐酸。

③ 含钠或氟的供试品在炽灼时能腐蚀瓷坩埚而带入较多的重金属，应改用石英坩埚或铂坩埚操作。

④ 为了消除盐酸或其他试剂可能夹杂重金属的影响，在配制供试品溶液时，如使用的盐酸超过1.0ml（或与盐酸1.0ml相当的稀盐酸），氨试液超过2ml，或加入其他试剂进行处理者，除另有规定外，对照液中应取同样同量的试剂置瓷皿中蒸干，加醋酸盐缓冲液（pH 3.5）2ml 与水 15ml，微热溶解后，移至纳氏比色管中，加标准铅溶液一定量，再用水稀释成25ml。

## 三、第三法（硫化钠法）

硫化钠法检查重金属

硫化钠法适用于能溶于碱而不溶于稀酸（或在稀酸中即生成沉淀）的药物的重金属限量检查。

### 1. 检查原理

在碱性条件下，中药制剂中的重金属离子与硫化钠试液作用，生成有色的金属硫化物混悬液，与一定量标准铅溶液经同法处理所呈现的颜色进行比较，判断供试品中重金属是否超过规定限量。

$$Pb^{2+} + Na_2S \xrightarrow{NaOH} PbS\downarrow + 2Na^+$$

### 2. 仪器试剂

分析天平、量瓶（100ml、1000ml）、量筒（10ml）、纳氏比色管（25ml）、比色管架、试剂瓶（25ml）、滴瓶、玻璃棒；标准铅溶液、氢氧化钠试液、硫化钠试液等。

### 3. 操作方法

（1）标准铅溶液的制备　同第一法。

（2）检查方法　除另有规定外，取供试品适量，加氢氧化钠试液5ml与水20ml溶解后，置纳氏比色管中，加硫化钠试液5滴，摇匀，与一定量的标准铅溶液同样处理后的颜色比较，不得更深。

（3）结果判断　供试管中显示的颜色浅于对照管，判为符合规定；否则，判为不符合规定。

### 4. 注意事项

硫化钠试液的稳定性与硫化钠的纯度有很大关系,应采用分析纯硫化钠配制。硫化钠试液对玻璃有一定的腐蚀性,而且久置会产生絮状物,应临用前配制。

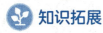 知识拓展

#### 电感耦合等离子体质谱法

电感耦合等离子体质谱法（ICP-MS）是一种用于测定微量元素的分析方法,它是一种结合了电感耦合等离子体发射光谱（ICP-OES）和质谱技术的分析方法。它可以用来测定各种元素,包括金属元素、非金属元素和有机元素。ICP-MS的原理是,将样品中的元素通过电感耦合等离子体（ICP）离子化,然后将离子化的元素通过质谱仪进行检测。质谱仪可以检测出离子化的元素的质量和数量,从而可以确定样品中元素的含量。

《中国药典》2020年版将ICP-MS法作为重金属及有害元素项目检查的检测技术,也是实验室较为常用的中药元素分析方法。电感耦合等离子体质谱仪通过将电感耦合等离子体的超高温电离能力与质谱的快速分析能力结合,能够同时测定多种元素及同位素,灵敏度高,选择性好。

## 【任务实施】

### 矿物药石膏中重金属的检查

#### 一、任务分析

石膏为硫酸盐类矿物石膏族石膏,主含含水硫酸钙（$CaSO_4 \cdot 2H_2O$）,采挖后,除去杂石及泥沙。依据药品标准其重金属限量为不得过10mg/kg。

#### 二、任务步骤

取样品16g,加冰醋酸4ml与水96ml,煮沸10分钟,放冷,滤过,用水洗涤并定容至100ml。取25ml纳氏比色管2支,甲管中加标准铅溶液2ml与醋酸盐缓冲液（pH=3.5）2ml后加水使成25ml。乙管加样品滤液25ml,在甲乙两管中分别加硫代乙酰胺试液2ml,摇匀,放置2分钟,同置白纸上,自上向下透视,乙管中显出的颜色与甲管比较,不得更深。

#### 三、任务报告

以书面形式完成任务报告撰写,内容至少包含目的、方案、原理、仪器与试药、标准溶液与供试品溶液配制、过程、结果与结论等。

#### 四、任务评价

任务评价主要从任务准备、任务过程、任务报告几个方面进行评价,详细内容见下表。

**任务考核评价表**

| 考核任务 | 评价点 | 评价标准 | 分值 | 得分 |
|---|---|---|---|---|
| 矿物药石膏中重金属的检查 | 任务准备 | 能正确理解药品重金属检查的定义；能掌握重金属检查的内容；能熟练说出重金属检查的三种方法原理，并能写出反应式 | 10 | |
| | | 能熟练选择实验用仪器、试药 | 10 | |
| | 任务过程 | 实验操作规范，详细记录观察结果 | 40 | |
| | | 能认真听讲、仔细观察，能积极思考、自主探索，能积极参与、主动交流 | 20 | |
| | 任务报告 | 报告格式规范、书写工整、内容完整、条理清晰、结果正确 | 20 | |
| 合计 | | | 100 | |

# 任务四　砷盐检查

## 【学习目标】

### 1. 知识目标

掌握古蔡氏法进行砷盐检查法的原理和方法。熟悉二乙基二硫代氨基甲酸银法进行砷盐检查的原理与操作方法。

### 2. 能力目标

能依据药品性质及标准要求，选择合适的砷盐测定方法；依据古蔡氏法的要求，完成中药中微量砷盐的检查，能依据砷斑结果，正确给出检验结论。

### 3. 素质目标

理解砷盐检查对质量的重要性，对药品安全的重要性；树立社会责任感，树立对药品安全性标准的敬畏心。

### 课堂讨论

传统中药中雄黄、雌黄及信石含有砷化物，我国含砷中药的应用具有悠久的历史，含砷制剂对肿瘤的治疗是近年来的研究热点。经过多年的研究实践，低剂量的三氧化二砷注射液，用于治疗急性早幼粒细胞白血病，已经成为一种国际公认的治疗方式。无机砷化物具有明显的毒性，但又被临床证实具有抗肿瘤、抗炎、抗菌等药物治疗作用，体现出药物作用的双重性。

讨论："传承精华，守正创新"，中医药在新的时代也在不断发展，在疾病治疗中发挥着重要作用，中药含砷药物在现代出现了哪些新的应用？

## 【任务要求】

学会砷盐检查中标准砷溶液的制备；掌握古蔡氏法微量砷盐检查的实验方法；熟悉砷盐

检查的注意事项；了解毒性试剂贮藏、使用要求。

## 【任务准备】

黄连上清片、电子分析天平（感量0.1mg）、托盘天平（感量0.1g）、恒温水浴锅、量瓶（100ml、1000ml）、量筒（10ml）、纳氏比色管（25ml）、试剂瓶（25ml）、滴瓶、高温炉、坩埚、瓷皿、白纸、玻璃棒、硝酸铅、硝酸、硫酸、醋酸盐缓冲液（pH 3.5）、蔗糖或葡萄糖、硫代乙酰胺、抗坏血酸、盐酸、氨试液、酚酞指示液等。

## 【相关知识】

在中药材种植中使用的除草剂、杀虫剂以及中药制剂在生产过程中使用的无机试剂，都会使中药及其制剂中含有微量砷。砷盐的毒性较大，对神经系统、心血管系统、呼吸系统等产生损伤，所以在多种药物中需要检查砷盐，并严格控制其限量。

砷盐检查法系指药物中微量砷盐（以As计算）的限量检查。即比较供试品溶液与一定量的标准砷溶液相同条件下处理所呈现的砷斑颜色深浅，判断供试品中砷盐是否符合限量规定。

《中国药典》收载了两种砷盐检查法，即古蔡氏法（Gutzeit）和二乙基二硫代氨基甲酸银法（Ag-DDC法）。此外，还采用原子吸收分光光度法（AAS）或电感耦合等离子体质谱法（ICP-MS）测定某些中药中的砷元素，严格控制砷盐含量。

## 一、古蔡氏法

用于中药制剂中砷盐的限量检查，不能测定砷盐的准确含量。

古蔡氏法
检查砷盐

### （一）检查原理

古蔡氏法是利用金属锌与酸作用产生新生态的氢，与供试品中的微量砷盐反应生成具有挥发性的砷化氢，遇溴化汞试纸产生黄色至棕色的砷斑，在相同条件下与一定量的标准砷溶液所产生的砷斑比较，以判定供试品中砷盐是否超过限量。

反应式如下：

$$As^{3+} + 3Zn + 3H^+ \longrightarrow AsH_3\uparrow + 3Zn^{2+}$$

$$AsO_3^{3-} + 3Zn + 9H^+ \longrightarrow AsH_3\uparrow + 3Zn^{2+} + 3H_2O$$

$$AsO_4^{3-} + 4Zn + 11H^+ \longrightarrow AsH_3\uparrow + 4Zn^{2+} + 4H_2O$$

$$AsH_3 + 2HgBr_2 \longrightarrow 2HBr + AsH(HgBr)_2（黄色）$$

$$AsH_3 + 3HgBr_2 \longrightarrow 3HBr + As(HgBr)_3（棕色）$$

### （二）仪器试剂

分析天平、恒温水浴锅、马弗炉、坩埚、干燥器、变色硅胶（干燥剂）、量瓶（100ml、1000ml）、量筒（10ml）、定量滤纸、盐酸、碘化钾、锌粒、稀硫酸、20%氢氧化钠溶液、酸性氯化亚锡试液、溴化汞试纸、醋酸铅棉花。

### (三)操作方法

#### 1. 仪器装置

如图4-1所示。A为100ml标准磨口锥形瓶；B为中空的标准磨口塞，上连导气管C（外径8.0mm，内径6.0mm），全长约180mm；D为具孔的有机玻璃旋塞，其上部为圆形平面，中央有一圆孔，孔径与导气管C的内径一致，其下部孔径与导气管C的外径相适应，将导气管C的顶端套入旋塞下部孔内，并使管壁与旋塞的圆孔相吻合，黏合固定；E为中央具有圆孔（孔径6.0mm）的有机玻璃旋塞盖，与D紧密吻合。

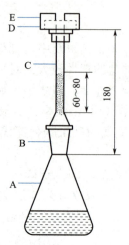

图4-1 古蔡氏法检查砷盐仪器装置图（单位：mm）
A—标准磨口锥形瓶；B—中空的标准磨口塞；C—导气管；
D—具孔有机玻璃旋塞；E—具孔有机玻璃旋塞盖

#### 2. 导气管的准备

在导气管C中装入醋酸铅棉花60mg（高度为60~80mm），再于旋塞D的顶端平面上放一片溴化汞试纸（试纸大小以能覆盖孔径而不露出平面外为宜），盖上旋塞盖E并旋紧，即得。

#### 3. 标准砷溶液的制备

称取三氧化二砷0.132g，置1000ml量瓶中，加20%氢氧化钠溶液5ml溶解后，用适量的稀硫酸中和，再加稀硫酸10ml，用水稀释至刻度，摇匀，作为标准砷贮备液。标准砷贮备液存放时间一般不宜超过一年。临用前，精密量取标准砷贮备液10ml，置1000ml量瓶中，加稀硫酸10ml，用水稀释至刻度，摇匀，即得（每1ml相当于1μg的As）。

#### 4. 标准砷斑的制备

精密量取标准砷溶液2ml，置A瓶中，加盐酸5ml与水21ml，再加碘化钾试液5ml与酸性氯化亚锡试液5滴，在室温放置10分钟后，加锌粒2g，立即将照上法装妥的导气管C密塞于A瓶上，并将A瓶置25~40℃水浴中，反应45分钟，取出溴化汞试纸，即得。

若供试品需经有机破坏后再行检砷，则应取标准砷溶液代替供试品，照各药品项下规定的方法同法处理后，依法制备标准砷斑。

#### 5. 样品砷斑的制备

取各药品项下规定方法制成的供试品溶液，置A瓶中，加盐酸5ml与水适量使成28ml，照标准砷斑的制备，自"再加碘化钾试液5ml"起，依法操作。将生成的砷斑与标准砷斑比较，供试品砷斑的颜色不得比标准砷斑更深。

**6. 结果判断**

供试品砷斑的颜色比标准砷斑颜色浅，则砷盐检查符合规定，供试品砷斑的颜色比标准砷斑颜色深，则砷盐检查不符合规定。

**（四）注意事项**

① 所用仪器和试液等按本法检查，均不应生产砷斑，或至多生成仅可辨认的斑痕。新购置的仪器装置，在使用前应检查是否符合要求。可将所使用的仪器装置依法制备标准砷斑，所得砷斑应呈色一致。同一套仪器应能辨别出标准砷溶液1.5ml与2.0ml所呈砷斑的深浅。

② 药物中存在的微量砷通常以三价的亚砷酸盐或五价的砷酸盐存在，五价状态的砷被还原生成砷化氢的速度比三价砷慢，三价砷生成砷化氢在2小时内已反应完全，而五价砷在同时间内仅五分之一起反应。故加入还原剂碘化钾和氯化亚锡，使五价砷还原为三价砷，加快反应速度。碘化钾被氧化生成的碘又被酸性氯化亚锡还原为碘离子，碘离子与反应生成的锌离子形成稳定的配离子，有利于生成砷化氢的反应不断进行。

$$AsO_4^{3-} + 2I^- + 2H^+ \longrightarrow AsO_3^{3-} + I_2 + H_2O$$
$$AsO_4^{3-} + Sn^{2+} + 2H^+ \longrightarrow AsO_3^{3-} + Sn^{4+} + H_2O$$
$$I_2 + Sn^{2+} \longrightarrow 2I^- + Sn^{4+}$$
$$4I^- + Zn^{2+} \longrightarrow [ZnI_4]^{2-}$$

氯化亚锡还可与锌作用，锌置换出锡沉积在锌粒表面形成锌-锡齐，起去极化作用，加快锌粒与盐酸作用，使氢气均匀而连续地产生，有利于砷斑的形成，增加反应的灵敏度和准确度。

$$Sn^{2+} + Zn \longrightarrow Sn + Zn^{2+}$$

氯化亚锡与碘化钾的存在，还可抑制锑化氢生成，因为锑化氢也能与溴化汞试纸作用，生成有色锑斑。但在实验条件下，100μg锑存在也不至于干扰测定。

③ 供试品和锌粒中可能含有少量硫化物，在酸性溶液中产生的硫化氢气体与溴化汞试纸作用产生硫化汞色斑，干扰检查。故用醋酸铅棉花吸收硫化氢气体，排除硫化氢干扰。

醋酸铅棉花的制备：取脱脂棉1.0g，浸入醋酸铅试液与水的等容混合液12ml中，湿透后，挤压除去过多的溶液，并使之疏松，在100℃以下干燥后，贮存于玻璃塞瓶中备用。

醋酸铅棉花用量约60mg，均匀塞入导气管中部高度为60～80mm，以控制醋酸铅棉花填充的松紧度，使其既能免除硫化氢的干扰，又可使砷化氢以适宜的速度通过。同时醋酸铅棉花要保持干燥，如有湿润，应重新更换。

④ 制备标准砷斑应与供试品检查同时进行。因砷斑不稳定，遇光、热及湿气易褪色，故反应中应保持干燥及避光，反应完毕立即比色。标准砷溶液应当天配置，标准砷贮备液存放时间一般不宜超过1年。

⑤ 砷斑色泽的控制。砷斑色泽的深浅随砷化氢的量而定，砷斑颜色过深或过浅都会影响比色的准确性。标准砷溶液为2ml（相当于2μg的As）所形成的色斑色度适中、清晰，便于比较。因此，当供试品砷限量不同时，应采用改变供试品取用量的方法来适应要求，而不

采用改变标准砷溶液用量的办法。

⑥ 应使用无砷锌粒。锌粒大小影响反应速度，为使产生砷化氢气体的速度适宜，以能通过一号筛（粒径2mm左右）的锌粒为宜。反应时间为45分钟。若锌粒较大，用量应酌情增加，反应时间亦应延长至1小时。反应温度应控制在25～40℃之间，冬季可置温水浴中。如反应太快，宜适当降低反应温度，使砷化氢气体均匀产生。

⑦ 制备溴化汞试纸所用滤纸的质量，对生成砷斑的色泽有影响。用定性滤纸，所显砷斑色调较暗，深浅梯度无规律；用定量滤纸质地疏松者，所显砷斑色调鲜明，深浅梯度规律，便于观察比较。因此，应选用质量较好、质地疏松的中速定量滤纸。溴化汞试纸一般应新鲜制备。

⑧ 中药及其制剂一般需经有机破坏后检查砷盐。因砷盐常与有机药物的环状结构以共价键结合，需先行有机破坏，使砷游离出来，否则检出结果偏低或难以检出。有机破坏时，所用试剂的含砷量如超过1μg，除另有规定外，应取同量的试剂加入标准砷溶液一定量，按供试品同样处理，制备标准砷斑，再与供试品所生成砷斑的颜色比较。

## 二、二乙基二硫代氨基甲酸银法（Ag-DDC法）

二乙基二硫代氨基甲酸银法既可检查药物中砷盐限量，又可准确测定砷盐的含量。

Ag-DDC法
检查砷盐

### （一）检查原理

利用金属锌与酸作用产生新生态的氢，与药品中的微量砷盐反应生成具有挥发性的砷化氢，被二乙基二硫代氨基甲酸银试液吸收，使二乙基二硫代氨基甲酸银还原生成红色胶态银，在相同条件下一定量的标准砷溶液所产生的颜色进行目视比色，或在510nm波长处以二乙基二硫代氨基甲酸银试液作空白，测定吸光度，与标准砷对照液同法测得的吸光度比较，以判定供试品中砷盐是否符合限量规定，还可以进行微量砷盐的含量测定。

$$AsH_3 + 6 \begin{array}{c} C_2H_5 \\ N-C \\ C_2H_5 \end{array} \begin{array}{c} S \\ \nearrow \\ S \end{array} Ag \rightleftharpoons 6Ag + As \left[ \begin{array}{c} C_2H_5 \\ N-C \\ C_2H_5 \end{array} \begin{array}{c} S \\ \\ S \end{array} \right]_3 + 3 \begin{array}{c} C_2H_5 \\ N-C \\ C_2H_5 \end{array} \begin{array}{c} S \\ \\ SH \end{array}$$

### （二）仪器试剂

二乙基二硫代氨基甲酸银法检砷装置（图4-2）、分析天平、紫外-可见分光光度计、比色计、恒温水浴锅、马弗炉、坩埚、恒温干燥箱、干燥器、变色硅胶（干燥剂）、量瓶（100ml、1000ml）、量筒（10ml）、定量滤纸、盐酸、碘化钾、锌粒、稀硫酸、二乙基二硫代氨基甲酸银试液、酸性氯化亚锡试液、三氯甲烷、醋酸铅棉花。

### （三）操作方法

**1. 仪器装置**

如图4-2所示。A为100ml标准磨口锥形瓶；B为中空的标准磨口塞，上连导气管C（一端的外径为8mm，内径为6mm；另一端长180mm，外径4mm，内径1.6mm，尖端内径为1mm）。D为平底玻璃管（长180mm，内径10mm，于5.0ml处有一刻度）。

测试时，于导气管C中装入醋酸铅棉花60mg（装管高度约60～80mm），并于D管中精密加入二乙基二硫代氨基甲酸银试液（含1.8%三乙胺的0.25%二乙基二硫代氨基甲酸银的

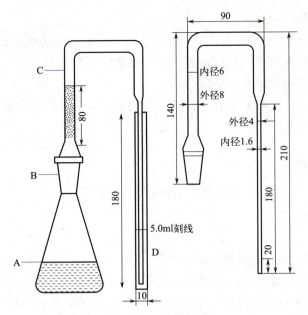

图4-2 Ag-DDC法测砷装置图（单位：mm）

A—100ml标准磨口锥形瓶；B—中空标准磨口塞；C—导气管；D—平底玻璃管

三氯甲烷溶液）5ml。

2. 标准砷对照液的制备

精密量取标准砷溶液2ml，置A瓶中，加盐酸5ml与水21ml，再加碘化钾试液5ml与酸性氯化亚锡试液5滴，在室温放置10分钟后，加锌粒2g，立即将导气管C与A瓶密塞，使生成的砷化氢气体导入D管中，并将A瓶置25～40℃水浴中反应45分钟，取出D管，添加三氯甲烷至刻度，混匀，即得。

3. 供试品砷盐检查

取按各品种项下规定方法制成的供试品溶液，置A瓶中，加盐酸5ml与水适量使成28ml，照标准砷对照液的制备，自"再加碘化钾试液5ml"起，依法操作。

4. 结果观察

将所得溶液与标准砷对照液同置白色背景上，从D管上方向下观察、比较，所得溶液的颜色不得比标准砷对照液更深。必要时，可将所得溶液转移至1cm吸收池中，照紫外-可见分光光度法（《中国药典》2020年版通则0401）在510nm波长处以二乙基二硫代氨基甲酸银试液作空白，测定吸光度，与标准砷对照液按同法测得的吸光度比较，不得更大。

5. 结果判断

供试品溶液所显颜色浅于标准砷对照溶液，或者供试品溶液测得的吸光度不超过标准砷对照溶液，判为符合规定；否则，判为不符合规定。

（四）注意事项

① 二乙基二硫代氨基甲酸银试液的配制。取二乙基二硫代氨基甲酸银0.25g，加三氯甲烷适量、三乙胺1.8ml，再加三氯甲烷至100ml，搅拌使溶解，放置过夜，用脱脂棉过滤，即得。《中国药典》2020年版规定加入三乙胺是为了中和反应生成的二乙基二硫代氨基甲酸。该试液呈色稳定，低毒无臭，且配制后两周内稳定。该试液应置棕色玻璃瓶中，密塞，阴凉

处保存，在配制后两周内稳定。

② 当供试液中含砷（As）0.75～7.5μg时显色反应的线性关系良好，2小时内稳定，重现性好。与砷化氢产生的颜色在510nm处有最大吸收。因二乙基二硫代氨基甲酸银试液带浅黄绿色，测吸光度时要用此试液作空白。

③ 操作时由于在25～40℃水浴中反应45分钟后，D管中有部分氯仿挥发，故比色前应添加氯仿至5.00ml，摇匀。

【任务实施】

## 黄连上清片砷盐检查

### 一、任务分析

依据《中国药典》2020年版通则0822中第一法（古蔡氏法）检查。锌和酸作用所产生的初生态氢与供试品中微量砷盐化合物反应生成挥发性砷化氢，再与溴化汞试纸作用生成黄色至棕色砷斑。与同条件下一定量标准砷溶液所产生的砷斑比较，以判定供试品的砷盐限量，含砷量不得过2mg/kg。

### 二、任务步骤

**1. 标准砷溶液的制备**

称取三氧化二砷0.132g，置1000ml量瓶中，加20%氢氧化钠溶液5ml溶解后，用适量的稀硫酸中和，再加稀硫酸10ml，用水稀释至刻度，摇匀，作为贮备液。临用前，精密量取贮备液10ml置1000ml量瓶中，加稀硫酸10ml，用水稀释至刻度，摇匀，即得（每1ml相当于1μg的As）。

**2. 检砷装置的准备**

于导气管C中装入醋酸铅棉花60mg（装管高度为60～80mm），每次少量，用细玻璃棒均匀地导入，松紧要适宜。再于旋塞D的顶端平面上放一片溴化汞试纸（试纸大小以能覆盖孔径而不露出平面外为宜），盖上旋塞盖E并旋紧，即得。

**3. 标准砷斑的制备**

精密量取标准砷溶液2ml，加无砷氢氧化钙1.0g，搅匀，烘干，用小火缓缓炽灼至炭化，再在500～600℃炽灼至完全灰化，放冷，残渣置检砷瓶A中，加盐酸7ml与水21ml，再加碘化钾试液5ml与酸性氯化亚锡试液5滴，在室温放置10分钟后，加锌粒2g，立即将照上法装妥的导气管C密塞于A瓶上，并将A瓶置25～40℃水浴中，反应45分钟，取出溴化汞试纸，即得。

**4. 供试品砷盐检查**

取本品10片，除去包衣，研细，称取1.0g，加无砷氢氧化钙1g，加少量水，搅匀，烘干，用小火缓缓炽灼至炭化，再在500～600℃炽灼至完全灰化（同时作空白，留作标准砷斑用），放冷残渣置检砷瓶A中，加盐酸7ml与水21ml，再加碘化钾试液5ml与酸性氯化亚锡试液5滴，在室温放置10分钟后，加锌粒2g，立即将照上法装妥的导气管C密塞于A瓶上，并将A瓶置25～40℃水浴中，反应45分钟，取出溴化汞试纸，将生成的砷斑与标准砷斑比较，颜色不得更深（含砷量不得过2mg/kg）。

**5. 结果判断**

供试品砷斑颜色比标准砷斑颜色浅，判为符合规定；供试品砷斑颜色比标准砷斑颜色深，判为不符合规定。

## 三、任务报告

以书面形式完成任务报告撰写。

## 四、任务评价

任务评价主要从任务准备、任务过程、任务报告几个方面进行评价，详细内容见下表。

任务考核评价表

| 考核任务 | 评价点 | 评价标准 | 分值 | 得分 |
| --- | --- | --- | --- | --- |
| 黄连上清片砷盐检查 | 任务准备 | 能正确理解药品砷盐检查的定义；能掌握重金属检查的内容；能熟练说出砷盐检查的两种方法原理，并能写出反应式 | 10 | |
| | | 能熟练选择实验用仪器、试药 | 10 | |
| | 任务过程 | 实验操作规范，详细记录观察结果 | 40 | |
| | | 能认真听讲、仔细观察，能积极思考、自主探索，能积极参与、主动交流 | 20 | |
| | 任务报告 | 报告格式规范，书写工整，内容完整，条理清晰，结果正确 | 20 | |
| | | 合计 | 100 | |

# 任务五　注射剂有关物质检查

## 【学习目标】

中药注射剂有关物质检查

**1. 知识目标**

掌握蛋白质检查法、鞣质检查法的检查原理、方法和注意事项；熟悉树脂检查法、草酸盐检查法和钾离子检查法的检查原理、方法与注意事项；了解注射剂中有关物质的危害。

**2. 能力目标**

能根据注射剂有关物质检查方法进行注射剂有关物质检查并能正确判断结果。

**3. 素质目标**

认识注射剂有关物质检查在安全用药上的重要性，树立其岗位职责意识和社会责任感。

### 课堂讨论

中药注射剂是以中医药理论为指导，采用现代科学技术和方法，从中药的单方或复方中提取的有效物质制成的，可供注入体内的灭菌制剂，以及供临用前配制成溶液的无菌粉末或浓溶液。中药注射剂的产生在中医急诊和中医临床疾病的治疗方面发挥了重要作用。柴胡注射液开中药注射剂之先河，始创于1941年太行根据地。经历了80

多年的历程，中药注射液不仅为临床提供了一种卓有成效的药品，也使传统中医药在危急重症领域发挥积极作用的设想成为可能，推动着中药制剂不断向前发展。

讨论：1. 注射剂相较常见的口服制剂，属于使用风险等级较高的剂型，请分析其原因。

2. 用药合理性与安全性，关系到患者的健康，在中药注射剂中由有关物质引起的有害反应，一般有哪些？

## 【任务要求】

认识注射剂中有关物质对药物稳定性和安全性的影响，能够依据标准开展有关物质检查，进行正确的结果判断。

## 【任务准备】

注射用双黄连（冻干）、试管、30%磺基水杨酸试液、鞣酸试液、1%的鸡蛋清生理氯化钠溶液、稀醋酸、氯化钠明胶试液、恒温水浴锅、蒸发皿、分液漏斗、具塞试管、烧杯、盐酸、三氯甲烷、冰醋酸、玻璃漏斗、滤纸、3%氯化钙溶液、分析天平、高温炉、量瓶、乳钵、恒温干燥箱、干燥器、变色硅胶、坩埚、表面皿、纳氏比色管（10ml）、移液管、黑纸、甲醛溶液、氢氧化钠溶液、3%乙二胺四醋酸二钠溶液、3%四苯硼钠溶液、硫酸钾等。

## 【相关知识】

中药注射剂系指在中医药理论指导下，中药经提取、纯化后制成的供注入人体内的溶液、乳状液及供临用前配制成溶液的粉末或浓溶液的无菌制剂。注射剂中有关物质是指残留在注射剂中会影响注射剂质量，需要控制的物质。除另有规定外，一般应检查蛋白质、鞣质、树脂等，静脉注射液还应检查草酸盐、钾离子等。这些物质存在于注射剂中既会影响注射剂的澄明度，又会使患者在注射后产生局部疼痛、红肿、组织坏死或出现过敏反应等现象。故应检查这些杂质并控制其存在量。

## 一、蛋白质的检查

注射剂中的蛋白质（多为植物蛋白）如未除尽，灭菌及贮存期间易聚集沉淀，从而影响注射剂的稳定性及澄明度，注射到人体后还易引起过敏反应，故应检查和控制蛋白质的量。

1. 检查原理

利用蛋白质在pH值小于等电点时呈正离子状态，可与磺基水杨酸或鞣酸试剂产生不溶性的沉淀，以判断蛋白质的存在。

2. 仪器试剂

试管、30%磺基水杨酸试液、鞣酸试液。

3. 操作方法

（1）检查方法　除另有规定外，取注射液1ml，加新配制的30%磺基水杨酸溶液1ml，混匀，放置5分钟，不得出现浑浊。注射液中如含有遇酸能产生沉淀的成分，可改加鞣酸试液1～3滴，不得出现浑浊。

（2）结果判断　若供试液不出现浑浊，则蛋白质检查符合规定；若出现浑浊，则不符合规定。

**4. 注意事项**

① 试管应选质量较好、质地一致、无色、无刻度的玻璃试管。

② 磺基水杨酸试液应新鲜配制，否则会影响检查结果。

③ 注射剂含有黄芩苷、蒽醌类等成分时，应改用鞣酸试液检查。否则会影响检验结果的正确性。鞣酸试液的配制：取鞣酸1g，加乙醇1ml，加水溶解并稀释至100ml，即得。

④ 某些注射剂遇酸能产生沉淀，会干扰检查结果，应注意。

⑤ 如结果不明显，可取注射用水作空白试验，同法操作，加以比较。

## 二、鞣质检查法

中药注射剂中如含有较多的鞣质，一方面，鞣质能与蛋白质结合为不溶性沉淀，会对人体产生刺激，肌注会引起注射部位红肿、出现硬结和疼痛；静脉注射会引起凝血。另一方面，注射剂中含有鞣质，在灭菌和贮存过程中，鞣质被氧化，使注射液颜色加深、产生浑浊甚至生成沉淀，严重影响注射剂的澄明度和稳定性。因此，中药注射剂应进行鞣质检查。

**1. 检查原理**

利用鞣质与蛋白质反应生成鞣酸蛋白沉淀，以判断鞣质的存在。

**2. 仪器试剂**

试管；1%的鸡蛋清生理氯化钠溶液、稀醋酸、氯化钠明胶试液。

**3. 操作方法**

（1）检查方法　除另有规定外，取注射液1ml，加新配制的含1%鸡蛋清的生理氯化钠溶液5ml［必要时，用微孔滤膜（0.45μm）滤过］，放置10分钟，不得出现浑浊或沉淀。如出现浑浊或沉淀，取注射液1ml，加稀醋酸1滴，再加氯化钠明胶试液4～5滴，不得出现浑浊或沉淀。

（2）结果判断　若供试液不出现浑浊，则鞣质检查符合规定；若出现浑浊，则不符合规定。

**4. 注意事项**

① 鸡蛋清生理氯化钠溶液应新鲜配制，否则影响检查结果。

② 含有聚乙二醇、聚山梨酯等聚氧乙烯基物质的注射液，虽有鞣质也不产生沉淀，对这类注射液应取未加附加剂前的半成品检查。

③ 如结果不明显，可取注射用水作空白试验，同法操作，加以比较。

## 三、树脂检查法

树脂是植物组织的正常代谢产物或分泌物。树脂中的树脂酸和树脂醇具有极性基团，有一定的水溶性，在中药注射剂中常有少量存在而又不易除去，但在灭菌后或贮藏过程中容易析出，影响注射剂的澄明度。中药注射剂中如含有树脂，注射后还会引起疼痛。因此中药注射剂应进行树脂检查。

**1. 检查原理**

利用树脂在酸性水中溶解度降低析出絮状沉淀，以判断树脂的存在。

**2. 仪器试剂**

恒温水浴锅、蒸发皿、分液漏斗、具塞试管、烧杯；盐酸、三氯甲烷、冰醋酸。

**3. 操作方法**

（1）检查方法　除另有规定外，取注射液5ml，加盐酸1滴，放置30分钟，不得出现沉淀。如出现沉淀，另取注射液5ml，加三氯甲烷10ml振摇提取，分取三氯甲烷液，置水浴上蒸干，残渣加冰醋酸2ml使溶解，置具塞试管中，加水3ml，混匀，放置30分钟，不得出现沉淀。

（2）结果判断　若供试液不出现沉淀，则树脂检查符合规定；若出现沉淀，则不符合规定；如出现絮状物也判为不符合规定。

**4. 注意事项**

① 用三氯甲烷提取时，应充分放置，使其分层完全，否则，易出现假阳性。应在通风柜中进行。

② 如结果不明显，可取注射用水作空白，同法操作，加以比较。

## 四、草酸盐检查法

注射剂中如含有草酸盐，进入人体后会与钙离子结合为不溶于水的草酸钙而引起血栓，并使血液脱钙，甚至引起痉挛；故供静脉注射用的注射剂应检查草酸盐，以保证用药安全。

**1. 检查原理**

利用草酸盐与氯化钙反应生成不溶于水的草酸钙，以判断草酸盐的存在。

$$C_2O_4^{2-} + CaCl_2 \longrightarrow CaC_2O_4 \downarrow + 2Cl^-$$

**2. 仪器试剂**

试管、玻璃漏斗、滤纸；稀盐酸、氢氧化钠溶液、3%氯化钙溶液。

**3. 操作方法**

（1）检查方法　除另有规定外，取溶液型静脉注射液适量，用稀盐酸调节pH值至1～2，滤过，取滤液2ml，加氢氧化钠溶液调节pH值至5～6，加3%氯化钙溶液2～3滴，放置10分钟，不得出现浑浊或沉淀。

（2）结果判断　若供试液不出现浑浊或沉淀，则草酸盐检查符合规定；若出现浑浊或沉淀，则不符合规定。

**4. 注意事项**

如结果不明显，可取注射用水作空白试验，同法操作，加以比较。

## 五、钾离子检查法

中药注射剂中如钾离子含量过高，可引起明显的局部刺激（疼痛反应）和心肌损害。用于静脉注射时，会引起病人血钾离子浓度偏高，使电解质平衡失调，故应对供静脉注射用注射剂中钾离子进行限量检查。

**1. 检查原理**

利用注射液中的钾离子与四苯硼钠试剂在酸性条件下生成白色沉淀，使供试液浑浊，与一定量的标准钾离子溶液在相同条件下所产生的浊度进行比较，判断注射液中钾离子浓度是否超过规定限度［钾离子浓度控制在22%（mg/ml）以下为宜］。

**2. 仪器试剂**

分析天平、高温炉、量瓶、乳钵、恒温干燥箱、干燥器、变色硅胶、坩埚、表面皿、纳氏比色管（10ml）、移液管、黑纸；稀醋酸、甲醛溶液、0.1mol/L氢氧化钠溶液、3%乙二胺四醋酸二钠溶液、3%四苯硼钠溶液、硫酸钾。

### 3. 操作方法

（1）检查方法　除另有规定外，取静脉注射液2ml，蒸干，先用小火炽灼至炭化，再在500～600℃炽灼至完全灰化，加稀醋酸2ml使溶解，置25ml量瓶中，加水稀释至刻度，摇匀，作为供试品溶液。取10ml纳氏比色管两支，甲管中精密加入标准钾离子溶液0.8ml，加碱性甲醛溶液（取甲醛溶液，用0.1mol/L氢氧化钠溶液调节pH值至8.0～9.0）0.6ml、3%乙二胺四醋酸二钠溶液2滴、3%四苯硼钠溶液0.5ml，加水稀释成10ml，乙管中精密加入供试品溶液1ml，与甲管同时依法操作，摇匀，甲、乙两管同置黑纸上，自上向下透视，乙管中显出的浊度与甲管比较，不得更浓。

（2）结果判断　乙管与甲管比较，若乙管中显出的浊度浅于甲管，则钾离子检查符合规定；若乙管中显出的浊度比甲管浓，则不符合规定。

### 4. 注意事项

① 标准钾离子溶液的配制。取硫酸钾适量，研细，于110℃干燥至恒重，精密称取2.23g，置1000ml量瓶中，加水适量使溶解并稀释至刻度，摇匀，作为贮备液。临用前，精密量取贮备液10ml，置100ml量瓶中，加水稀释至刻度，摇匀即得（每1ml相当于100μg的K）。贮备液应放冰箱中保存。

② 供试品在炭化时，应注意缓慢加热，以防止暴沸而造成误差。炽灼温度应控制在500～600℃，灰化必须完全。

### 【任务实施】

## 注射用双黄连（冻干）有关物质的检查

### 一、任务分析

注射用双黄连（冻干）是由连翘、金银花、黄芩三味中药制成的黄棕色无定形粉末或疏松固体状物，具有清热解毒、疏风解表的功效；是《中国药典》收载的第一个供静脉滴注的中药冻干粉针剂。依据药品标准规定，应对蛋白质、鞣质、树脂、草酸盐与钾离子等有关物质进行检查，应符合要求。

### 二、任务步骤

#### 1. 蛋白质检查

取本品0.6g，加水10ml使溶解，取2ml，滴加鞣酸试液1～3滴，不得出现浑浊。若澄清则蛋白质检查符合规定；若出现浑浊，则蛋白质检查不符合规定。

#### 2. 鞣质检查

取本品0.6g，加水10ml使溶解，取1ml，加新配制的含1%鸡蛋清的生理氯化钠溶液5ml [必要时，用微孔滤膜（0.45μm）滤过]，放置10分钟。不得出现浑浊或沉淀。如出现浑浊或沉淀，则取溶液1ml，加稀醋酸1滴，再加氯化钠明胶试液4～5滴，不得出现浑浊和沉淀。若澄清，则鞣质检查符合规定；若出现浑浊或沉淀，则鞣质检查不符合规定。

#### 3. 树脂检查

取本品0.6g，加水10ml使溶解，取5ml，置分液漏斗中，加三氯甲烷10ml振摇提取，分取三氯甲烷液，置水浴上蒸干，残渣加冰醋酸2ml使溶解，置具塞试管中，加水3ml，混匀，放置30分钟，应无絮状物析出。若澄清，不出现絮状物，则树脂检查符合规定；若有絮状物析出则树脂检查不符合规定。

#### 4. 草酸盐检查

取本品0.6g，加水10ml使溶解，用稀盐酸调节pH值至1～2，保温滤去沉淀，调节pH值至5～6，取2ml，加3%氯化钙溶液2～3滴，放置10分钟，不得出现浑浊和沉淀。若澄清，则草酸盐检查符合规定；若出现浑浊或沉淀，则草酸盐检查不符合规定。

#### 5. 钾离子检查

取本品0.12g，称定，先用小火炽灼至炭化，再在500～600℃炽灼至完全灰化，加稀醋酸使溶解，置25ml量瓶中，加水稀释至刻度，混匀，作为供试品溶液。取10ml纳氏比色管两支，甲管中精密加入标准钾离子溶液（每1ml相当于100μg的K）0.8ml，加碱性甲醛溶液（取甲醛溶液，用0.1mol/L氢氧化钠溶液调节pH值至8.0～9.0）0.6ml、3%乙二胺四醋酸二钠溶液2滴、3%四苯硼钠溶液0.5ml，加水稀释成10ml，乙管中精密加入供试品溶液1ml，与甲管同时依法操作，摇匀，甲、乙两管同置黑纸上，自上向下透视，乙管中显出的浊度与甲管比较，不得更浓。若乙管中显出的浊度比甲管浅，则钾离子检查符合规定；若乙管中显出的浊度比甲管深，则钾离子检查不符合规定。

### 三、任务报告

以书面形式完成任务报告撰写。

### 四、任务评价

任务评价主要从任务准备、任务过程、任务报告几个方面进行评价，详细内容见下表。

**任务考核评价表**

| 考核任务 | 评价点 | 评价标准 | 分值 | 得分 |
|---|---|---|---|---|
| 注射用双黄连（冻干）有关物质的检查 | 任务准备 | 正确理解检查原理，选择正确的检查方法，写出检验依据及标准规定 | 10 | |
| | | 能熟练选择实验用仪器、试药 | 10 | |
| | 任务过程 | 实验操作规范，详细记录观察结果 | 40 | |
| | | 能认真听讲、仔细观察，能积极思考、自主探索，能积极参与、主动交流 | 20 | |
| | 任务报告 | 报告格式规范、书写工整、内容完整、条理清晰、结果正确 | 20 | |
| | | 合计 | 100 | |

# 任务六　可见异物检查

## 【学习目标】

### 1. 知识目标

掌握灯检法的检查原理、方法和注意事项；熟悉光散射法的检查原理、方法和注意事项；了解可见异物常见来源与危害。

可见异物检查

**2. 能力目标**

能够正确进行可见异物检查并进行结果判断。

**3. 素质目标**

认识到可见异物在注射剂中的危害，承担起社会责任感，热爱医药卫生事业。

### 课堂讨论

2021年1月6日，贵州省药品监督管理局发布了行政处罚案件信息第三十九期，某制药公司参芪葡萄糖注射液检出"可见异物"，结果不符合规定。依据《药品管理法》，相关批次药品被召回，涉事企业被行政处罚。

讨论：1. 产生可见异物的因素有哪些，可见异物可产生哪些危害？

2. 从事药品检验工作需要具备哪些职业素养？

### 【任务要求】

了解可见异物对中药注射剂有效性和安全性的影响，能够正确进行可见异物检查并进行结果判断。

### 【任务准备】

止喘灵注射液、灯检仪等。

### 【相关知识】

可见异物是存在于注射剂、眼用液体制剂和无菌原料中可目视检出的不溶性物质，既可由外源污染产生，如金属屑、玻璃屑、纤毛、块状物等；也可由内源产生，如药品中存在或产生的不溶物、析出的沉淀物、结晶等，可见异物不仅直接关系到患者的用药安全，也可间接反映出药品是否严格按照《药品生产质量管理规范》（GMP）的要求生产，产品的处方、工艺和药包材的选择是否合理，剂型的选择是否得当，因此对可见异物进行严格控制很有必要。

可见异物系指存在于注射剂、眼用液体制剂及无菌原料药中在规定条件下目视或用仪器均可以观测到的不溶性物质，其粒径或长度通常大于50μm。方法有灯检法（目视法）和光散射法（仪器法）两种，当灯检法难以判定时（一般深于各标准比色液7号），可采用光散射法进行测定。混悬型、乳状液型注射液和滴眼液不能使用光散射法。

可见异物又分为明显可见异物和微细可见异物。明显可见异物是指金属屑、玻璃屑、长度超过2mm的纤维、最大粒径超过2mm的块状物，以及静置一定时间后轻轻旋转时肉眼可见的烟雾状微粒沉积物、无法计数的微粒群或摇不散的沉淀，以及在规定时间内较难计数的蛋白质絮状物等。微细可见异物是指点状物、2mm以下的短纤维和块状物，生化药品或生物制品还包括半透明的小于约1mm的细小蛋白质絮状物或蛋白质颗粒等。

## 一、灯检法

### （一）检查原理

灯检法是在合适的光源照度下检查注射剂、眼用液体制剂和无菌原料中是否存在不得检出的明显可见异物或超出规定量的微细可见异物。不反光的黑色背景用于检查无色或白色异物；不反光的白色背景用于检查有色异物。不同的光照度适用于检查不同的样品，1000～1500lx适用于无色注射液或滴眼液，2000～3000lx适用于透明塑料容器或有色注射液或滴眼液，4000lx适用于混悬型注射液和滴眼液中色块、纤毛等外来污染物的检查。

### （二）检查条件

#### 1. 检查装置

澄明度检测仪，如图4-3所示。

A为带有遮光板的日光灯光源，光照度可在1000～4000lx范围内调节；B为反光的白色背景（指遮光板内侧）；C为不反光的黑色背景；D为不反光的白色背景和底部（供检查有色异物）。

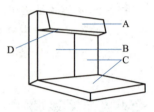

图4-3 灯检法检查装置

#### 2. 实验环境要求

灯检法应在暗室中进行。实验室检测时应避免引入可见异物。当制备注射用无菌粉末和无菌原料药供试品溶液时，或供试品的容器（如不透明、不规则形状容器等）不适于检测，需转移至适宜容器中时，均应在B级的洁净环境（如层流净化台）中进行操作。

#### 3. 检验人员要求

对可见异物检查的检验人员的视力有明确要求：远距离和近距离视力测验视力均应为4.9或4.9以上（矫正后视力应为5.0或5.0以上）；应无色盲。

#### 4. 检视距离

检查人员调节位置，使供试品位于眼部的明视距离处（指供试品至人眼的清晰观测距离，通常为25cm）。

### （三）操作方法

按以下各类供试品的要求，取规定量供试品，除去容器标签，擦净容器外壁，必要时将药液转移至洁净透明的适宜容器内，将供试品置遮光板边缘处，在明视距离，手持容器颈部，轻轻旋转和翻转容器（但应避免产生气泡），使药液中可能存在的可见异物悬浮，分别在黑色和白色背景下目视检查，重复观察，总检查时限为20秒。

#### 1. 注射液

除另有规定外，取供试品20支（瓶），按上述方法检查。

#### 2. 注射用无菌制剂

除另有规定外，取供试品5支（瓶），用适宜的溶剂和适当的方法使药粉完全溶解后，按上述方法检查。配带有专用溶剂的注射用无菌制剂，应先将专用溶剂按注射液要求检查并符合注射液的规定后，再用其溶解注射用无菌制剂。如经真空处理的供试品，必要时应用适当的方法破其真空，以便于药物溶解。低温冷藏的品种，应先将其放至室温，再进行溶解和检查。

#### 3. 无菌原料药

除另有规定外，按抽样要求称取各品种制剂项下最大规格量5份，分别置洁净透明的适宜容器内，用适宜的溶剂及适当的方法使药物全部溶解后，按上述方法检查。

注射用无菌制剂及无菌原料药所选用的适宜溶剂应无可见异物。如为水溶性药物，一般使用不溶性微粒检查用水（参见《中国药典》2020年版四部通则0903）进行溶解制备；如使用其他溶剂，则应在各品种正文中明确规定。溶剂量应确保药物溶解完全并便于观察。

注射用无菌制剂及无菌原料药溶解所用的适当方法应与其制剂使用说明书中注明的临床使用前处理方式相同。如除振摇外还需其他辅助条件，则应在各品种正文中明确规定。

**4. 眼用液体制剂**

除另有规定外，取供试品20支（瓶），按上述方法检查。临用前配制的滴眼剂所带的专用溶剂，应先检查合格后，再用其溶解滴眼用制剂。

### （四）注意事项

① 旋转和翻转容器时，应避免使药液产生气泡。
② 供试品溶液中有大量气泡产生影响观察时，需静置足够时间至气泡消失后检查。
③ 供试品装量每支（瓶）在10ml及10ml以下的，每次检查可手持2支（瓶）。

### （五）结果判断

供试品中不得检出金属屑、玻璃屑、长度超过2mm的纤维、最大粒径超过2mm的块状物以及静置一定时间后轻轻旋转时肉眼可见的烟雾状微粒沉积物、无法计数的微粒群或摇不散的沉淀，以及在规定时间内较难计数的蛋白质絮状物等明显可见异物。

供试品中如检出点状物、2mm以下的短纤维和块状物等微细可见异物，生化药品或生物制品若检出半透明的小于约1mm的细小蛋白质絮状物或蛋白质颗粒等微细可见异物，除另有规定外，应分别符合表4-2、表4-3中的规定。

表4-2 生物制品注射液、滴眼剂结果判断

| 类别 | 微细可见异物限度 | |
|---|---|---|
| | 初试20支（瓶） | 初、复试40支（瓶） |
| 注射液 | 装量50ml及以下，每支（瓶）中微细可见异物不得超过3个<br>装量50ml以上，每支（瓶）中微细可见异物不得超过5个<br>如仅有1支（瓶）超出，符合规定<br>如检出2支（瓶）超出，复试<br>如检出3支（瓶）及以上超出，不符合规定 | 2支（瓶）以上超出，不符合规定 |
| 滴眼剂 | | 3支（瓶）以上超出，不符合规定 |

表4-3 非生物制品注射液、滴眼剂结果判断

| 类别 | | 微细可见异物限度 | |
|---|---|---|---|
| | | 初试20支（瓶） | 初、复试40支（瓶） |
| 注射液 | 静脉用 | 如1支（瓶）检出，复试<br>如2支（瓶）或以上检出，不符合规定 | 超过1支（瓶）检出，不符合规定 |
| | 非静脉用 | 如1~2支（瓶）检出，复试<br>如2支（瓶）以上检出，不符合规定 | 超过2支（瓶）检出，不符合规定 |
| 滴眼剂 | | 如1支（瓶）检出，符合规定<br>如2~3支（瓶）检出，复试<br>如3支（瓶）以上检出，不符合规定 | 超过3支（瓶）检出，不符合规定 |

既可静脉用也可非静脉用的注射液，以及脑池内、硬膜外、椎管内用的注射液应执行静脉用注射液的标准，混悬液与乳状液仅对明显可见异物进行检查。

注射用无菌制剂 5支（瓶）检查的供试品中如检出微细可见异物，每支（瓶）中检出

微细可见异物的数量应符合表4-4的规定；如有1支（瓶）超出表4-4中限度规定，另取10支（瓶）同法复试，均应不超出表4-4中限度规定。

表4-4  注射用无菌制剂的结果判定

| 类别 | | 每支（瓶）中微细可见异物限度 |
| --- | --- | --- |
| 生物制品 | 复溶体积50ml及以下 | ≤3个 |
| | 复溶体积50ml以上 | ≤5个 |
| 非生物制品 | 冻干 | ≤3个 |
| | 非冻干 | ≤5个 |

无菌原料药　5份检查的供试品中如检出微细可见异物，每份供试品中检出微细可见异物的数量应符合相应注射用无菌制剂的规定；如有1份超出限度规定，另取10份同法复试，均应不超出限度规定。

## 二、光散射法

**（一）检测原理**

当一束单色激光照射溶液时，溶液中存在的不溶性物质使入射光发生散射，散射的能量与不溶性物质的大小有关。光散射法就是通过对溶液中不溶性物质引起的光散射能量的测量，并与规定的阈值比较，以检查可见异物。

不溶性物质的光散射能量可通过被采集的图像进行分析。设不溶性物质的光散射能量为$E$，经过光电信号转换，即可用摄像机采集到一个锥体高度为$H$、直径为$D$的相应立体图像。散射能量$E$为$D$和$H$的一个单调函数，即$E=f(D,H)$。同时，假设不溶性物质的光散射强度为$q$，摄像曝光时间为$T$，则又有$E=g(q,T)$。由此可得出图像中的$D$与$q$、$T$之间的关系为$D=w(q,T)$，也为一个单调函数关系。在测定图像中的$D$值后，即可根据函数曲线计算出不溶性物质的光散射能量。

**（二）仪器装置**

仪器主要由旋瓶装置、激光光源、图像采集器、数据处理系统和终端显示系统组成，并配有自动上瓶和下瓶装置。

供试品被放置至检测装置后，旋瓶装置使供试品沿垂直中轴线高速旋转一定时间后迅速停止，同时，激光光源发出的均匀激光束照射在供试品上；当药液涡流基本消失，瓶内药液因惯性继续旋转，图像采集器在特定角度对旋转药液中悬浮的不溶性物质引起的散射光能量进行连续摄像，采集图像不少于75幅；数据处理系统对采集的序列图像进行处理，然后根据预先设定的阈值自动判定超过一定大小的不溶性物质的有无，或在终端显示器上显示图像供人工判定，同时记录检测结果。

**（三）仪器校准**

仪器应具备自动校准功能，在检测供试品前须采用标准粒子进行校准。

除另有规定外，分别用粒径为40μm和60μm的标准粒子溶液对仪器进行标定。根据标定结果得到曲线方程并计算出与粒径50μm相对应的检测像素值。

当把检测像素参数设定为与粒径50μm相对应的数值时，对60μm的标准粒子溶液测定3次，应均能检出。

### （四）检查法

**1. 溶液型供试品**

除另有规定外，取供试品20支（瓶），除去不透明标签，擦净容器外壁，置仪器上瓶装置上，从仪器提供的菜单中选择与供试品规格相应的测定参数，并根据供试品瓶体大小对参数进行适当调整后，启动仪器，将供试品检测3次并记录检测结果。凡仪器判定有1次不合格者，可用灯检法确认。用深色透明容器包装或液体色泽较深等灯检法检查困难的品种不用灯检法确认。

**2. 注射用无菌粉末**

除另有规定外，取供试品5支（瓶），用适宜的溶剂及适当的方法使药物全部溶解后，按上述方法检查。

**3. 无菌原料粉末**

除另有规定外，称取各品种制剂项下的最大规格量5份，分别置洁净透明的适宜玻璃容器内，用适宜的溶剂及适当的方法使药物全部溶解后，按上述方法检查。

### （五）注意事项

① 溶液型供试品检查时，凡仪器判定有1次不合格者，可用灯检法确认。用深色透明容器包装或液体色泽较深等灯检法检查困难的品种不用灯检法确认。

② 本法不适用于易产生气泡且气泡不易消除的供试品，如高分子溶液。

③ 设置检测参数时，一般情况下，取样视窗的左右边线和底线应与瓶体重合，上边线与液面的弯月面成切线；旋转时间的设置应能使液面漩涡到底，以能带动固体物质悬浮并消除气泡；旋瓶停止至摄像启动时间应尽可能短，但应避免液面漩涡以及气泡干扰，同时也保证摄像启动时固体物质仍在转动。

### （六）结果判断

同灯检法。

## 【任务实施】

## 止喘灵注射液的可见异物检查

### 一、任务分析

止喘灵注射液由麻黄、洋金花、苦杏仁、连翘等四味中药饮片经提取分离精制而成。注射剂若存在可见异物会影响药品质量，甚至会导致医疗事故，应进行可见异物检查，并符合药品标准。

### 二、任务步骤

① 取止喘灵注射液供试品20支，除去容器标签，擦净容器外壁，轻轻旋转和翻转容器使药液中存在的可见异物悬浮，必要时将药液转移至洁净透明的适宜容器内。

② 调节光照度应为2000～3000lx，置供试品于遮光板边缘处，在明视距离（指供试品

至人眼的清晰观测距离,通常为25cm),分别在黑色和白色背景下,手持供试品颈部使药液轻轻翻摇后即用目检视,重复3次,总限时20秒。应不得检出明显可见异物。每次检查可手持2支。

③ 如果有1～2支检出微细可见异物,应另取20支同法复试,初、复试的供试品中,检出微细可见异物的供试品不得超过2支。

## 三、任务报告

以书面形式完成任务报告的撰写。

## 四、任务评价

任务评价主要从任务准备、任务过程、任务报告几个方面进行评价,详细内容见下表。

### 任务考核评价表

| 考核任务 | 评价点 | 评价标准 | 分值 | 得分 |
|---|---|---|---|---|
| 止喘灵注射液的可见异物检查 | 任务准备 | 正确理解检查原理,选择正确的检查方法,写出检验依据及标准规定 | 10 | |
| | | 能熟练选择实验用仪器、试药 | 10 | |
| | 任务过程 | 实验操作规范,详细记录观察结果 | 40 | |
| | | 能认真听讲、仔细观察,能积极思考、自主探索,能积极参与、主动交流 | 20 | |
| | 任务报告 | 报告格式规范,书写工整,内容完整,条理清晰,结果正确 | 20 | |
| | | 合计 | 100 | |

# 任务七　农药残留量测定

【学习目标】

### 1. 知识目标

掌握中药及其制剂中常见的农药残留的分类及采用的检测方法类型;熟悉气相色谱法测定农药残留量的方法及注意事项;了解质谱法测定农药残留量的方法及注意事项。

### 2. 能力目标

能依据药品标准开展制剂中农药残留提取、分离与纯化工作;能够依据农药残留类型选择合适的测定方法及仪器参数的设定;能对结果进行科学分析,并得出检验结论。

### 3. 素质目标

药品质量是多维度的综合,有物理特性、化学特性、安全性、有效性等多个维度的评价,农药残留涉及药物安全性,帮助学习者建立整体的质量观。

> **课堂讨论**
>
> 　　菊花以花入药，始载于《神农本草经》，多在9～11月花盛开时采收。药材按产地和加工方法的不同，分为"亳菊""滁菊""贡菊""杭菊"等，以亳菊和滁菊品质最优。由于花的颜色不同，又有黄菊花和白菊花之分。
>
> 　　"采菊东篱下，悠然见南山"是东晋田园派诗人陶渊明的名句，人们爱菊，不仅是它高洁韵逸、形态优美，更爱它傲霜挺立、凌寒不凋的品质。在中华文化中菊花象征着坚贞不屈的意志和顽强斗争的精神，因此被誉为"花中君子"。药用菊花在种植过程中会受到多种病虫害的侵袭，通常需要交替喷洒高效低毒易降解低污染的农药，保证产量和品质。
>
> 　　讨论：1. 菊花以其傲立风霜的品质，被人们所赞颂，菊花还有哪些特质，被人们所感悟？
> 　　　　　2. 为了降低对环境的影响及药物的残留，有哪些病虫害防治方法？

## 【任务要求】

　　熟悉《中国药典》中有机氯农药检测的种类以及有机氯农药残留的提取与净化方法；掌握GC法测定有机氯农药残留检测器类型（$^{63}$Ni-ECD电子捕获检测器）与参数设置及限量计算方法。

## 【任务准备】

　　人参、有机氯类农药对照品、正己烷、丙酮、二氯甲烷、氯化钠、无水硫酸钠、硫酸、气相色谱仪（配置$^{63}$Ni-ECD电子捕获检测器）、分析天平、粉碎机、超声仪；分析柱：以键合交联14%氰丙基苯基二甲基硅氧烷为固定液（DM1701或同类型）的毛细管柱（30m×0.32mm×0.25μm）；验证柱：以键合交联5%苯基甲基硅氧烷为固定液（DB5或同类型）的毛细管柱（30m×0.32mm×0.25μm）。

## 【相关知识】

　　农药残留是指随着农药的使用，部分农药或其转化物残留于药材中的情况。农药残留的来源主要有中药材栽培过程中喷洒的农药（杀虫剂、杀菌剂、杀螨剂、杀鼠剂及除草剂等），生长环境（土壤、水源、空气等）的污染。此外，中药材在采收、加工、保存和运输中也会造成农药污染。由于残留的农药或其转化物可以通过直接或间接的方式进入人体，对健康造成危害，因此需要控制药材、饮片及制剂中的农药残留量。

　　农药残留检测技术是一项复杂的痕量分析技术，早期的检测方法多为单残留检测方法，随着前处理技术与检测技术的进步，多残留检测方法不断出现。国际上较有代表性的农药多残留检测方法主要包括FDA的Luke方法（可检测300种左右）、Mills方法，德国的DFGS19方法（可检测325种农药）等。随着质谱技术的进步与普及，其在多残留分析中的应用日趋增多。质谱技术不仅可用于痕量有害物质的定量分析，而且可作为阳性结果的确证手段。

　　前处理技术是农药残留分析技术的关键，其目的是尽可能提取农药成分，除去干扰成分，并对目标痕量农药进行浓缩，主要包括提取技术和净化技术两个方面。传统的农药残留提取方法主要包括索氏提取法、振荡提取法、匀浆提取法、超声提取法、回流提取法等，通常以乙腈、丙酮、乙酸乙酯和二氯甲烷等为提取溶剂。这些方法操作烦琐费时、有机溶剂用量大、选择性差、效率低、难以实现自动化，并常伴有大量共提物，需进一步分离净化。近年来，加速溶剂萃取、超临界流体萃取、微波辅助萃取、基质固相分散法、QuEChERS法（quick、easy、cheap、effective、rugged、safe 6个英文单词的缩写，即：快速、简便、价廉、高效、耐用、安全的方法）等新型的提取技术不断出现，提取效率高，重现性好，逐渐在农药残留分析领域得到广泛的应用和发展。

中药及制剂中"农药残留测定法"包括五个方法，分别为：第一法，有机氯类农药残留量测定法（色谱法）；第二法，有机磷类农药残留量测定法（色谱法）；第三法，拟除虫菊酯类农药残留量测定法（色谱法）；第四法，农药多残留量测定法（质谱法），包括气相色谱-串联质谱法和液相色谱-串联质谱法两个方法；第五法，药材及饮片（植物类）中禁用农药多残留测定法。

前三法均为色谱法，为分别采用不同的气相色谱法对有机氯类、有机磷类和拟除虫菊酯类三类农药中常用的37种农药残留量进行测定。色谱法是农药残留量检测方法中的经典方法，由于气相色谱仪在各实验室应用广泛，使得该三法易于推广。随着检测技术的发展，质谱法在多农药残留检测领域中逐渐成为主流方法，气相色谱-串联质谱法和液相色谱-串联质谱法的结合应用，可用于各种复杂样品中痕量农药多残留检测，可达到定性与定量的目的。

## 一、有机氯类农药残留量测定法（色谱法）

有机氯类农药化学性质稳定，脂溶性强，残留期长（可达30～50年），易在脂肪组织中蓄积，造成慢性中毒，严重危害人体健康。《中国药典》四部收载的有机氯类农药残留量测定法有9种农药残留量测定法和22种农药残留量测定法两种。

### （一）9种有机氯类农药残留量测定法

#### 1. 仪器试剂

气相色谱仪、$^{63}$Ni-ECD电子捕获检测器、色谱柱［(14%-氰丙基-苯基)甲基聚硅氧烷或（5%苯基）甲基聚硅氧烷为固定液的弹性石英毛细管柱（30m×0.32mm×0.25μm）］、超声仪、离心机、旋转蒸发器、恒温干燥箱、粉碎机、电子天平、药典筛（三号筛）、具塞刻度离心管（10ml）、刻度浓缩瓶、具塞锥形瓶（100ml）、移液管（2ml、50ml）、研钵等；氮气（高纯）、石油醚（沸程60～90℃）、丙酮和二氯甲烷均为分析纯（均经重蒸馏处理，符合农残检测要求）、无水硫酸钠（分析纯）、氯化钠（分析纯）、硫酸（优级纯）；农药对照品：六六六（BHC）（$\alpha$-BHC, $\beta$-BHC, $\gamma$-BHC, $\delta$-BHC）、滴滴涕（DDT）（$p,p'$-DDE, $p,p'$-DDD, $o,p'$-DDT, $p,p'$-DDT）及五氯硝基苯（PCNB）。

#### 2. 操作方法

（1）色谱条件与系统适用性试验　以（14%-氰丙基-苯基）甲基聚硅氧烷或（5%苯基）甲基聚硅氧烷为固定液的弹性石英毛细管柱（30m×0.32mm×0.25μm），$^{63}$Ni-ECD电子捕获检测器。进样口温度230℃，检测器温度300℃，不分流进样。程序升温：初始100℃，以每分钟10℃升至220℃，每分钟8℃升至250℃，保持10分钟。理论板数按$\alpha$-BHC峰计算应不低于1×10$^6$，两个相邻色谱峰的分离度应大于1.5。

（2）对照品贮备液的制备　精密称取六六六（BHC）（$\alpha$-BHC, $\beta$-BHC, $\gamma$-BHC, $\delta$-BHC）、

滴滴涕（DDT）（$p,p'$-DDE，$p,p'$-DDD，$o,p'$-DDT，$p,p'$-DDT）及五氯硝基苯（PCNB）农药对照品适量，用石油醚（60～90℃）分别制成每1ml约含4～5μg的溶液，即得。

（3）混合对照品贮备液的制备 精密量取上述各对照品贮备液0.5ml，置10ml量瓶中，用石油醚（60～90℃）稀释至刻度，摇匀，即得。

（4）混合对照品溶液的制备 精密量取上述混合对照品贮备液，用石油醚（60～90℃）制成每1L分别含0μg、1μg、5μg、10μg、50μg、100μg、250μg的溶液，即得。

（5）供试品溶液的制备

① 药材或饮片取供试品，粉碎成粉末（过三号筛），取约2g，精密称定，置100ml具塞锥形瓶中，加水20ml浸泡过夜，精密加丙酮40ml，称定重量，超声处理30分钟，放冷，再称定重量，用丙酮补足减失的重量，再加氯化钠约6g，精密加二氯甲烷30ml，称定重量，超声处理15分钟，再称定重量，用二氯甲烷补足减失的重量，静置（使分层），将有机相迅速移入装有适量无水硫酸钠的100ml具塞锥形瓶中，放置4小时。精密量取35ml，于40℃水浴上减压浓缩至近干，加少量石油醚（60～90℃）如前反复操作至二氯甲烷及丙酮除净，用石油醚（60～90℃）溶解并转移至10ml具塞刻度离心管中，加石油醚（60～90℃）精密稀释至5ml，小心加入硫酸1ml，振摇1分钟，离心（3000r/min）10分钟，精密量取上清液2ml，置具刻度的浓缩瓶（图4-4）中，连接旋转蒸发器，40℃下（或用氮气）将溶液浓缩至适量，精密稀释至1ml，即得。

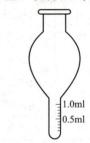

图4-4 刻度浓缩瓶

② 制剂取供试品，研成细粉（蜜丸切碎，液体直接量取），精密称取适量（相当于药材2g），按上述①方法制备供试品溶液，即得。

（6）测定法 分别精密吸取供试品溶液和与之相对应浓度的混合对照品溶液各1μl，注入气相色谱仪，按外标法计算供试品中9种有机氯农药残留量。

**3. 注意事项**

① 制备供试品溶液时，为避免待测成分损失，有机相减压浓缩必须至近干。

② 严格清洗试验所用器皿，避免卤素离子残存。

③ 试验中，可选择不同极性的色谱柱进行验证，以防止假阳性结果，或可采用气质联用予以确认。

④ 如样品中其他成分有干扰，可适当改变色谱条件，但需进行空白验证。

### （二）22种有机氯类农药残留量测定法

**1. 仪器试剂**

气相色谱仪、$^{63}$Ni-ECD电子捕获检测器、色谱柱 [（50%苯基）50%二甲基聚硅氧烷为固定液的弹性石英毛细管柱（30m×0.25mm×0.25μm），100%二甲基聚硅氧烷为固定液的弹性石英毛细管柱（30m×0.25mm×0.25μm）]、凝胶渗透色谱柱（400mm×25mm，内装BIO-Beads S-X3填料）、弗罗里硅土固相萃取小柱（1000mg/6ml）、水浴锅、离心机、旋转蒸发器、粉碎机、电子天平、药典筛（三号筛）、聚苯乙烯具塞离心管（50ml）、刻度浓缩瓶、移液管（1ml、10ml、25ml）、容量瓶（10ml、100ml）等；氮气（高纯），异辛烷、正己烷、乙酸乙酯和丙酮（均为分析纯，符合农残检测），无水硫酸镁（分析纯）、无水硫酸钠（分析纯）、氯化钠（分析纯）、硫酸（优级纯）；农药对照品见表4-5。

表4-5  22种有机氯类农药对照品贮备液浓度、相对保留时间及检出限参考值

| 序号 | 中文名 | 对照品贮备液/（μg/ml） | 相对保留时间（分析柱） | 检出限/（mg/kg） |
|---|---|---|---|---|
| 1 | 六氯苯 | 100 | 0.574 | 0.001 |
| 2 | α-六六六 | 100 | 0.601 | 0.004 |
| 3 | 五氯硝基苯 | 100 | 0.645 | 0.007 |
| 4 | γ-六六六 | 100 | 0.667 | 0.003 |
| 5 | β-六六六 | 200 | 0.705 | 0.008 |
| 6 | 七氯 | 100 | 0.713 | 0.007 |
| 7 | δ-六六六 | 100 | 0.750 | 0.003 |
| 8 | 艾氏剂 | 100 | 0.760 | 0.006 |
| 9 | 氧化氯丹 | 100 | 0.816 | 0.007 |
| 10 | 顺式环氧七氯 | 100 | 0.833 | |
| 11 | 反式环氧七氯 | 100 | 0.844 | 0.005 |
| 12 | 反式氯丹 | 100 | 0.854 | 0.005 |
| 13 | 顺式氯丹 | 100 | 0.867 | 0.008 |
| 14 | α-硫丹 | 100 | 0.872 | 0.01 |
| 15 | p,p'-滴滴伊 | 100 | 0.892 | 0.006 |
| 16 | 狄氏剂 | 100 | 0.901 | 0.005 |
| 17 | 异狄氏剂 | 200 | 0.932 | 0.009 |
| 18 | o,p'-滴滴涕 | 200 | 0.938 | 0.018 |
| 19 | p,p'-滴滴滴 | 200 | 0.944 | 0.008 |
| 20 | β-硫丹 | 100 | 0.956 | 0.003 |
| 21 | p,p'-滴滴涕 | 100 | 0.970 | 0.005 |
| 22 | 硫丹硫酸盐 | 100 | 1.000 | 0.004 |

**2. 操作方法**

（1）色谱条件与系统适用性试验　分析柱：以（50%苯基）50%二甲基聚硅氧烷为固定液的弹性石英毛细管柱（30m×0.25mm×0.25μm），验证柱：以100%二甲基聚硅氧烷为固定液的弹性石英毛细管柱（30m×0.25mm×0.25μm），$^{63}$Ni-ECD电子捕获检测器。进样口温度240℃，检测器温度300℃，不分流进样，流速为恒压模式（初始流速为1.3ml/min）。程序升温：初始70℃，保持1分钟，每分钟10℃升至180℃，保持5分钟，再以每分钟5℃升至220℃，最后以每分钟100℃升至280℃，保持8分钟。理论板数按α-BHC峰计算应不低于$1×10^6$，两个相邻色谱峰的分离度应大于1.5。

（2）对照品贮备液的制备　精密称取表4-5中农药对照品适量，用异辛烷分别制成如表4-5中浓度，即得。

（3）混合对照品贮备溶液的制备　精密量取上述对照品贮备溶液各1ml，置100ml量瓶中，用异辛烷稀释至刻度，摇匀，即得。

（4）混合对照品溶液的制备　分别精密量取上述混合对照品贮备液，用异辛烷制成每

1L分别含10μg、20μg、50μg、100μg、200μg、500μg的溶液，即得（其中β-六六六、异狄氏剂、p,p'-滴滴滴、o,p'-滴滴涕每1L分别含20μg、40μg、100μg、200μg、400μg、1000μg）。

（5）供试品溶液的制备　取供试品，粉碎成粉末（过三号筛），取约1.5g，精密称定，置于50ml聚苯乙烯具塞离心管中，加入水10ml，混匀，放置2小时，精密加入乙腈15ml，剧烈振摇提取1分钟，再加入预先称好的无水硫酸镁4g与氯化钠1g的混合粉末，再次剧烈振摇1分钟后，离心（4000r/min）1分钟。精密吸取上清液10ml，40℃减压浓缩至近干，用环己烷-乙酸乙酯（1∶1）混合溶液分次转移至10ml量瓶中，加环己烷-乙酸乙酯（1∶1）混合溶液至刻度，摇匀，转移至预先加入1g无水硫酸钠的离心管中，振摇，放置1小时，离心（必要时滤过），取上清液5ml过凝胶渗透色谱柱[400mm×25mm，内装BIO-Beads S-X3填料，以环己烷-乙酸乙酯（1∶1）混合溶液为流动相；流速为每分钟5.0ml]净化，收集18～30分钟的洗脱液，于40℃水浴减压浓缩至近干，加少量正己烷替换两次，加正己烷1ml使溶解，转移至弗罗里硅土固相萃取小柱[1000mg/6ml，用正己烷-丙酮（95∶5）混合溶液10ml和正己烷10ml预洗]上，残渣用正己烷洗涤3次，每次1ml，洗液转移至同一弗罗里硅土固相萃取小柱上，再用正己烷-丙酮（95∶5）混合溶液10ml洗脱，收集全部洗脱液，置氮吹仪上吹至近干，加异辛烷定容至1ml，涡旋使溶解，即得。

（6）测定法　分别精密吸取供试品溶液和混合对照品溶液各1μl，注入气相色谱仪，按外标标准曲线法计算供试品中22种有机氯农药残留量。

（7）限度　除另有规定外，每1kg中药材或饮片中含总六六六（α-BHC，β-BHC，γ-BHC，δ-BHC之和）不得过0.2mg；总滴滴涕（DDT）（p,p'-DDE，p,p'-DDD，o,p'-DDT，p,p-DDT之和）不得过0.2mg；五氯硝基苯不得过0.1mg；六氯苯不得过0.1mg；七氯、顺式环氧七氯和反式环氧七氯之和不得过0.05mg；艾氏剂和狄氏剂之和不得过0.05mg；异狄氏剂不得过0.05mg；顺式氯丹、反式氯丹和氧化氯丹之和不得过0.05mg；α-硫丹、β-硫丹和硫丹硫酸盐之和不得过3mg。

**3. 注意事项**

① 当供试品中有农药检出时，可在验证柱中确认检出的结果，再进行定量。必要时，可用气相色谱-质谱法进行确证。

② 加样回收率应在70%～120%之间。

## 二、有机磷类农药残留量测定法（色谱法）

有机磷类农药多具有毒性，其残留严重危及人体健康。《中国药典》2020年版四部收载了有机磷类农药（对硫磷、甲基对硫磷、乐果、氧化乐果、甲胺磷、久效磷、二嗪磷、乙硫磷、马拉硫磷、杀扑磷、敌敌畏、乙酰甲胺磷）的测定方法。

### （一）仪器试剂

气相色谱仪、氮磷检测器（NPD）或火焰光度检测器（FPD）、色谱柱[（50%苯基）50%二甲基聚硅氧烷或（5%苯基）甲基聚硅氧烷为固定液的弹性石英毛细管柱（30m×0.25mm×0.25μm）]、超声仪、旋转蒸发仪、多功能真空样品处理器、石墨化炭小柱（250mg/3ml）、氮吹仪、药典筛（三号筛）、电子天平、具塞锥形瓶、250ml平底烧瓶、棕色量瓶（25ml）、移液管；氮气（高纯）、无水硫酸钠（分析纯）、乙酸乙酯和正己烷（符合农残检测要求）；农药对照品：对硫磷、甲基对硫磷、乐果、氧化乐果、甲胺磷、久效磷、二嗪磷、乙硫磷、马拉硫磷、杀扑磷、敌敌畏、乙酰甲胺磷。

### （二）操作方法

#### 1. 色谱条件与系统适用性试验

以（50%苯基）50%二甲基聚硅氧烷或（5%苯基）甲基聚硅氧烷为固定液的弹性石英毛细管柱（30m×0.25mm×0.25μm），氮磷检测器（NPD）或火焰光度检测器（FPD）。进样口温度220℃，检测器温度300℃，不分流进样。程序升温：初始120℃，每分钟10℃升至200℃，每分钟5℃升至240℃，保持2分钟，每分钟20℃升至270℃，保持0.5分钟。理论板数按敌敌畏峰计算应不低于6000，两个相邻色谱峰的分离度应大于1.5。

#### 2. 对照品贮备液的制备

精密称取对硫磷、甲基对硫磷、乐果、氧化乐果、甲胺磷、久效磷、二嗪磷、乙硫磷、马拉硫磷、杀扑磷、敌敌畏、乙酰甲胺磷农药对照品适量，用乙酸乙酯分别制成每1ml约含100μg的溶液，即得。

#### 3. 混合对照品贮备液的制备

分别精密量取上述各对照品贮备液1ml，置20ml棕色量瓶中，加乙酸乙酯稀释至刻度，摇匀，即得。

#### 4. 混合对照品溶液的制备

精密量取上述混合对照品贮备液，用乙酸乙酯制成每1ml含0.1μg、0.5μg、1μg、2μg、5μg的溶液，即得。

#### 5. 供试品溶液的制备

药材或饮片取供试品，粉碎成粉末（过三号筛）取约5g，精密称定，加无水硫酸钠5g，加入乙酸乙酯50～100ml，冰浴超声处理3分钟，放置，取上层液滤过，药渣加入乙酸乙酯30～50ml，冰浴超声处理2分钟，放置，滤过，合并两次滤液，用少量乙酸乙酯洗涤滤纸及残渣，与上述滤液合并。取滤液于40℃以下减压浓缩至近干，用乙酸乙酯转移至5ml量瓶中，并稀释至刻度；精密吸取上述溶液1ml，置石墨化炭小柱（250mg/3ml，用乙酸乙酯5ml预洗）上，用正己烷-乙酸乙酯（1∶1）混合溶液5ml洗脱，收集洗脱液，置氮吹仪上浓缩至近干，加乙酸乙酯定容至1ml，涡旋使溶解，即得。

#### 6. 测定法

分别精密吸取供试品溶液和与之相对应浓度的混合对照品溶液各1μl，注入气相色谱仪，按外标法计算供试品中12种有机磷农药残留量。

### （三）注意事项

① 可选择不同极性的色谱柱进行验证，以防止假阳性结果，有条件的可采用气质联用予以确认。

② 所用玻璃仪器应用洗液（不含磷）浸泡洗涤，使用前用丙酮荡洗并挥干溶剂。

③ 乙酸乙酯提取液减压浓缩时务必至近干，且水浴温度不能高于40℃，以避免待测成分损失。

④ 具体试验过程中，如对本操作方法的色谱条件及操作步骤进行了修改，应在原始记录上予以记录。

## 三、拟除虫菊酯类农药残留量测定法（色谱法）

拟除虫菊酯类农药与滴滴涕同属轴突毒剂，其引起的中毒征象十分相似。拟除虫菊酯类农药的毒理作用迅速，比滴滴涕复杂，严重危及人体健康。《中国药典》2020年版四部收载了拟除虫菊酯类农药（氯氰菊酯、氰戊菊酯、溴氰菊酯）残留量的测定方法。

**（一）仪器试剂**

气相色谱仪、$^{63}$Ni-ECD电子捕获检测器、色谱柱[（5%苯基）甲基聚硅氧烷为固定液的弹性石英毛细管柱（30m×0.32mm×0.25μm）]、超声仪、旋转蒸发仪、药典筛（三号筛）、电子天平、玻璃色谱柱（内径1～1.5cm）、具塞锥形瓶、圆底烧瓶、量瓶（10ml）、移液管；高纯氮，丙酮、石油醚（60～90℃）和乙醚（均为分析纯，经重蒸馏，符合农残检测要求），无水硫酸钠、氧化铝（100目）、微晶纤维素（均为分析纯）、弗罗里硅土（Florisil 80～100目）；农药对照品：氯氰菊酯、氰戊菊酯、溴氰菊酯（纯度大于98%）。

**（二）操作方法**

**1. 色谱条件与系统适用性试验**

色谱柱为（5%苯基）甲基聚硅氧烷为固定液的弹性石英毛细管柱（30m×0.32mm×0.25μm），$^{63}$Ni-ECD电子捕获检测器。进样口温度270℃，检测器温度330℃。不分流进样（或根据仪器设置最佳的分流比），程序升温：初始160℃，保持1分钟，每分钟10℃升至278℃，保持0.5分钟，每分钟1℃升至290℃，保持5分钟。理论板数按溴氰菊酯峰计算应不低于10$^5$，两个相邻色谱峰的分离度应大于1.5。

**2. 对照品贮备液的制备**

精密称取氯氰菊酯、氰戊菊酯及溴氰菊酯农药对照品适量，用石油醚（60～90℃）分别制成每1ml约含20～25μg的溶液，即得。

**3. 混合对照品贮备液的制备**

精密量取上述各对照品贮备液1ml，置10ml量瓶中，用石油醚（60～90℃）稀释至刻度，摇匀，即得。

**4. 混合对照品溶液的制备**

精密量取上述混合对照品贮备液，用石油醚（60～90℃）制成每1L分别含0μg、2μg、8μg、40μg、200μg的溶液，即得。

**5. 供试品溶液的制备**

药材或饮片　取供试品，粉碎成粉末（过三号筛），取约1～2g，精密称定，置100ml具塞锥形瓶中，加石油醚（60～90℃）-丙酮（4∶1）混合溶液30ml，超声处理15分钟，滤过，药渣再重复上述操作2次后，合并滤液。滤液用适量无水硫酸钠脱水后，于40～45℃减压浓缩至近干，用少量石油醚（60～90℃）反复操作至丙酮除净，残渣加适量石油醚（60～90℃）溶解，置混合小柱[从上至下依次为无水硫酸钠2g、弗罗里硅土4g、微晶纤维素1g、氧化铝1g、无水硫酸钠2g，用石油醚（60～90℃）-乙醚（4∶1）混合溶液20ml预洗]上，用石油醚（60～90℃）-乙醚（4∶1）混合溶液90ml洗脱，收集洗脱液，于40～45℃减压浓缩至近干，再用石油醚（60～90℃）3～4ml重复操作至乙醚除净，用石油醚（60～90℃）溶解并转移至5ml量瓶中，并稀释至刻度，摇匀，即得。

**6. 测定法**

分别精密吸取供试品溶液和与之相对应浓度的混合对照品溶液各1μl，注入气相色谱仪，按外标法计算供试品中3种拟除虫菊酯农药残留量。

### （三）注意事项

① 试验中，可选择不同极性的色谱柱进行验证，以防止假阳性结果，或采用气质联用予以确认。
② 严格清洗本试验所用器皿，避免残存卤素离子。
③ 因中药样品组成复杂，特殊样品可视具体情况适当改变提取、净化条件。
④ 制备供试品溶液时，有机相的减压浓缩务必至近干，避免待测成分损失。

## 四、农药多残留量测定法（质谱法）

### （一）仪器试剂

#### 1. 气相色谱－串联质谱法

气相色谱仪、质谱仪、色谱柱[（5%苯基）甲基聚硅氧烷为固定液的弹性石英毛细管柱（30m×0.32mm×0.25μm）]、氮吹仪、小型粉碎机、药筛（三号筛）、电子天平、聚苯乙烯具塞离心管、离心机、振荡器、分散固相萃取净化管、水浴锅、容量瓶等；乙腈、醋酸（分析纯，符合农残检测）、无水硫酸镁、无水乙酸钠、$N$-丙基乙二胺、十八烷基硅烷键合硅胶、硅胶、石墨化碳黑（均为分析纯），内标物：氘代莠去津、氘代倍硫磷，对照品略。

#### 2. 液相色谱－串联质谱法

高效液相色谱仪、C18色谱柱、质谱仪、氮吹仪、小型粉碎机、药筛（三号筛）、电子天平、聚苯乙烯具塞离心管、离心机、振荡器、分散固相萃取净化管、容量瓶等；乙腈、甲酸、甲酸铵（分析纯，符合农残检测）、无水硫酸镁、无水乙酸钠、$N$-丙基乙二胺、十八烷基硅烷键合硅胶、硅胶、石墨化碳黑（均为分析纯），内标物：氘代莠去津、氘代倍硫磷，对照品略。

### （二）定性测定方法

本法系用气相色谱-串联质谱法与液相色谱-串联质谱法对中药中农药残留的快速定性筛查，发现残留农药，便于农药定量测定。实验室应建立必要的质控手段，保证定性结果准确。

#### 1. 气相色谱－串联质谱法

（1）色谱条件 以（5%苯基）甲基聚硅氧烷为固定液的弹性石英毛细管柱（30m×0.32mm×0.25μm）。进样口温度240℃，不分流进样。载气为高纯氦气（He）。进样口为恒压模式，柱前压力为146kPa。程序升温：初始温度70℃，保持2分钟，先以每分钟25℃升温至150℃，再以每分钟3℃升温至200℃，最后以每分钟8℃升温至280℃，保持10分钟。

（2）质谱条件 以三重四极杆串联质谱仪检测；离子源为电子轰击源（EI），离子源温度230℃。碰撞气为氮气或氩气。质谱传输接口温度280℃。质谱监测模式为多反应监测（MRM），各化合物参考保留时间、监测离子对、碰撞电压（CE）与检出限参考值见《中国药典》2020年版四部农药残留量测定法（通则2341）。为提高检测灵敏度，可根据保留时间分段监测各农药。

（3）定性用混合对照品溶液的制备 取本法"（三）定量测定方法"中的基质混合对照品溶液作为定性用混合对照品溶液，即得。

（4）供试品溶液的制备 取本法"（三）定量测定方法"中的供试品溶液，即得。

（5）测定法 分别精密吸取供试品溶液和定性用混合对照品溶液各1μl，注入气相色谱-串联质谱仪，按保留时间与定性离子相对丰度比对88种农药进行定性测定。

（6）结果判断　供试品色谱中如检出与对照品保留时间相同的色谱峰，并且在扣除背景后的质谱图中，所选择的2对监测离子对均出现，供试品溶液的监测离子对峰面积比与浓度相当的对照品溶液的监测离子对峰面积比进行比较时，相对偏差不超过下列规定的范围，则可判定样品中存在该农药：相对比例＞50%，允许±20%偏差；相对比例20%～50%，允许±25%偏差；相对比例10%～20%，允许±30%偏差；相对比例≤10%，允许±50%偏差。

**2. 液相色谱-串联质谱法**

（1）色谱条件　以十八烷基硅烷键合硅胶为填充剂（柱长15cm，内径为3mm，粒径为3.5μm）；以0.1%甲酸（含10mmol/L甲酸铵）溶液为流动相A，以乙腈为流动相B，按表4-6进行梯度洗脱；柱温为35℃，流速为0.4ml/min。

表4-6　流动相梯度

| 时间/分钟 | 流动相A/% | 流动相B/% |
|---|---|---|
| 0～1 | 95 | 5 |
| 1～4 | 95→40 | 5→60 |
| 4～14 | 40→0 | 60→100 |
| 14～18 | 0 | 100 |
| 18～26 | 95 | 5 |

（2）质谱条件　以三重四极杆串联质谱仪检测；离子源为电喷雾（ESI）离子源，使用正离子扫描模式。监测模式为多反应监测（MRM），各化合物参考保留时间、监测离子对、碰撞电压（CE）和检出限参考值见《中国药典》2020年版四部农药残留量测定法（通则2341）。为提高检测灵敏度，可根据保留时间分段监测各农药。

（3）定性用混合对照品溶液的制备　与供试品溶液的制备均同本法"（二）定性测定方法"中气相色谱-串联质谱法项下。

（4）测定法　分别精密吸取供试品溶液和定性用混合对照品溶液各1～10μl（根据检测要求与仪器灵敏度可适当调整进样量），注入液相色谱-串联质谱仪，按保留时间与定性离子相对丰度比对523种农药残留量进行定性测定。

（5）结果判断　供试品色谱中如检出与对照品保留时间相同的色谱峰，并且在扣除背景后的质谱图中，所选择的2对监测离子对均出现，供试品溶液的监测离子对峰面积比与浓度相当的对照品溶液的监测离子对峰面积比进行比较时，相对偏差不超过下列规定的范围，则可判定样品中存在该农药：相对比例＞50%，允许±20%偏差；相对比例20%～50%，允许±25%偏差；相对比例10%～20%，允许±30%偏差；相对比例＜10%，允许±50%偏差。

**（三）定量测定方法**

本法系用气相色谱-串联质谱法与液相色谱-串联质谱法对中药中农药残留的定量测定方法。实验室应建立必要的质控手段，保证定量结果准确。

**1. 气相色谱-串联质谱法**

（1）色谱条件与质谱条件　均同本法"（二）定性测定方法"中气相色谱-串联质谱法项下。

（2）对照品贮备溶液的制备　精密称取农药对照品适量，根据各农药溶解性加乙腈或甲苯分别制成每1ml含1000μg的溶液，即得（可根据具体农药的灵敏度适当调整贮备液配制的浓度)。

（3）内标贮备溶液的制备　取氘代莠去津、氘代二嗪农和氘代倍硫磷对照品适量，精密称定，加乙腈溶解并制成每1ml各含1000µg的混合溶液，即得。

（4）混合对照品溶液的制备　精密量取上述各对照品贮备液适量，用含0.05%醋酸的乙腈分别制成每1L含100µg和1000µg的两种溶液，即得。

（5）内标溶液的制备　精密量取内标贮备溶液适量，加乙腈制成每1ml含6µg的溶液，即得。

（6）基质混合对照品溶液的制备　取空白基质样品3g，一式6份，同供试品溶液的制备方法处理至"置氮吹仪上于40℃水浴浓缩至约0.4ml"，分别加入混合对照品溶液（100µg/L）50µl、100µl，混合对照品溶液（1000µg/L）50µl、100µl、200µl、400µl，加乙腈定容至1ml，涡旋混匀，用微孔滤膜滤过（0.22µm），取续滤液，即得浓度分别为5µg/L、10µg/L、50µg/L、100µg/L、200µg/L与400µg/L的系列基质混合对照品溶液。

（7）供试品溶液的制备　药材或饮片　取供试品，粉碎成粉末（过三号筛），取约3g，精密称定，置50ml聚苯乙烯具塞离心管中，加入1%冰醋酸溶液15ml，涡旋使药粉充分浸润，放置30分钟，精密加入乙腈15ml与内标溶液100µl，涡旋使混匀，置振荡器上剧烈振荡（500次/分）5分钟，加入无水硫酸镁与无水乙酸钠的混合粉末（4∶1）7.5g，立即摇散，再置振荡器上剧烈振荡（500次/分）3分钟，于冰浴中冷却10分钟，离心（400r/min）5分钟，取上清液9ml，置已预先装有净化材料的分散固相萃取净化管［无水硫酸镁900mg，$N$-丙基乙二胺（PSA）300mg，十八烷基硅烷键合硅胶300mg，硅胶300mg，石墨化碳黑90mg]中，涡旋使充分混匀，再置振荡器上剧烈振荡（500次/分）5分钟使净化完全，离心（4000r/min）5分钟，精密吸取上清液5ml，置氮吹仪上于40℃水浴浓缩至约0.4ml，加乙腈定容至1ml，涡旋混匀，用微孔滤膜（0.22µm）滤过，取续滤液，即得。

（8）测定法　分别精密吸取供试品溶液和基质混合对照品溶液各1µl，注入气相色谱-串联质谱仪，按内标标准曲线法计算供试品中88种农药残留量。

**2. 液相色谱-串联质谱法**

（1）色谱条件、质谱条件　均同本法"（二）定性测定方法"中液相色谱-串联质谱法项下。

（2）对照品贮备溶液的制备、内标贮备溶液的制备、混合对照品溶液的制备、内标溶液的制备、基质混合对照品工作溶液的制备与供试品溶液的制备　均同本法"（三）定量测定方法"中气相色谱-串联质谱法项下。

（3）测定法　分别精密吸取供试品溶液和基质混合对照品溶液各1～10µl（根据检测要求与仪器灵敏度可适当调整进样量），注入液相色谱-串联质谱仪，按内标标准曲线法计算供试品中523种农药残留量。

**（四）注意事项**

① 依据各品种项下规定的监测农药种类并参考相关农药限量规定配制对照品溶液。

② 本法使用基质匹配标准曲线法定量，空白基质样品为经检测不含待测农药残留的同品种样品。特殊情况下，可用标准加入法对检出的农药定量。

③ 加样回收率应在70%～120%之间。在满足重复性的情况下，部分农药回收率可放宽至60%～130%。特殊情况下，可用标准加入法对回收率超出规定范围的农药定量，或在

重复性满足的情况下使用回收率校正定量结果。

④ 进行样品测定时，如果检出色谱峰的保留时间与对照品一致，并且在扣除背景后的质谱图中，所选择的2对监测离子对均出现，而且所选择的监测离子对峰面积比与对照品的监测离子对峰面积比一致（相对比例＞50%，允许±20%偏差；相对比例＞20%～50%，允许±25%偏差；相对比例＞10%～20%，允许±30%偏差；相对比例≤10%，允许±50%偏差），则可判断样品中存在该农药。如果不能确证，选用其他监测离子对重新进样确证或选用其他检测方式的分析仪器来确证，如选用高分辨率质谱等确证手段。

⑤ 使用本法测定时，气相色谱-串联质谱法测定的农药，推荐选择氘代倍硫磷作为内标；液相色谱-串联质谱法测定的农药，推荐选择氘代莠去津作为内标。特殊情况下，也可选用本法推荐的其他内标。

⑥ 本法提供的监测离子对测定条件为推荐条件，各实验室可根据所配置仪器的具体情况作适当调整；在样品基质有测定干扰的情况下，可选用其他监测离子对测定。

⑦ 对于特定农药或供试品，分散固相萃取净化管中净化材料的比例可作适当调整（如对含色素较少的药材或饮片，可降低分散固相萃取净化管中石墨化碳黑的用量；测定极性较大的农药时，可降低分散固相萃取净化管中硅胶的用量），但须做加样回收试验等必要的方法学考察以确保结果准确。

⑧ 依据各品种项下规定的农药限量要求，在检测灵敏度满足的情况下，可对供试品溶液进行合理稀释。如省去本法氮吹浓缩步骤，取分散固相萃取净化管上清液直接测定。

⑨ 部分药材性质特殊，使用本法时，供试品取样量可适当调整，但一般不低于0.5g。

⑩ 在进行气相色谱-串联质谱法测定时，为进一步优化方法效能，供试品溶液最终定容的溶剂可由乙腈经溶剂替换为甲苯（经氮吹至近干，加入甲苯1ml溶解即可）；在进行液相色谱-串联质谱法测定时，为进一步优化方法效能或部分农药色谱峰峰形，供试品溶液最终定容的溶剂可由乙腈替换为与初始流动相匹配的含水溶液。

⑪ 对于中成药农药残留量测定而言，可参照本法依样品的具体情况与检测要求经方法验证后取样测定。

## 五、药材及饮片（植物类）中禁用农药多残留测定法

### （一）气相色谱-串联质谱法

**1. 色谱条件**

用（50%苯基）甲基聚硅氧烷为固定液的弹性石英毛细管柱（柱长为30m，柱内径为0.25mm，膜厚度为0.25μm）。进样口温度250℃，不分流进样。载气为高纯氦气（He）。进样口为恒压模式，柱前压力为146kPa。程序升温：初始温度60℃，保持1分钟，以30℃/min升至120℃，再以每分钟10℃的速率升温至160℃，再以每分钟2℃的速率升温至230℃，最后以每分钟15℃的速率升温至300℃，保持6分钟。

**2. 质谱条件**

以三重四极杆串联质谱仪检测；离子源为电子轰击源（EI），离子源温度250℃。碰撞气为氮气或氩气。质谱传输接口温度250℃。质谱监测模式为多反应监测（MRM），各化合物参考保留时间、监测离子对、碰撞电压（CE）与检出限参考值见《中国药典》2020年版四部农药残留量测定法（通则2341）。为提高检测灵敏度，可根据保留时间分段监测各农药。

## （二）高效液相色谱-串联质谱法

### 1. 色谱条件

以十八烷基硅烷键合硅胶为填充剂（柱长10cm，内径为2.1mm，粒径为2.6μm）；以0.1%甲酸溶液（含5mmol/L甲酸铵）为流动相A，以乙腈-0.1%甲酸溶液（含5mmol/L甲酸铵）（95∶5）为流动相B，按表4-7进行梯度洗脱；流速为每分钟0.3ml，柱温为40℃。

表4-7 流动相梯度

| 时间/分钟 | 流动相A/% | 流动相B/% |
| --- | --- | --- |
| 0～1 | 70 | 30 |
| 1～12 | 70→0 | 30→100 |
| 12～14 | 0 | 100 |

### 2. 质谱条件

以三重四极杆串联质谱仪检测；离子源为电喷雾（ESI）离子源，正离子扫描模式。监测模式为多反应监测（MRM），各化合物参考保留时间、监测离子对、碰撞电压（CE）与检出限参考值见《中国药典》四部农药残留量测定法（通则2341）。为提高检测灵敏度，可根据保留时间分段监测各农药。

### 3. 对照溶液的制备

（1）混合对照品溶液的制备　精密量取禁用农药混合对照品溶液（已标示各相关农药品种的浓度）1ml，置20ml量瓶中，用乙腈稀释至刻度，摇匀，即得。

（2）气相色谱-串联质谱法分析用内标溶液的制备　取磷酸三苯酯对照品适量，精密称定，加乙腈溶解并制成每1ml含1.0mg的溶液，即得。精密量取适量，加乙腈制成每1ml含0.1μg的溶液。

（3）空白基质溶液的制备　取空白基质样品，同供试品溶液的制备方法处理制成空白基质溶液。

（4）基质混合对照溶液的制备　分别精密量取空白基质溶液1.0ml（6份），置氮吹仪上，40℃水浴浓缩至约0.6ml，分别加入混合对照品溶液10μl、20μl、50μl、100μl、150μl、200μl，加乙腈稀释至1ml，涡旋混匀，即得。

### 4. 供试品溶液的制备

（1）直接提取法　取供试品粉末（过三号筛）5g，精密称定，加氯化钠1g，立即摇散，再加入乙腈50ml，匀浆处理2分钟（转速不低于每分钟12000转），离心（每分钟4000转），分取上清液，沉淀再加乙腈50ml，匀浆处理1分钟，离心，合并两次提取的上清液，减压浓缩至约3～5ml，放冷，用乙腈稀释至10.0ml，摇匀，即得。

（2）快速样品处理法（QuEChERS法）　取供试品粉末（过三号筛）3g，精密称定，置50ml聚苯乙烯具塞离心管中，加入1%冰醋酸溶液15ml，涡旋使药粉充分浸润，放置30分钟，精密加入乙腈15ml，涡旋使混匀，置振荡器上剧烈振荡（500次/分）5分钟，加入无水硫酸镁与无水乙酸钠的混合粉末（4∶1）7.5g，立即摇散，再置振荡器上剧烈振荡（500次/分）3分钟，于冰浴中冷却10分钟，离心（每分钟4000转）5分钟，取上清液9ml，置预先装有净化材料的分散固相萃取净化管［无水硫酸镁900mg，N-丙基乙二胺300mg，十八烷基硅烷键合硅胶300mg，硅胶300mg，石墨化碳黑90mg］中，涡旋使充分混匀，置振荡器上剧烈振荡（500次/分）5分钟使净化完全，离心（每分钟4000转）5分钟，精密吸取上清液5ml，置氮吹仪上于40℃水浴浓缩至约0.4ml，加乙腈稀释至1.0ml，涡旋混匀，滤过，取续滤液，即得。

（3）固相萃取法　固相萃取净化方式包括以下三种。

方式一　量取直接提取法制备的供试品溶液3～5ml，置于装有分散型净化材料的净化管（无水硫酸镁1200mg，N-丙基乙二胺300mg，十八烷基硅烷键合硅胶100mg）中，涡旋使充分混匀，再置振荡器上剧烈振荡（500次/分）5分钟使净化完全，离心，取上清液，即得。

方式二　量取直接提取法制备的供试品溶液3～5ml，通过亲水亲油平衡材料（HLB SPE）固相萃取柱（200mg，6ml）净化，收集全部净化液，混匀，即得。

方式三　量取直接提取法制备的供试品溶液2ml，加在装有石墨化碳黑氨基复合固相萃取小柱（500mg/500mg，6ml）[临用前用乙腈-甲苯混合溶液（3∶1）10ml预洗]，用乙腈-甲苯混合溶液（3∶1）20ml洗脱，收集洗脱液，减压浓缩至近干，用乙腈转移并稀释至2.0ml，混匀，即得。

**5. 测定法**

（1）气相色谱-串联质谱法　分别精密吸取上述的基质混合对照溶液和供试品溶液各1ml，精密加入内标溶液0.3ml，混匀，滤过，取续滤液。分别精密吸取上述两种溶液各1μl，注入气相色谱-串联质谱仪，按内标标准曲线法计算，即得。

（2）高效液相色谱-串联质谱法　分别精密吸取上述的基质混合对照溶液和供试品溶液各1ml，精密加入水0.3ml，混匀，滤过，取续滤液。分别精密吸取上述两种溶液各1～5μl，注入液相色谱-串联质谱仪，按外标标准曲线法计算，即得。

### （三）注意事项

① 根据待测样品基质特点和方法确认结果，选择一种最适宜的供试品溶液制备方法。

② 本法使用基质匹配标准曲线法定量，空白基质样品为经检测不含待测农药残留的同品种样品。

③ 本法提供的监测离子对测定条件为推荐条件，各实验室可根据样品基质干扰情况和所配置仪器的具体情况作适当调整，并确定定量离子对。每个监测指标选择不少于2个监测离子对。

④ 进行样品测定时，如果检出色谱峰的保留时间与对照品一致，并且在扣除背景后的质谱图中，所选择的2个监测离子对均出现，而且所选择的监测离子对峰面积比与对照品的监测离子对峰面积比一致（相对比例＞50%，允许±20%偏差；相对比例＞20%～50%，允许±25%偏差；相对比例＞10%～20%，允许±30%偏差；相对比例≤10%，允许±50%偏差），则可判断样品中存在该农药。如果不能确证，选用其他监测离子对重新进样确证或选用其他检测方式的分析仪器来确证，如选用高分辨率质谱等确证手段。

⑤ 加样回收率应在70%～120%之间。在满足重复性要求的情况下，部分农药回收率可放宽至60%～130%。

【任务实施】

## 人参中农药残留量检测

### 一、任务分析

人参为五加科植物人参的干燥根和根茎。多于秋季采挖，洗净后晒干或烘干。栽培的俗称"园参";播种在山林野生状态下自然生长的称"林下山参",习称"籽海"。依据药品标准,需要对有机氯农药残留情况进行检测,并依据实验结果,给出正确的结论。

## 二、任务步骤

### 1. 色谱条件与系统适用性试验

分析柱:以键合交联14%氰丙基苯基二甲基硅氧烷为固定液(DM1701或同类型)的毛细管柱(30m×0.32mm×0.25μm),验证柱:以键合交联5%苯基甲基硅氧烷为固定液(DB5或同类型)的毛细管柱(30m×0.32mm×0.25μm);$^{63}$Ni-ECD电子捕获检测器;进样口温度230℃,检测器温度300℃,不分流进样。程序升温:初始温度60℃,保持0.3分钟,以每分钟60℃升至170℃,再以每分钟10℃升至220℃,保持10分钟,再以每分钟1℃升至240℃,再以每分钟15℃升至280℃,保持5分钟。理论板数按$\alpha$-BHC峰计算应不低于$1\times10^5$,两个相邻色谱峰的分离度应大于1.5。

### 2. 混合对照品贮备液的制备

分别精密称取五氯硝基苯、六氯苯、七氯(七氯、环氧七氯)、氯丹(顺式氯丹、反式氯丹、氧化氯丹)农药对照品适量,用正己烷溶解分别制成每1ml约含100μg的溶液。精密量取上述对照品溶液各1ml,置同一100ml量瓶中,加正己烷至刻度,摇匀;或精密量取有机氯农药混合对照品溶液1ml,置10ml量瓶中,加正己烷至刻度,摇匀,即得(每1ml含各农药对照品1μg)。

### 3. 混合对照品溶液的制备

精密量取上述混合对照品贮备液,用正己烷制成每1ml分别含1ng、2ng、5ng、10ng、20ng、50ng、100ng的溶液,即得。

### 4. 供试品溶液的制备

取本品,粉碎成细粉(过二号筛),取约5g精密称定,置具塞锥形瓶中,加水30ml,振摇10分钟,精密加丙酮50ml,称定重量,超声处理(功率300W,频率40kHz)30分钟,放冷,再称定重量,用丙酮补足减失的重量,再加氯化钠约8g,精密加二氯甲烷25ml,称定重量,超声处理(功率300W,频率40kHz)15分钟,再称定重量,用二氯甲烷补足减失的重量,振摇使氯化钠充分溶解,静置,转移至离心管中,离心(每分钟3000转)3分钟,使完全分层,将有机相转移至装有适量无水硫酸钠的具塞锥形瓶中,放置30分钟。精密量取15ml,置40℃水浴中减压浓缩至约1ml,加正己烷约5ml,减压浓缩至近干,用正己烷溶解并转移至5ml量瓶中,并稀释至刻度,摇匀,转移至离心管中,缓缓加入硫酸溶液(9→10)1ml,振摇1分钟,离心(每分钟3000转)10分钟,分取上清液,加水1ml,振摇,取上清液,即得。

### 5. 测定法

分别精密吸取供试品溶液和与之相应浓度的混合对照品溶液各1μl,注入气相色谱仪,分别连续进样3次,取3次平均值,按外标法计算,即得。

### 6. 结果判断

本品中含五氯硝基苯不得过0.1mg/kg;六氯苯不得过0.1mg/kg;七氯(七氯、环氧七氯之和)不得过0.05mg/kg;氯丹(顺式氯丹、反式氯丹、氧化氯丹之和)不得过0.1mg/kg。

## 三、任务报告

以书面形式完成任务报告的撰写。

## 四、任务评价

任务评价主要从任务准备、任务过程、任务报告几个方面进行评价,详细内容见下表。

任务考核评价表

| 考核任务 | 评价点 | 评价标准 | 分值 | 得分 |
| --- | --- | --- | --- | --- |
| 人参中农药残留量检测 | 任务准备 | 能正确理解农药残留量测定方法;根据农药类型选择正确的测定方法 | 10 | |
| | | 能熟练选择实验用仪器、试剂 | 10 | |
| | 任务过程 | 能熟练进行供试品溶液制备、仪器操作、结果处理分析 | 40 | |
| | | 能认真听讲、仔细观察,能积极思考、自主探索,能积极参与、主动交流 | 20 | |
| | 任务报告 | 报告格式规范、书写工整、内容完整、条理清晰、结果正确 | 20 | |
| | | 合计 | 100 | |

# 任务八 黄曲霉毒素检查

## 【学习目标】

### 1. 知识目标

了解真菌毒素的来源和真菌毒素的危害;熟悉真菌毒素的种类及其毒性强弱,熟悉黄曲霉毒素的提取与净化方法;掌握黄曲霉毒素限量检测的原理与方法。

### 2. 能力目标

能依据实验条件选择合理的黄曲霉毒素测定方法,并能完成待测样品中黄曲霉毒素的提取与净化。

### 3. 素质目标

黄曲霉毒素是已经明确的一类具有致癌性的真菌毒素,在特定药品中是需要严格控制的一类成分,在学习相关的知识与技能的同时,养成精益求精、深入探究的科学精神。

### 课堂讨论

2022年3月国务院提出了"十四五"中医药发展规划,提到加强中药安全监管的各项措施。提升药品检验机构的中药质量评价能力,建立健全中药质量全链条安全监管机制,建设中药外源性有害残留物监测体系。加强中药饮片源头监管,严厉打击生产销售假劣中药饮片、中成药等违法违规行为。建立中成药监测、预警、应急、召回、撤市、淘汰的风险管理长效机制。

讨论:1. 中药外源性有害残留物主要有哪些?
2. 谈谈从自身做起,作为中医药事业的从业者,为保证和提升中药用药安全能做出哪些贡献?

## 【任务要求】

了解黄曲霉毒素的产生、种类及其毒性情况，熟悉黄曲霉毒素柱后衍生法与荧光检测器主要参数的设置，掌握黄曲霉毒素提取与免疫亲和柱色谱的净化处理方法。

## 【任务准备】

薏苡仁、黄曲霉毒素对照品、碘、甲醇、乙腈、高效液相色谱、衍生化泵、ODS色谱柱（150mm×4.6mm，5μm）、免疫亲和柱、电子分析天平、匀浆机、离心机、鼓风干燥箱、微孔滤膜（0.22μm）、具塞锥形瓶、量瓶等。

## 【相关知识】

黄曲霉毒素（aflatoxins，AFT）是由黄曲霉和寄生曲霉中产毒菌株产生的一类化学结构类似的化合物，均为二氢呋喃香豆素的衍生物的一类致癌性物质。可诱发肝、肾、肺、胃、结肠等部位的癌变，是目前为止发现的毒性最大的真菌毒素。黄曲霉毒素可以通过多种途径污染食品和饲料，直接和间接进入人类食物链，从而威胁人类健康和生命安全，主要存在于农产品、饲料和中药等产品中。黄曲霉毒素主要包括黄曲霉毒素$B_1$、黄曲霉毒素$B_2$、黄曲霉毒素$G_1$、黄曲霉毒素$G_2$、黄曲霉毒素$M_1$、黄曲霉毒素$M_2$等，其中黄曲霉毒素$M_1$和黄曲霉毒素$M_2$主要存在于牛奶中，而黄曲霉毒素$B_1$为毒性及致癌性最强的物质。

《中国药典》2020年版收载了3种黄曲霉毒素测定方法，第一法为HPLC法，采用HPLC-柱后衍生-荧光检测器测定法，对中药中黄曲霉毒素$B_1$、黄曲霉毒素$B_2$、黄曲霉毒素$G_1$、黄曲霉毒素$G_2$进行检测；第二法为高效液相色谱-串联质谱法（LC-MS/MS）；第三法为酶联免疫法。

## 一、液相色谱法（第一法）

本法系用高效液相色谱法（通则0512）测定药材、饮片及制剂中的黄曲霉毒素（以黄曲霉毒素$B_1$、黄曲霉毒素$B_2$、黄曲霉毒素$G_1$和黄曲霉毒素$G_2$总量计），除另有规定外，按下列方法测定。

**1. 色谱条件与系统适用性试验**

以十八烷基硅烷键合硅胶为填充剂；以甲醇-乙腈-水（40：18：42）为流动相；采用柱后衍生法检测。①碘衍生法：衍生溶液为0.05%的碘溶液（取碘0.5g，加入甲醇100ml使溶解，用水稀释至1000ml制成），衍生化泵流速每分钟0.3ml，衍生化温度70℃。②光化学衍生法：光化学衍生器（254nm）；以荧光检测器检测，激发波长$\lambda_{ex}$=360nm（或365nm），发射波长$\lambda_{ex}$=450nm。两个相邻色谱峰的分离度应大于1.5。

**2. 混合对照品溶液的制备**

精密量取黄曲霉毒素混合对照品溶液（黄曲霉毒素$B_1$、黄曲霉毒素$B_2$、黄曲霉毒素$G_1$、黄曲霉毒素$G_2$标示浓度分别为1.0μg/ml、0.3μg/ml、1.0μg/ml、0.3μg/ml）0.5ml，置10ml量瓶中，用甲醇稀释至刻度，作为贮备溶液。精密量取贮备溶液1ml，置25ml量瓶中，用甲醇稀释至刻度，即得。

**3. 供试品溶液的制备**

取供试品粉末约15g（过二号筛），精密称定，置于均质瓶中，加入氯化钠3g，精密加入70%甲醇溶液75ml,高速搅拌2分钟(搅拌速度大于11000r/min),离心5分钟(离心速度2500r/min),精密量取上清液15ml,置50ml量瓶中,用水稀释至刻度,摇匀,用微孔滤膜(0.45μm)滤过,量取续滤液20.0ml,通过免疫亲和柱,流速每分钟3ml,用水20ml洗脱,洗脱液弃去,使空气进入柱子,将水挤出柱子,再用适量甲醇洗脱,收集洗脱液,置2ml量瓶中,并用甲醇稀释至刻度,摇匀,即得。

**4. 测定法**

分别精密吸取上述混合对照品溶液5μl、10μl、15μl、20μl、25μl,注入液相色谱仪,测定峰面积,以峰面积为纵坐标,进样量为横坐标,绘制标准曲线。另精密吸取上述供试品溶液20~25μl,注入液相色谱仪,测定峰面积,从标准曲线上读出供试品中相当于黄曲霉毒素 $B_1$、黄曲霉毒素 $B_2$、黄曲霉毒素 $G_1$、黄曲霉毒素 $G_2$ 的量,计算,即得。

## 二、液相色谱-串联质谱法(第二法)

本法系用高效液相色谱-串联质谱法测定药材、饮片及制剂中的黄曲霉毒素(以黄曲霉毒素 $B_1$、黄曲霉毒素 $B_2$、黄曲霉毒素 $G_1$ 和黄曲霉毒素 $G_2$ 总量计),除另有规定外,按下列方法测定。

**1. 色谱、质谱条件与系统适用性试验**

以十八烷基硅烷键合硅胶为填充剂;以10mmol/L醋酸铵溶液为流动相A,以甲醇为流动相B;柱温25℃;流速每分钟0.3ml;按表4-8中的规定进行梯度洗脱。

表4-8 流动相梯度

| 时间/分钟 | 流动相A/% | 流动相B/% |
| --- | --- | --- |
| 0~4.5 | 65→15 | 35→85 |
| 4.5~6 | 15→0 | 85→100 |
| 6~6.5 | 0→65 | 100→35 |
| 6.5~10 | 65 | 35 |

以三重四极杆串联质谱仪检测;电喷雾(ESI)离子源,采集模式为正离子模式;各化合物监测离子对和碰撞电压(CE)见表4-9。

表4-9 黄曲霉毒素 $B_1$、$B_2$、$G_1$、$G_2$ 对照品的监测离子对、碰撞电压(CE)参考值

| 编号 | 中文名 | 母离子 | 子离子 | CE/V |
| --- | --- | --- | --- | --- |
| 1 | 黄曲霉毒素 $G_2$ | 331.1 | 313.1 | 33 |
|  |  | 331.1 | 245.1 | 40 |
| 2 | 黄曲霉毒素 $G_1$ | 329.1 | 243.1 | 35 |
|  |  | 329.1 | 311.1 | 30 |
| 3 | 黄曲霉毒素 $B_2$ | 315.1 | 259.1 | 35 |
|  |  | 315.1 | 287.1 | 40 |
| 4 | 黄曲霉毒素 $B_1$ | 313.1 | 241.1 | 50 |
|  |  | 313.1 | 285.1 | 40 |

**2. 系列混合对照品溶液的制备**

精密量取黄曲霉毒素混合对照品溶液(黄曲霉毒素 $B_1$、黄曲霉毒素 $B_2$、黄曲霉毒素 $G_1$、

黄曲霉毒素$G_2$的标示浓度分别为1.0μg/ml、3μg/ml、1.0μg/ml、0.3μg/ml）适量，用70%甲醇稀释成含黄曲霉毒素$B_2$、$G_2$浓度为0.04～3ng/ml，含黄曲霉毒素$B_1$、$G_1$浓度为0.12～10ng/ml的系列对照品溶液，即得（必要时可根据样品实际情况，制备系列基质对照品溶液）。

**3. 供试品溶液的制备**

同第一法。

**4. 测定法**

精密吸取上述系列对照品溶液各5μl，注入高效液相色谱-质谱仪，测定峰面积，以峰面积为纵坐标，进样浓度为横坐标，绘制标准曲线。另精密吸取上述供试品溶液5μl，注入高效液相色谱-串联质谱仪，测定峰面积，从标准曲线上读出供试品中相当于黄曲霉毒素$B_1$、黄曲霉毒素$B_2$、黄曲霉毒素$G_1$、黄曲霉毒素$G_2$的浓度，计算，即得。

**5. 注意事项**

① 本实验应有相应的安全、防护措施，并不得污染环境。

② 残留有黄曲霉毒素的废液或废渣的玻璃器皿，应置于专用贮存容器（装有10%次氯酸钠溶液）内，浸泡24小时以上，再用清水将玻璃器皿冲洗干净。

③ 当测定结果超出限度时，采用第二法进行确认。

【任务实施】

## 薏苡仁中黄曲霉毒素的测定

### 一、任务分析

本品为禾本科植物薏米 Coix lacryma-jobi L.var. ma-yuen (Roman.) Stapf的干燥成熟种仁。本品每1000g含黄曲霉毒素$B_1$不得过5μg，含黄曲霉毒素$G_2$、黄曲霉毒素$G_1$、黄曲霉毒素$B_2$和黄曲霉毒素$B_1$的总量不得过10μg。

### 二、任务步骤

**1. 色谱条件与系统适用性试验**

以十八烷基硅烷键合硅胶为填充剂；以甲醇-乙腈-水（40：18：42）为流动相；采用柱后衍生法检测。①碘衍生法：衍生溶液为0.05%的碘溶液（取碘0.5g，加入甲醇100ml使溶解，用水稀释至1000ml制成），衍生化泵流速每分钟0.3ml，衍生化温度70℃。②光化学衍生法：光化学衍生器（254nm）；以荧光检测器检测，激发波长360nm（或365nm），发射波长450nm。两个相邻色谱峰的分离度应大于1.5。

**2. 混合对照品溶液的制备**

精密量取黄曲霉毒素混合对照品溶液（黄曲霉毒素$B_1$、黄曲霉毒素$B_2$、黄曲霉毒素$G_1$和黄曲霉毒素$G_2$标示浓度分别为1.0μg/ml、0.3μg/ml、1.0μg/ml、0.3μg/ml）0.5ml置10ml量瓶中，用甲醇稀释至刻度，作为贮备溶液。精密量取贮备溶液1ml置25ml量瓶中，用甲醇稀释至刻度，即得。

**3. 供试品溶液的制备**

取供试品粉末约15g（过二号筛），精密称定，置于均质瓶中，加入氯化钠3g，精密加入70%甲醇溶液75ml，高速搅拌2分钟（搅拌速度大于11000r/min），离心5分钟（离心速度4000r/min），精密量取上清液15ml，置50ml量瓶中，用水稀释至刻度，摇匀，离心10分钟（离心速度4000r/min），精密量取上清液20ml，通过免疫亲和柱，流速每分钟3ml，用水20ml洗脱（必要时可以先用淋洗缓冲液10ml洗脱，再用水10ml洗脱），弃去洗脱液，使空气进入柱子，将水挤出柱子，再用适量甲醇洗脱收集洗脱液，置2ml量瓶中，加甲醇稀释至刻度，摇匀，用微孔滤膜（0.22μm）滤过，取续滤液，即得。

4. 测定法

分别精密吸取上述混合对照品溶液5μl、10μl、15μl、20μl、25μl，注入液相色谱仪，测定峰面积，以峰面积为纵坐标，进样量为横坐标，绘制标准曲线。另精密吸取上述供试品溶液20～50μl，注入液相色谱仪，测定峰面积，从标准曲线上读出供试品中相当于黄曲霉毒素$B_1$、黄曲霉毒素$B_2$、黄曲霉毒素$G_1$和黄曲霉毒素$G_2$的量，计算，即得。

## 三、任务报告

以书面形式完成任务报告的撰写。

## 四、任务评价

任务评价主要从任务准备、任务过程、任务报告几个方面进行评价，详细内容见下表。

### 任务考核评价表

| 考核任务 | 评价点 | 评价标准 | 分值 | 得分 |
|---|---|---|---|---|
| 薏苡仁中黄曲霉毒素的测定 | 任务准备 | 能正确理解黄曲霉毒素测定方法 | 10 | |
| | | 能熟练选择实验用仪器、试剂 | 10 | |
| | 任务过程 | 能熟练进行供试品溶液制备、仪器操作、结果处理分析 | 40 | |
| | | 能认真听讲、仔细观察，能积极思考、自主探索，能积极参与、主动交流 | 20 | |
| | 任务报告 | 报告格式规范、书写工整,内容完整,条理清晰,结果正确 | 20 | |
| | | 合计 | 100 | |

# 任务九　特殊杂质检查

【学习目标】

1. 知识目标

熟悉特殊杂质的概念和常见的检查方法，了解中药中特殊杂质的主要来源，掌握TLC法在特殊杂质检查中的应用。

2. 能力目标

能够应用TLC法与HPLC法，开展制剂中特殊杂质的限量检查。

3. 素质目标

认识到中药作用的有效性与安全性，意识到药物科学合理应用对健康的重要性。

> **课堂讨论**
>
> 自20世纪70年代以来，人们已经了解马兜铃酸（aristolchic acid，AA）可引起肾脏损害。在20世纪90年代以前仅有个别病例报告，亦无临床、病理分析，故未引起广泛重视。1993年，比利时等国学者报告了服用含有马兜铃酸的中草药致慢性肾功能衰竭的病例，对其临床及病理表现作了分析。此后，有关马兜铃酸引起肾脏损害的问题，引起了国内外学者的广泛关注。国内外陆续有关于马兜铃酸引起肾损害的实验研究及临床研究报告，对马兜铃酸肾脏损害的机制和表现均有新的认识。国家食品药品监督管理局于2008年6月12日发布了《含毒性药材及其他安全性问题中药品种的处理原则》对含有毒性成分的药材与制剂的安全性提出了更高要求，也对含马兜铃酸的中药相关研究提出意见。随着社会进步和科学发展，中药的不良反应和毒副作用越来越引起人们的关注，重视中药制剂的安全性已经成为共识。
>
> 讨论：1. 含马兜铃酸的中药及其制剂有哪些，马兜铃酸的限量检查方法有哪些？
> 　　　2. 药物的安全性知识在应用和实践过程中会不断丰富，马兜铃酸的例子带来哪些启示？

### 【任务要求】

掌握TLC法在中药制剂中特殊杂质的检查方法，掌握对照法在特殊杂质检查中的应用，熟悉常见特殊杂质的结构特征。

### 【任务准备】

正天丸、新乌头碱对照品、次乌头碱对照品、乌头碱对照品、氨试液、石油醚、无水乙醇、正己烷、乙酸乙酯、甲醇、稀碘化铋钾试液、硅胶G薄层板、电子分析天平、超声波清洗器、研钵、分液漏斗、双槽展开缸等。

### 【相关知识】

特殊杂质指在某些药物制剂生产和贮运过程中，由于药物本身的性质、生产方式及工艺条件可能引入的杂质。特殊杂质的检查一般是利用药品和杂质的性质差异，采用物理、化学、微生物等方法来进行检测。《中国药典》中特殊杂质的检查列在有关品种的检查项下。

## 一、三七伤药片中乌头碱的限量检查

三七伤药片是由三七、制草乌、红花、骨碎补、接骨木、雪上一枝蒿等八味药材制成的糖衣片或薄膜衣片，具有舒筋活血、散瘀止痛之功效。

取本品30片，除去包衣，研细，加氨试液10ml使润湿，加乙醚150ml，振摇30分钟，放置2小时，分取乙醚液，回收溶剂至干，残渣用无水乙醇溶解并加至2.0ml，作为供试品溶液。另取乌头碱对照品，加无水乙醇制成每1ml含1.0mg的溶液，作为对照品溶液。照《中国药典》2020年版四部通则薄层色谱法（通则0502）操作，吸取供试品溶液10μl、对照品溶液2μl，分别点于同一硅胶G薄层板上，以环己烷-乙酸乙酯-二乙胺（4∶3∶1）为展开剂，展开，取出，晾干，喷以稀碘化铋钾试液。供试品色谱中，在与对照品色谱相应的位置上出现的斑点应小于对照品的斑点，或不出现斑点。

## 二、安宫牛黄丸中猪去氧胆酸的检查

取本品10丸，剪碎，取1g，加入等量硅藻土，研细，加乙醇20ml，加热回流提取1小时，放冷，滤过，滤液作为供试品溶液。另取猪去氧胆酸对照品，加乙醇制成每1ml含0.5mg的溶液，作为对照品溶液。照《中国药典》2020年版四部通则薄层色谱法（通则0502）操作，吸取上述两种溶液各6μl，分别点于同一硅胶G薄层板上，以环己烷-乙酸乙酯-醋酸-甲醇（20∶25∶2∶3）的上层溶液为展开剂，展开2次，取出，晾干，喷以10%硫酸乙醇溶液，在105℃加热至斑点显色清晰。供试品色谱中，在与对照品色谱相应的位置上，不得显相同颜色的斑点。

## 三、三黄片中土大黄苷的检查

取本品小片2片或大片1片，糖衣片除去糖衣，研细，加甲醇15ml，加热回流30分钟，放冷，滤过，滤液作为供试品溶液。另取土大黄苷对照品，加甲醇制成每1ml含0.3mg的溶液作为对照品溶液。吸取上述两种溶液各2μl，分别点于同一硅胶G薄层板上，以三氯甲烷-甲醇-甲酸-水（100∶30∶2∶3）为展开剂，展开，取出，晾干，置紫外光灯（365nm）下检视。供试品色谱中，在与对照品色谱相应的位置上，不得显相同颜色的荧光斑点。

### 【任务实施】

## 正天丸中双酯型生物碱的检查

### 一、任务分析

正天丸由钩藤、白芍、川芎、当归、地黄、白芷、防风、羌活、桃仁、红花、细辛、独活、麻黄、黑顺片、鸡血藤等15味中药经粉碎成细粉、混匀、制成水丸、干燥、包衣、打光等工艺制成。黑顺片为毛茛科植物乌头 Aconitum carmichaelii Debx. 的子根的炮制品，内含双酯型生物碱，在药品标准中需要针对该类成分进行限度检查。

### 二、任务步骤

**1. 对照品溶液的配制**

取新乌头碱对照品、次乌头碱对照品、乌头碱对照品适量，精密称定，加无水乙醇制成每1ml各含2.0mg的混合溶液，作为对照品溶液。

**2. 供试品溶液的配制**

取本品8g，研细，加氨试液15ml，振摇10分钟使浸润，加乙醚150ml，振摇30分钟，放置2小时，分取乙醚液，挥干，残渣用无水乙醇溶解使成2ml，作为供试品溶液。

**3. 检测**

照薄层色谱法（通则0502）试验，精密吸取供试品溶液10μl、对照品溶液5μl，分别点于同一硅胶G薄层板上，以正己烷-乙酸乙酯-甲醇（16∶9∶2.5）为展开剂，置用氨蒸气预平衡20分钟的展开缸内，展开，取出，晾干，喷以稀碘化铋钾试液，置日光下检视。

## 4. 结果

供试品色谱中，在与对照品色谱相应的位置上出现的斑点应小于对照品的斑点，或不出现斑点。

## 三、任务报告

以书面形式完成任务报告的撰写。

## 四、任务评价

任务评价主要从任务准备、任务过程、任务报告几个方面进行评价，详细内容见下表。

**任务考核评价表**

| 考核任务 | 评价点 | 评价标准 | 分值 | 得分 |
|---|---|---|---|---|
| 正天丸中双酯型生物碱的检查 | 任务准备 | 试验方案的撰写 | 10 | |
| | | 试验器材、药品与试剂的准备 | 10 | |
| | 任务过程 | 展开剂的配制；<br>对照品与供试品溶液的配制；<br>点样、饱和、展开、显色、检视 | 40 | |
| | | 记录结果，得出结论 | 20 | |
| | 任务报告 | 报告格式规范、书写工整、内容完整、条理清晰、结果正确 | 20 | |
| | | 合计 | 100 | |

## 目标检测 >>>

### 一、单项选择题

1. 《中国药典》2020年版，重金属和有害元素的杂质限量的表示方法是（　　）。
   A. 百分之几　　　B. mg/kg　　　C. 百万分之几　　　D. 千分之几

2. 一般杂质的检查方法收载于《中国药典》的哪一部分内容中？（　　）
   A. 凡例　　　B. 正文　　　C. 通则　　　D. 索引

3. 杂质限量是指药物中所含杂质的（　　）。
   A. 最大允许量　　　B. 最小允许量　　　C. 含量　　　D. 多少

4. 肉桂油中重金属检查：取肉桂油10ml，加水10ml与盐酸1滴，振摇后，通硫化氢气使饱和，水层与油层均不得变色。该杂质检查方法为（　　）。
   A. 目视比色法　　　B. 灵敏度法　　　C. 目视比浊法　　　D. HPLC法

5. 若中药总灰分超过限度范围，则说明中药中含有（　　）。
   A. 杂质　　　B. 一般杂质　　　C. 有机杂质　　　D. 掺杂物

6. 灰分测定中，供试品需粉碎，使能通过几号筛？（　　）
   A. 六号筛　　　B. 三号筛　　　C. 二号筛　　　D. 七号筛

7. 下列属于特殊杂质的是（　　）。
   A. 乌头碱　　　B. 重金属　　　C. 氯化物　　　D. 砷盐

8. 硫代乙酰胺法检查重金属，是比较供试液管和对照液管的（　　）。
   A. 颜色深浅　　　B. 浑浊程度　　　C. 沉淀颜色　　　D. 产生气体量
9. 重金属检查中，加入硫代乙酰胺时溶液的最佳pH值是（　　）。
   A. 1.5　　　B. 3.5　　　C. 4.0　　　D. 4.5
10. 重金属检查中，下列哪种物质可以消除供试品中含高铁盐干扰？（　　）
    A. 硫化氢　　　B. 维生素C　　　C. 硝酸　　　D. 硫酸
11. 古蔡氏法检砷时，产生的砷化氢气体与下列哪种物质作用生成砷斑？（　　）
    A. 氯化汞　　　B. 碘化汞　　　C. 溴化汞　　　D. 溴化钾
12. 取标准铅溶液（每1ml相当于0.01mg的Pb）2ml，供试品2g，依法检查重金属，则供试品中重金属的限量是（　　）。
    A. 不得过10mg/kg　　　　　　　B. 不得过15mg/kg
    C. 不得过5mg/kg　　　　　　　D. 不得过6mg/kg
13. 炽灼残渣检查主要用于检查（　　）。
    A. 无机药物　　　　　　　　　B. 有机药物
    C. 有机杂质　　　　　　　　　D. 有机药物中混入的无机杂质
14. 砷盐检查法中导气管中塞入醋酸铅棉花的作用是（　　）。
    A. 形成砷斑　　　B. 吸收溴化氢　　　C. 吸收硫化氢　　　D. 控制反应温度
15. 古蔡氏法检查砷盐，碘化钾和氯化亚锡的主要作用是（　　）。
    A. 将$As^{5+}$还原为$As^{3+}$　　　　　B. 将$As^{3+}$氧化为$As^{5+}$
    C. 排除硫化物的干扰　　　　　　D. 加快反应速度
16. 古蔡氏法检查砷盐，制备标准砷斑应吸取标准砷溶液的量为（　　）。
    A. 1ml　　　B. 3ml　　　C. 2ml　　　D. 5ml
17. Ag-DDC法检查砷盐的原理：砷化氢与Ag-DDC试液作用，生成（　　）。
    A. 棕色砷斑　　　B. 红色胶态银　　　C. 黄色胶态银　　　D. 红色砷斑
18. 农药残留测定目前最常用的方法是（　　）。
    A. HPLC法　　　B. GC法　　　C. TLC法　　　D. UV-Vis法
19. 灯检法检查可见异物时，灯检仪正面不反光的黑色面作为检查（　　）颜色异物的背景。
    A. 黑色　　　B. 红色　　　C. 无色或白色　　　D. 有色
20. 有机氯类农药残留量测定中，气相色谱仪应该用哪种检测器？（　　）
    A. 电子捕获检测器　　　　　　B. 氮磷检测器
    C. 紫外检测器　　　　　　　　D. 电化学检测器

## 二、多项选择题

1. 中药制剂的杂质来源于（　　）。
   A. 高压灭菌药物氧化及水解　　　B. 制剂生产中加入的试剂未除尽
   C. 制剂贮存过程中成分的化学变化　　D. 中药材原料不纯
   E. 制剂生产过程中与器皿接触
2. 《中国药典》收载的重金属检查方法有（　　）。
   A. 炽灼法　　　B. 硫代乙酰胺法　　　C. 古蔡氏法
   D. 甲苯法　　　E. 硫化钠法

3. 杂质对中药制剂产生的影响主要有（　　）。
A. 制剂的安全性　　　　　　　　B. 制剂的生物利用度
C. 制剂的有效性　　　　　　　　D. 制剂的均一性
E. 制剂的稳定性

4.《中国药典》收载的砷盐检查方法有（　　）。
A. 炽灼法　　　　B. 硫代乙酰胺法　　　　C. 古蔡氏法
D. 二乙基二硫代甲酸银法　　　　E. 硫化钠法

5. 关于古蔡氏法检查砷盐的叙述，正确的有（　　）。
A. 反应生成的砷化氢遇溴化汞试纸，产生黄色至棕色的砷斑
B. 在反应中氯化亚锡不会和锌发生作用
C. 加酸性氯化亚锡可防止碘还原为碘离子
D. 金属锌与酸作用可生成新生态的氢
E. 加碘化钾使五价砷还原为三价砷

6. 供静脉注射的中药注射剂应检查的有关物质是（　　）。
A. 草酸盐　　　　B. 树脂　　　　C. 蛋白质
D. 鞣质　　　　　E. 钾离子

7. 哪些中药制剂需要进行可见异物检查？（　　）
A. 酊剂　　　　B. 注射剂　　　　C. 合剂　　　　D. 眼用液体制剂
E. 无菌原料药

8.《中国药典》中收载的可见异物检查方法包括（　　）。
A. 灯检法　　　　B. 气相色谱法　　　　C. 显微计数法　　　　D. 光散射法
E. 光阻法

9. 下列哪些剂型需要进行甲醇量检查？（　　）
A. 酒剂　　　　B. 合剂　　　　C. 口服液　　　　D. 口服酊剂
E. 注射剂

10. 下列属于特殊杂质的有（　　）。
A. 乌头碱　　　　B. 氯化物　　　　C. 砷盐　　　　D. 土大黄苷
E. 猪去氧胆酸

### 三、简答题

1. 简述杂质的概念、分类和来源。
2. 中药制剂中的有害杂质主要有哪些？其杂质限量是如何表示的？
3. 砷盐检查过程中加入碘化钾和酸性氯化亚锡试液的作用是什么？
4. 什么是"生理灰分"和"酸不溶性灰分"？酸不溶性灰分的主要成分是什么？
5. 什么是重金属？检查方法有哪些？如供试品溶液有色应如何处理？
6. 中药注射剂应检查的有关物质有哪些？有何危害？
7. 何为可见异物？常见的可见异物包括哪些？
8. 药典收载的农药残留测定法包括哪几种方法？
9. 何为特殊杂质？请列出至少4种中药制剂的特殊杂质。

# 项目五　中药制剂的卫生学检查技术

## 【项目介绍】

中药制剂的原料、辅料、包装材料、制备过程和贮运等环节，极易受到微生物的污染。为保证药剂卫生，提高药品质量，应对中药制剂进行卫生学检查，主要包括微生物限度、无菌、热原及细菌内毒素检查四种类型。现行版《中国药典》规定，各种非规定灭菌制剂应进行微生物限度检查，对无菌制剂应依法进行无菌检查，静脉滴注用注射剂应进行无菌、热原及细菌内毒素检查，并应符合标准规定。

## 【学习要求】

中药制剂的卫生学检查是中药制剂检查的重要组成部分，通过本项目的学习，掌握中药非无菌制剂微生物限度检查的分类及检验方法、无菌检查步骤与注意事项，了解中药注射剂热原检查的操作步骤与注意事项、细菌内毒素检查的操作步骤与注意事项。能按照药品标准进行中药制剂的微生物限度检查、无菌检查、热原检查及细菌内毒素检查，能正确处理数据并书写药品检验报告。具备科学严谨、实事求是的工作作风。

## 任务一　微生物限度检查

### 【学习目标】

**1. 知识目标**

掌握中药非无菌制剂微生物限度检查的分类及检验方法，熟悉微生物计数结果数据处理和报告规则，熟悉口服固体制剂微生物限度检查结果报告规则。

**2. 能力目标**

能够开展中药非无菌制剂的微生物限度检查，并能完整、准确地完成实验记录与报告的撰写。

**3. 素质目标**

养成严谨、求真、协作的职业素养。

> **课堂讨论**
>
> 2008年10月6日，云南省食品药品监督管理局报告，云南省红河州某医院6名患者使用某制药厂生产的"刺五加"注射液后出现严重不良反应，并出现3例死亡病例。调查发现销售人员违反药品管理法和药品生产经营质量管理规范，药品在运输途中部分药瓶和外包装破损、被雨水浸泡、污染了生物毒素，致3人死亡，多人受伤。责任人明知药品可能已被污染的情况下，仍然存有侥幸心理，最终造成人员伤亡的事故，相关责任人亦受到法律的惩处。药品安全无小事，责任重于泰山。
>
> 讨论：1. 药品在贮藏及运输过程中应该采取哪些有效措施防止变质和污染？
>
> 　　　2. 从本例中，可以看出相关责任人责任意识和质量意识淡薄，就此说说你的看法。

## 【任务要求】

掌握四君子颗粒生物限度检查-计数法适用性试验的方法与步骤及微生物限度检查-控制菌检查适用性试验的方法与步骤。

## 【任务准备】

四君子颗粒、pH 7.0 氯化钠蛋白胨缓冲液、0.9%无菌氯化钠溶液、胰酪大豆胨琼脂培养基、沙氏葡萄糖琼脂培养基、麦康凯液体培养基、麦康凯琼脂培养基、生化培养箱、生物安全柜、电子分析天平、漩涡混合器、水浴箱、立式压力蒸汽灭菌器、摇床、超净工作台、金黄色葡萄球菌、大肠埃希菌、枯草芽孢杆菌、铜绿假单胞菌、白色念珠菌和黑曲霉等。

## 【相关知识】

微生物限度检查是检查非规定灭菌制剂及其原料、辅料受微生物污染程度，检查项目包括细菌数、霉菌数、酵母菌数（微生物计数）及控制菌检查。控制菌包括耐胆盐革兰阴性菌、大肠埃希菌、沙门菌、铜绿假单胞菌、金黄色葡萄球菌、梭菌以及白色念珠菌。由于中药制剂中的各种剂型是非密封药品，不可能绝对无菌，《中国药典》规定允许一定数量的微生物存在，但不能检出控制菌。

# 一、基本知识

## （一）检查环境

微生物实验的各项工作应在专属的区域进行，以降低交叉污染、假阳性结果和假阴性结果出现的风险。微生物限度检查试验环境应符合2020年版《中国药典》通则《药品微生物实验室质量管理指导原则》微生物限度检查的要求，即应在不低于D级背景下的生物安全柜或B级洁净区域内进行。检验全过程必须严格遵守无菌操作，防止再污染，防止污染的措施不得影响供试品中微生物的检出。洁净空气区域、工作台面及环境应定期按《医药工业洁净室（区）悬浮粒子、浮游菌和沉降菌的测试方法》的现行国家标准进行洁净度试验、进行监测。

## （二）抽样及检验量

供试品的采集，应遵循随机抽样的原则，由经过培训的人员在受控条件下进行，并防止污染。一般应抽取不少于检验用量（两个以上最小包装单位）的3倍量供试品。所抽样品应有清晰标识，避免样品混淆和误用。标识应包括样品名称、批号、抽样日期、采样容器、抽样人等信息，使标识安全可见并可追溯。待检样品应在合适的条件下贮藏并保证其完整性，尽量减少污染的微生物发生变化。样品在运输过程中，应保持原有（规定）的储存条件或采取必要的措施（如冷藏或冷冻）。应明确规定和记录样品的贮藏和运输条件。

检验量即一次试验所用的供试品量（g、ml或$cm^2$）。除另有规定外，每种药品固体和半固体制剂的检验量为10g，其中大蜜丸不得少于4丸；液体制剂为10ml；膜剂、贴剂和贴膏剂为100$cm^2$，且不得少于4片；贵重药品、微量包装药品的检验量可酌减。除另有规定外，其检验量最少为批产量的1%，检验量更少时需要进行风险评估；若批产量少于200的供试品，检验量可减少至2个单位；批产量少于100的供试品，检验量可减少至1个单位。

## （三）检查条件

### 1. 培养温度

除另有规定外，细菌及控制菌培养温度为30～35℃；霉菌、酵母菌培养温度为20～25℃。

### 2. 观察时间

微生物计数法要求需氧菌培养3～5天，霉菌和酵母菌培养5～7天，最短培养时间是所有检验必须满足的基本要求。控制菌观察时间依据具体菌种确定。

### 3. 设置对照组

在规定的微生物计数检查中，为确认试验条件是否符合要求，应进行阴性对照试验，阴性对照试验应无菌生长。如阴性对照有菌生长，应进行偏差调查。方法是：取制备供试液用的稀释剂，分别按照需氧菌总数、霉菌及酵母菌总数及各控制菌检验方法培养，均应无菌生长。在规定的控制菌检查中，应做阳性对照试验，目的是检查供试品对控制菌生长有无干扰，培养条件是否适宜。方法是：将供试液分为两组，一组中加入一定数量标准对照菌株，另一组不加对照菌株，两组平行培养，观察培养结果。如果已知阳性菌未检出，供试品的阴性结果应认为无效，而阳性结果需做具体分析或实验再作结论。

## （四）稀释剂种类

供试样品一般需用稀释剂经稀释处理后作为供试液，常制备成1∶10供试液，必要时用同一稀释液将供试液进一步10倍系列稀释。对于限度规定不超过1ml不得检出活菌的液体制剂，应不经稀释，直接取样品原液作为供试品。常见的稀释剂有0.9%无菌氯化钠溶液、pH 6.8无菌磷酸盐缓冲液、pH 7.0无菌氯化钠-蛋白胨缓冲液、pH 7.6无菌磷酸盐缓冲液、0.1%蛋白胨水溶液等。

## 二、微生物计数

微生物计数是指能在有氧条件下生长的嗜温细菌和真菌的计数。包括需氧菌总数、霉菌和酵母菌总数，需氧菌总数是指胰酪大豆胨琼脂培养基上生长的总菌落数（包括真菌菌落数）；霉菌和酵母菌总数是指沙氏葡萄糖琼脂培养基上生长的总菌落数（包括细菌菌落数)。《中国药典》2020年版收载的检查方法包括平皿法、薄膜过滤法和最可能数法（most-probable-number method，简称MPN法）。

为了确保检测结果的准确性，需进行计数培养基的适用性检查以确保计数用培养基的质量，还应进行计数方法验证，以确认所采用的方法适合于该产品的微生物计数。

### （一）培养基的适用性检查

#### 1. 培养基

用于微生物计数用培养基有胰酪大豆胨琼脂培养基、胰酪大豆胨液体培养基、沙氏葡萄糖琼脂培养基以及沙氏葡萄糖液体培养基四种。还有沙氏葡萄糖液体培养基、马铃薯葡萄糖琼脂培养基用于试验菌株的复苏。通过检验用培养基与对照培养基的比较，以阳性菌的生长状态或特征来评价检验用培养基是否符合检验要求。对照培养基系指培养基处方特别制备、质量优良的培养基，由中国食品药品检定研究院研制及分发。

#### 2. 菌株及菌液制备

用于微生物计数菌种常用有5种菌株：金黄色葡萄球菌（*Staphylococcus aureus*）[CMCC（B）26003]、铜绿假单胞菌（*Pseudomonas aeruginosa*）[CMCC（B）10104]、枯草芽孢杆菌（*Bacillus subtilis*）[CMCC（B）63501]、白色念珠菌（*Candida albicans*）[CMCC（F）98001]、黑曲霉（*Aspergillus niger*）[CMCC（F）98003]。前三种属细菌，第四种属酵母菌，第五种属霉菌。《中国药典》2020年版要求菌株传代次数不得超过5代（从菌种保存中心获得的冷冻干燥菌种为第0代），并采用适宜的菌种保存技术，以保证试验菌种的生物学特性。

用胰酪大豆胨琼脂培养基或胰酪大豆胨液体培养基培养金黄色葡萄球菌、铜绿假单胞菌及枯草芽孢杆菌18～24小时；沙氏葡萄糖琼脂培养基或沙氏葡萄糖液体培养基培养白色念珠菌2～3天；沙氏葡萄糖琼脂培养基或马铃薯葡萄糖琼脂培养基培养黑曲霉5～7天，或直到获得丰富的孢子。取金黄色葡萄球菌、铜绿假单胞菌、枯草芽孢杆菌、白色念珠菌的新鲜培养物，用pH 7.0无菌氯化钠-蛋白胨缓冲液或0.9%无菌氯化钠溶液制成适宜浓度的菌悬液；取黑曲霉的新鲜培养物加入3～5ml含0.05%聚山梨酯80的0.9%无菌氯化钠溶液，将孢子洗脱。然后，采用适宜的方法吸出孢子悬液至无菌试管内，用含0.05%（ml/ml）聚山梨酯80的pH 7.0无菌氯化钠-蛋白胨缓冲液或0.9%无菌氯化钠溶液制成适宜浓度的黑曲霉孢子悬液。

制备好的菌液若在室温下放置，应在2小时内使用；若保存在2～8℃，可在24小时内使用。黑曲霉孢子悬液可保存在2～8℃，在验证过的贮存期内使用。

#### 3. 适用性检查

取上述金黄色葡萄球菌、铜绿假单胞菌、枯草芽孢杆菌菌液适量，接种至胰酪大豆胨液体培养基管或胰酪大豆胨琼脂培养基平板，培养温度在30～35℃，培养时间不超过3天，接种量不大于100cfu。取上述酵母菌和霉菌菌液适量分别接种至胰酪大豆胨琼脂和沙氏葡萄糖琼脂培养基，其中胰酪大豆胨琼脂培养基培养时间不超过5天，培养温度在30～35℃，接种量不大于100cfu；沙氏葡萄糖琼脂培养基培养时间不超过5天，培养温度在20～25℃，接种量不大于100cfu。每株试验菌平行制备2管或2个平皿。同时，用相应的对照培养基替代被检培养基进行上述试验。

#### 4. 结果判断

同时满足以下条件可判定培养基的适用性检查符合规定：①被检固体培养基上的菌落平

均数与对照培养基上的菌落平均数的比值应在0.5～2范围内,且菌落形态大小应与对照培养基上的菌落一致;②被检液体培养基管与对照培养基管比较,试验菌应生长良好。

## (二) 计数方法适用性试验

微生物试验的结果易受试验条件的影响,特别是药品中含有对微生物生长有抑制作用组分时。故在建立药品微生物限度检查方法时,应进行微生物计数方法的验证试验,用以保证方法中供试液没有抗菌活性,培养条件适宜需氧菌、霉菌及酵母菌生长,制备过程中稀释剂未受微生物干扰、供试液稀释级选择适宜。验证试验需测定试验组、供试品对照组和菌液对照组的菌落数来判断该试验方法是否适宜。若各试验菌回收试验均符合要求,则该供试液制备方法及计数法适合于测定其需氧菌、霉菌及酵母菌总数。

**1. 供试液制备**

根据供试品的理化特性与生物学特性,采取适宜的方法制备供试液。供试液制备若需加温时,应均匀加热,且温度不应超过45℃。供试液从制备至加入检验用培养基,不得超过1小时。常用的供试液制备方法如下。

(1) 水溶性供试品 取供试品适量,用pH 7.0无菌氯化钠-蛋白胨缓冲液,或pH 7.2磷酸盐缓冲液,或胰酪大豆胨液体培养基溶解或稀释制成1:10供试液。若需要,可调节供试液pH值至6～8。必要时,用同一稀释液将供试液进一步10倍系列稀释。水溶性液体制剂也可用混合的供试品原液作为供试液。

(2) 水不溶性非油脂类供试品 取供试品适量,用pH 7.0无菌氯化钠-蛋白胨缓冲液,或pH 7.2磷酸盐缓冲液,或胰酪大豆胨液体培养基制备成1:10供试液。分散力较差的供试品,可在稀释液中加入表面活性剂如0.1%的聚山梨酯80,使供试品分散均匀。若需要,调节供试液pH值至6～8。必要时,用同一稀释液将供试液进一步10倍系列稀释。

(3) 油脂类供试品 取供试品适量,加入无菌十四烷酸异丙酯使溶解,或与最少量并能使供试品乳化的无菌聚山梨酯80或其他无抑菌性的无菌表面活性剂充分混匀。表面活性剂的温度一般不超过40℃(特殊情况下,最多不超过45℃),小心混合,若需要可在水浴中进行,然后加入预热的稀释液使成1:10供试液,保温,混合,并在最短时间内形成乳状液。必要时,用稀释液或含上述表面活性剂的稀释液进一步10倍系列稀释。

(4) 膜剂供试品 取供试品,剪碎,加pH 7.0无菌氯化钠-蛋白胨缓冲液,或pH 7.2磷酸盐缓冲液,或胰酪大豆胨液体培养基,浸泡,振摇,制成1:10的供试液。若需要,调节供试液pH值至6～8。必要时,用同一稀释液将供试液进一步10倍系列稀释。

(5) 气雾剂、喷雾剂供试品 取供试品,置-20℃或其他适宜温度冷冻约1小时,取出,迅速消毒供试品开启部位,用无菌钢锥在该部位钻一小孔,放至室温,并轻轻转动容器,使抛射剂缓缓全部释出。供试品亦可采用其他适宜的方法取出。用无菌注射器从每一容器中吸出药液于无菌容器中混合,然后取样检查。

(6) 贴膏剂供试品 取供试品,去掉防粘层,将粘贴面朝上放置在无菌玻璃或塑料器皿上,在粘贴面上覆盖一层适宜的无菌多孔材料(如无菌纱布),避免贴膏剂粘贴在一起。将处理后的贴膏剂放入盛有适宜体积并含有表面活性剂(如聚山梨酯80或卵磷脂)稀释液的容器中,振荡至少30分钟。必要时,用同一稀释液将供试液进一步10倍系列稀释。

**2. 接种和稀释**

按下列要求进行供试液的接种和稀释,制备微生物回收试验用供试液。所加菌液的体积应不超过供试液体积的1%。为确认供试品中的微生物能被充分检出，首先应选择最低稀释级的供试液进行计数方法适用性试验。

（1）试验组　取上述制备好的供试液，加入试验菌液，混匀，使每1ml供试液或每张滤膜所滤过的供试液中含菌量不大于100cfu。

（2）供试品对照组　取制备好的供试液，以稀释液代替菌液同试验组操作。

（3）菌液对照组　取不含中和剂及灭活剂的相应稀释液替代供试液，按试验组操作加入试验菌液并进行微生物回收试验。

**3. 抗菌活性的去除或灭活**

供试液接种后，按下列计数回收规定的方法进行微生物计数。若试验组菌落数减去供试品对照组菌落数的值小于菌液对照组菌落数值的50%，可采用下述方法消除供试品的抑菌活性。

① 增加稀释液或培养基体积。

② 加入适宜的中和剂或灭活剂（常见干扰物的中和剂或灭活方法见表5-1）。

表5-1　常见干扰物的中和剂或灭活方法

| 干扰物 | 可选用的中和剂或灭活方法 |
| --- | --- |
| 戊二醛 | 亚硫酸氢钠 |
| 酚类、乙醇、吸附物 | 稀释法 |
| 醛类 | 稀释法、甘氨酸、硫代硫酸盐 |
| 季铵类化合物（QACs）、对羟基苯甲酸酯 | 卵磷脂、聚山梨酯 |
| 汞类制剂 | 亚硫酸氢钠、巯基乙酸盐、硫代硫酸盐 |
| 双胍类化合物 | 卵磷脂 |
| 碘酒、洗必泰类 | 聚山梨酯 |
| 卤化物 | 硫代硫酸盐 |
| 乙二胺四醋酸（EDTA） | 镁或钙离子 |
| 磺胺类 | 对氨基苯甲酸 |
| $\beta$-内酰胺类抗生素 | $\beta$-内酰胺酶 |

③ 采用薄膜过滤法。

④ 上述几种方法的联合使用。

**4. 供试品中微生物的计数回收**

微生物计数回收方法主要有3种，即平皿法、薄膜过滤法和MPN法，其中MPN法的精密度和准确度不及薄膜过滤法和平皿法，仅在供试品需氧菌总数没有适宜计数方法的情况下使用，且不适用于霉菌计数。

（1）平皿法　包括倾注法和涂布法。每株试验菌每种培养基至少制备2个平皿，以算术均值作为计数结果。

① 倾注法　取制备好的样品溶液1ml，置直径90mm的无菌平皿中，注入15～20ml温度不超过45℃熔化的胰酪大豆胨琼脂或沙氏葡萄糖琼脂培养基，混匀，凝固，倒置培养。若使用直径较大的平皿，培养基的用量应相应增加。按规定条件培养、计数。同法测定供试品对照组及菌液对照组。计算各组的平均菌落数。

② 涂布法　取15～20ml温度不超过45℃的胰酪大豆胨琼脂或沙氏葡萄糖琼脂培养基，注入直径90mm的无菌平皿，凝固，制成平板，采用适宜的方法使培养基表面干燥。若使用直径较大的平皿，培养基用量也应相应增加。每一平板表面接种制备好的供试液不少于0.1ml。按规定条件培养、计数。同法测定供试品对照组及菌液对照组。计算各试验组的平均菌落数。

（2）薄膜过滤法　该法所采用的滤膜孔径应不大于0.45μm，直径一般为50mm，若采用其他直径的滤膜，冲洗量应进行相应的调整。供试品及其溶剂应不影响滤膜材质对微生物的截留。滤器及滤膜使用前应采用适宜的方法灭菌。使用时，应保证滤膜在过滤前后的完整性。水溶性供试液过滤前先将少量的冲洗液过滤以润湿滤膜。油类供试品，其滤膜和滤器在使用前应充分干燥。为发挥滤膜的最大过滤效率，应注意保持供试品溶液及冲洗液覆盖整个滤膜表面。供试液经薄膜过滤后，若需要用冲洗液冲洗滤膜，每张滤膜每次冲洗量一般为100ml。冲洗总量不得超过1000ml，以避免滤膜上的微生物受损伤。

取制备好的供试液适量（一般取相当于1g、1ml或10cm$^2$的供试品，若供试品中所含的菌数较多时，供试液可酌情减量），加至适量的稀释液中，混匀，过滤。用适量的冲洗液冲洗滤膜。

若测定需氧菌总数，转移滤膜菌面朝上贴于胰酪大豆胨琼脂培养基平板上；若测定霉菌和酵母总数，转移滤膜菌面朝上贴于沙氏葡萄糖琼脂培养基平板上。按规定条件培养、计数。每株试验菌每种培养基至少制备一张滤膜。同法制备供试品对照组及菌液对照组。

（3）MPN法　分别取3个连续稀释级的供试液1ml分别接种至3管装有9～10ml胰酪大豆胨液体培养基中，加入试验菌1ml，按MPN法测定其菌数。

**5. 结果判断**

计数方法适用性试验中，采用平皿法或薄膜过滤法时，试验组菌落数减去供试品对照组菌落数的值与菌液对照组菌落数的比值应在0.5～2范围内。若各试验菌的回收试验均符合要求，照所用的供试液制备方法及微生物计数方法进行该供试品的需氧菌总数、霉菌和酵母菌总数测定。

### （三）供试品检查

法定检查方法包括平皿法、薄膜过滤法和MPN法。

检查时，按已验证的方法进行供试品的需氧菌总数、霉菌与酵母菌总数测定。按计数方法的验证试验确认的程序进行供试液的制备，用相应稀释液稀释成1∶10、1∶10$^2$、1∶10$^3$等稀释级。

**1. 平皿法**

平皿法包括倾注法和涂布法。除另有规定外，取规定量供试品，按方法适用性试验确认的方法进行供试液制备和菌数测定，每稀释级每种培养基至少制备2个平板。本法适用于无明显抑菌作用的制剂。

（1）供试液的稀释　各类制剂按供试品制备方法制成1∶10供试液。用1ml无菌吸管，吸取混匀的供试液1ml，沿管壁注入装有9ml无菌稀释剂的试管内，混成1∶10$^2$的稀释液。照同法依次10倍递增稀释成1∶10$^3$、1∶10$^4$的稀释液备用。每一次稀释均需更换一支1ml吸管。根据对供试品污染程度的估计，选择适宜的连续2～3个稀释级的供试液。

（2）倾注培养基　采用倾注法时，根据菌数报告规则取相应稀释级的供试液1ml，置直径90mm的无菌平皿中，注入15～20ml温度不超过45℃的熔化的胰酪大豆胨琼脂或沙氏葡萄糖琼脂培养基，旋摇平皿使混合均匀，置水平台上凝固，倒置培养。每稀释级每种培养基至少制备2个平板。若采用涂布法，需先将上述琼脂培养基注入无菌平皿制成平板，表面干燥后，每一平板表面接种不少于0.1ml的供试液，并涂布均匀。

（3）阴性对照试验　用稀释液代替供试液进行阴性对照试验。每种计数用的培养基各制备2个平板，均不得有菌生长。

（4）培养和计数　除另有规定外，胰酪大豆胨琼脂培养基平板在30～35℃培养3～5天，沙氏葡萄糖琼脂培养基平板在20～25℃培养5～7天，观察菌落生长情况，进行菌落计数并报告。菌落蔓延生长成片的平板不宜计数。点计菌落数后，计算各稀释级供试液的平均菌落数，照菌数报告规则报告菌数。若同稀释级两个平板的菌落平均数不小于15，两个平板的菌落数不能相差1倍或以上。

（5）菌数报告规则　需氧菌总数测定宜选取平均菌落数小于300cfu的稀释级、霉菌和酵母菌总数测定宜选取平均菌落数小于100cfu的稀释级，作为菌数报告的依据。以最高的平均菌落数乘以稀释倍数的值报告1g、1ml或10cm²供试品中所含的菌数。如各稀释级的平板均无菌落生长，或仅最低稀释级的平板有菌落生长，但平均菌落数小于1时，以＜1乘以最低稀释倍数的值报告菌数。

**2. 薄膜过滤法**

一般适用于可溶性抑菌制剂。目的是滤除抑菌成分，加菌回收。

（1）滤过　采用薄膜过滤法。滤膜孔径应不大于0.45μm，直径一般为50mm，若选用其他直径的滤膜，冲洗量应进行相应的调整。选择滤膜材质时应保证供试品及其溶剂不影响微生物的充分被截留。滤器及滤膜使用前应采用适宜的方法灭菌。使用时，应保证滤膜使用前后的完整性。水溶性供试液滤过前应先将少量的冲洗液滤过以湿润滤膜；油类供试品滤过前应先将滤器及滤膜充分干燥。为发挥滤膜的最大滤过效率，滤过时，应使供试液或冲洗液覆盖整个滤膜表面。供试液经薄膜过滤后，若需用冲洗液冲洗滤膜，每张滤膜每次冲洗量为100ml。总冲洗量不得超过1000ml，以免滤膜上的微生物受损伤。

取相当于含1g、1ml或10cm²供试品的供试液，加至适量的稀释剂中，混匀，滤过。若供试品每1g、1ml或10cm²所含的菌数较多时，可取适宜稀释级的供试液1ml，滤过，用pH 7.0无菌氯化钠-蛋白胨缓冲液或其他适宜的冲洗液冲洗滤膜。冲洗后取出滤膜，菌面朝上贴于胰酪大豆胨琼脂或沙氏葡萄糖琼脂培养基上培养，每种培养基至少制备一张滤膜。

此步骤可使用微生物限度检验仪（见图5-1）。其方法是将供试品注入微生物限度培养器内，通过检验仪自带内置进口隔膜液泵负压抽滤，将供试品中微生物截留在滤膜上，用取膜器取出滤膜，将其转移至配置好的固体培养基，菌面朝上，平贴。

（2）阴性对照试验　取试验用的稀释剂1ml同法操作，作为阴性对照。阴性对照不得有菌生长。

（3）培养和计数　培养条件和计数方法同平皿法，每片滤膜上的菌落数应不超过100cfu。

（4）菌数报告规则　以相当于1g或1ml供试品的菌落数报告菌数。若滤膜上无菌生长，以＜1报告菌数（每张滤膜滤过1g或1ml供试品），或以＜1乘以最低稀释倍数的值报告菌数。

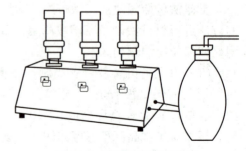

图5-1　微生物限度检验仪

### 3. MPN法

MPN法的精密度和准确度略差,仅在供试品需氧菌总数没有适宜计数方法的情况下使用,测定结果为需氧菌总数,尤其适用于微生物污染量很小的供试品。取规定量供试品,按方法适用性试验确认的方法进行供试液制备和供试品接种,所有试验管在30～35℃培养3～5天,如果需要确认是否有微生物生长,按方法适应性试验确定的方法进行。记录每一稀释级微生物生长的管数,并查对每1g或1ml供试品中需氧菌总数的最可能数。

### 4. 结果判断

需氧菌总数是指胰酪大豆胨琼脂培养基上生长的总菌落数(包括真菌菌落数);霉菌和酵母菌总数是指沙氏葡萄糖琼脂培养基上生长的总菌落数(包括细菌菌落数)。若因沙氏葡萄糖琼脂培养基上生长的细菌使霉菌和酵母菌的计数结果不符合微生物限度要求,可使用含抗生素(如氯霉素、庆大霉素)的沙氏葡萄糖琼脂培养基或其他选择性培养基(如玫瑰红钠琼脂培养基)进行霉菌和酵母菌总数测定。

各品种项下规定的微生物限度标准解释如下:

$10^1$ cfu:可接受的最大菌数为20;

$10^2$ cfu:可接受的最大菌数为200;

$10^3$ cfu:可接受的最大菌数为2000,依此类推。

若供试品的需氧菌总数、霉菌和酵母菌总数的检查结果均符合该品种项下的规定,判供试品符合规定;若其中任何一项不符合该品种项下的规定,判供试品不符合规定。

### (四)注意事项

① 微生物计数时采用的培养基和培养条件限制了厌氧菌、嗜冷菌以及有特殊营养需求的微生物在此条件下的生长,因而测定结果只包括一群能在该实验条件下生长的嗜中温、需氧和兼性厌氧菌的菌落总数。因此,测定时,必须严格按规定的条件操作,以免产生实验误差。

② 若因沙氏葡萄糖琼脂培养基上生长的细菌使霉菌和酵母菌的计数结果不符合微生物限度要求,可使用含抗生素(如氯霉素、庆大霉素)的沙氏葡萄糖琼脂培养基或其他选择性培养基(如玫瑰红钠琼脂培养基)进行霉菌和酵母菌总数测定。

③ 所有器具必须经严格灭菌,使用过程中不得与外界未消毒物品接触,一旦接触应立即换用。切忌长时间暴露于空气中。

④ 进行细菌检验的整个过程均须在无菌室、超净工作台或接种罩内进行操作(特殊情况除外)。

⑤ 灭菌的试管及玻璃瓶每次打开和关闭时,口部均应在火焰上通过1～2次,以杀灭可能从空气中落入的杂菌。接种环或接种针每次使用前后,均应在火焰上彻底烧灼灭菌,金属棒或玻璃棒亦须转动着通过火焰3次。

⑥ 皮肤表面及口腔内常存在有大量杂菌,故在检验时切忌用手接触标本及已灭菌的器材内部,也勿用口吸、吹。吸管上端应塞以棉花,以防其他杂菌混入培养物中。

## 三、控制菌检查

控制菌检查旨在检查非无菌制剂在规定试验条件下是否存在有特定的微生物,包括金黄色葡萄球菌、乙型副伤寒沙门菌、白色念珠菌、大肠埃希菌、铜绿假单胞菌、生孢梭菌及沙门菌等。根据不同的给药途径，控制菌检查项目有所不同。如非规定灭菌口服药品不得检出大肠埃希菌；眼科用制剂和外用药品，规定不得检出铜绿假单胞菌；外用药品和一般滴眼剂、眼膏剂、软膏剂等规定不得检出金黄色葡萄球菌；某些用于阴道、创伤、溃疡的药品必须控制生孢梭菌。控制菌检查同样需对检验用培养基的性能以及控制菌的检查方法适用性等予以确认。

### （一）培养基的适用性检查

控制菌检查用的商品化的预制培养基、由脱水培养基或按处方配制的培养基均应进行培养基的适用性检查，检查项目包括促生长能力、抑制能力及指示能力的检查，以确保培养条件适宜控制菌生长。

**1. 菌液的制备**

接种大肠埃希菌、金黄色葡萄球菌、乙型副伤寒沙门菌、铜绿假单胞菌的新鲜培养物至胰酪大豆胨液体培养基或胰酪大豆胨琼脂培养基中，30～35℃培养18～24小时；接种生孢梭菌的新鲜培养物至梭菌增菌培养基中置厌氧条件下30～35℃培养24～48小时；接种白色念珠菌的新鲜培养物至沙氏葡萄糖琼脂培养基或沙氏葡萄糖液体培养基中，20～25℃培养2～3天。用0.9%无菌氯化钠溶液制成1ml含菌数为50～100cfu的菌悬液。为确认试验条件是否符合要求，应进行阴性对照试验，阴性对照试验应无菌生长。如阴性对照有菌生长，应进行偏差调查。

**2. 液体培养基促生长能力检查**

分别接种不大于100cfu的试验菌于被检培养基和对照培养基中，在相应控制菌检查规定的培养温度及不大于规定的最短培养时间下培养，与对照培养基管比较，被检培养基管试验菌应生长良好。

**3. 固体培养基促生长能力检查**

用涂布法分别接种不大于100cfu的试验菌于被检培养基和对照培养基平板上，在相应控制菌检查规定的培养温度及不大于规定的最短培养时间下培养，被检培养基与对照培养基上生长的菌落大小、形态特征应一致。

**4. 培养基抑制能力检查**

接种不少于100cfu的试验菌于被检培养基和对照培养基中，在相应控制菌检查规定的培养温度及不小于规定的最长培养时间下培养，试验菌应不得生长。

**5. 培养基指示特性检查**

用涂布法分别接种不大于100cfu的试验菌于被检培养基和对照培养基平板上，在相应控制菌检查规定的培养温度及不大于规定的最短培养时间下培养，被检培养基上试验菌生长的菌落大小、形态特征、指示剂反应情况等应与对照培养基一致。

### （二）控制菌检查方法适用性试验

控制菌检查方法的适用性试验，用以保证方法中供试液没有抗菌活性、方法具有专属性。当药品的组分及原检验条件改变，并可能影响检验结果时，检查方法应重新验证。验证时，依各品种项下微生物限度标准中规定检查的控制菌选择相应验证的菌株，验证试验按供试液的制备和控制菌检查法的规定及下列要求进行。

**1. 菌液制备**

同控制菌检查用培养基的适用性检查，根据各品种项下微生物限度标准中规定检查的控制菌选择相应试验菌株，确认耐胆盐革兰阴性菌检查方法时，采用大肠埃希菌和铜绿假单胞菌为试验菌。

### 2. 适用性试验

取规定量供试液及10～100cfu试验菌加入增菌培养基中，依相应控制菌检查法进行检查。当采用薄膜过滤法时，取规定量供试液，过滤，冲洗，试验菌应加在最后一次冲洗液中，过滤后，注入增菌培养基或取出滤膜接入增菌培养基中。依相应的控制菌检查方法，在规定的温度和最短时间下培养，应能检出所加试验菌相应的反应特征。

### 3. 结果判断

若上述试验中检出试验菌，按此供试液制备法和控制菌检查法进行供试品的该控制菌检查；若未检出，应消除供试品的抑菌活性，并重新进行方法适用性试验。

## （三）供试品检查

供试品的控制菌检查按经方法适用性试验确认的方法进行。供试品进行控制菌检查时，应做阳性对照试验。阳性对照试验的加菌量为10～100cfu，方法同供试品的控制菌检查。阳性对照试验应检出相应的控制菌。取稀释剂10ml按相应控制菌检查法检查，作为阴性对照。阴性对照应无菌生长。

### 1. 耐胆盐革兰阴性菌

（1）定性试验　取供试液在胰酪大豆胨液体培养基的预培养物接种至适宜体积的肠道菌增菌液体培养基中，培养24～48小时后，划线接种于紫红胆盐葡萄糖琼脂培养基平板上，培养18～24小时。若出现紫红色菌落，判供试品检出耐胆盐革兰阴性菌。如果平板上无菌落生长，判供试品未检出耐胆盐革兰阴性菌。

（2）定量试验　取含适量（不少于10ml）的肠道菌增菌液体培养管3支，分别加入1:10的供试液1ml（含供试品0.1g或0.1ml）、1:100的供试液1ml（含供试品0.01g或0.01ml）、1:1000的供试液1ml（含供试品0.001g或0.001ml），另取1支肠道菌增菌液体培养管加入稀释剂1ml作为阴性对照管，培养24～48小时。上述每一培养物分别划线接种于紫红胆盐葡萄糖琼脂培养基平板上，培养18～24小时。

（3）结果判断　若紫红胆盐葡萄糖琼脂培养基平板上有菌落生长，则对应培养管为阳性，否则为阴性。根据各培养管检查结果，从表5-2查1g或1ml供试品中含有耐胆盐革兰阴性菌的可能菌数。

表5-2　耐胆盐革兰阴性菌的可能菌数（$N$）

| 各供试品量的检出结果 | | | 可能的菌数$N$/（cfu/g或ml） |
|---|---|---|---|
| 0.1g或0.1ml | 0.01g或0.01ml | 0.001g或0.001ml | |
| + | + | + | $> 10^3$ |
| + | + | − | $10^2 < N < 10^3$ |
| + | − | − | $10 < N < 10^2$ |
| − | − | − | $< 10$ |

注："+"表示检查结果为阳性；"−"表示检查结果为阴性。

### 2. 大肠埃希菌

大肠埃希菌是肠杆菌目肠杆菌科埃希菌属的微生物，作为哺乳动物肠道常见的寄生菌，是反映样品是否被粪便污染的指标菌。选择麦康凯液体培养基作为选择性增菌培养基，向其中添加结晶紫后得到麦康凯琼脂进一步增强了其选择性。麦康凯液体培养基培养温度为 42～44℃，是区分大肠埃希菌和其他大肠菌群的关键条件。在整个增菌培养、选择性增菌、分离过程中，通过阳性对照实现对检验过程的控制。菌落形态特征见表5-3。

（1）供试液制备和增菌培养　取供试品制成1∶10供试液，取相当于1g或1ml供试品的供试液，接种至适宜体积的胰酪大豆胨液体培养基中，混匀，30～35℃培养18～24小时。

（2）选择和分离培养　取上述培养物1ml接种至100ml麦康凯液体培养基中，42～44℃培养24～48小时。取麦康凯液体培养物划线接种于麦康凯琼脂培养基平板上，30～35℃培养18～72小时。

（3）结果判断　若麦康凯琼脂培养基平板上有菌落生长，应进行分离、纯化及适宜的鉴定试验，确证是否为大肠埃希菌；若麦康凯琼脂培养基平板上没有菌落生长，或虽有菌落生长但鉴定结果为阴性，判供试品未检出大肠埃希菌。

表5-3　大肠埃希菌菌落形态特征

| 培养基类型 | 菌落形态 |
| --- | --- |
| 麦康凯琼脂 | 鲜桃红色或微红色，菌落中心呈深桃红色，圆形，扁平，边缘整齐，表面光滑，湿润 |
| 曙红亚甲蓝琼脂 | 呈紫黑色、浅紫色、蓝紫色或粉红色，菌落中心呈深紫色或无明显暗色中心；圆形，稍凸起，边缘整齐，表面光滑，湿润，常有金属光泽 |

### 3. 沙门菌的检查

（1）供试液制备和增菌培养　取10g或10ml供试品直接或处理后接种至适宜体积（经方法适用性试验确定）的胰酪大豆胨液体培养基中，混匀，30～35℃培养18～24小时。

（2）选择和分离培养　取上述培养物0.1ml接种至10ml RV沙门菌增菌液体培养基中，30～35℃培养18～24小时。取少量RV沙门菌增菌液体培养物划线接种于木糖赖氨酸脱氧胆酸盐琼脂培养基平板上，30～35℃培养18～48小时。

沙门菌在木糖赖氨酸脱氧胆酸盐琼脂培养基平板上生长良好，菌落为淡红色或无色、透明或半透明、中心有或无黑色。用接种针挑选疑似菌落于三糖铁琼脂培养基（TSI）高层斜面上进行斜面和高层穿刺接种，培养18～24小时。

（3）结果判断　若木糖赖氨酸脱氧胆酸盐琼脂培养基平板上有疑似菌落生长，且三糖铁琼脂培养基的斜面为红色、底层为黄色，或斜面黄色、底层黄色或黑色，应进一步进行适宜的鉴定试验，确证是否为沙门菌。如果平板上没有菌落生长，或虽有菌落生长但鉴定结果为阴性，或三糖铁琼脂培养基的斜面未见红色、底层未见黄色（或斜面黄色、底层未见黄色或黑色），判供试品未检出沙门菌。

### 4. 铜绿假单胞菌

（1）供试液制备和增菌培养　取供试品制成1∶10供试液，取相当于1g或1ml供试品的供试液，接种至适宜体积的胰酪大豆胨液体培养基中，混匀，在30～35℃，培养18～24小时。

（2）选择和分离培养　取上述培养物划线接种于溴化十六烷基三甲铵琼脂培养基平板上，30～35℃培养18～72小时。取上述平板上生长的菌落进行氧化酶试验。

（3）氧化酶试验　将洁净滤纸片置于平皿内，用无菌玻棒取上述平板上生长的菌落涂于滤纸片上，滴加新配制的1%二盐酸$N,N$-二甲基对苯二胺试液，在30秒内若培养物呈粉红色并逐渐变为紫红色为氧化酶试验阳性，否则为阴性。

（4）结果判断　若溴化十六烷基三甲铵琼脂培养基平板上有菌落生长，且氧化酶试验阳性，应进一步进行适宜的鉴定试验，确证是否为铜绿假单胞菌。如果平板上没有菌落生长，或虽有菌落生长但鉴定结果为阴性，或氧化酶试验阴性，判供试品未检出铜绿假单胞菌。

5. 金黄色葡萄球菌

（1）供试液制备和增菌培养　取供试品制成1∶10供试液，取相当于1g或1ml供试品的供试液，接种至适宜体积的胰酪大豆胨液体培养基中，混匀，在30～35℃培养18～24小时。

（2）选择和分离培养　取上述培养物划线接种于甘露醇氯化钠琼脂培养基平板上，30～35℃培养18～72小时。

（3）结果判断　若甘露醇氯化钠琼脂培养基平板上有黄色菌落或外周有黄色环的白色菌落生长，应进行分离、纯化及适宜的鉴定试验，确证是否为金黄色葡萄球菌；若平板上没有与上述形态特征相符或疑似的菌落生长，或虽有相符或疑似的菌落生长但鉴定结果为阴性，判供试品未检出金黄色葡萄球菌。

6. 梭菌

（1）供试液制备和增菌培养　取供试品制成1∶10供试液，取相当于1g或1ml供试品的供试液2份，其中1份置80℃保温10分钟后迅速冷却。

（2）增菌和选择培养　将上述2份供试液分别接种至适宜体积的梭菌增菌培养基中，置厌氧条件下30～35℃培养48小时。取上述每一培养物少量，分别涂抹接种于哥伦比亚琼脂培养基平板上，置厌氧条件下30～35℃培养48～72小时。

（3）过氧化氢酶试验　取上述平板上生长的菌落，置洁净玻片上，滴加3%过氧化氢试液，若菌落表面有气泡产生，为过氧化氢酶试验阳性，否则为阴性。

（4）结果判断　若哥伦比亚琼脂培养基平板上有厌氧杆菌生长（有或无芽孢），且过氧化氢酶反应阴性的，应进一步进行适宜的鉴定试验，确证是否为梭菌；如果哥伦比亚琼脂培养基平板上没有厌氧杆菌生长，或虽有相符或疑似的菌落生长但鉴定结果为阴性，或过氧化氢酶反应阳性，判供试品未检出梭菌。

7. 白色念珠菌

（1）供试液制备和增菌培养　取供试品制成1∶10供试液，取相当于1g或1ml供试品的供试液，接种至适宜体积的沙氏葡萄糖液体培养基中，混匀，30～35℃培养3～5天。

（2）选择和分离　取上述预培养物划线接种于沙氏葡萄糖琼脂培养基平板上，30～35℃培养24～48小时。

白色念珠菌在沙氏葡萄糖琼脂培养基上生长的菌落呈乳白色，偶见淡黄色，表面光滑有浓酵母气味，培养时间稍久则菌落增大、颜色变深、质地变硬或有皱褶。挑取疑似菌落接种至念珠菌显色培养基平板上，培养24～48小时（必要时延长至72小时）。

（3）结果判断　若沙氏葡萄糖琼脂培养基平板上有疑似菌落生长，且疑似菌在念珠菌显色培养基平板上生长的菌落呈阳性反应，应进一步进行适宜的鉴定试验，确证是否为白色念珠菌；若沙氏葡萄糖琼脂培养基平板上没有菌落生长，或虽有菌落生长但鉴定结果为阴性，或疑似菌在念珠菌显色培养基平板上生长的菌落呈阴性反应，判供试品未检出白色念珠菌。

## 四、微生物限度标准

微生物限度标准是指基于每单位质量、体积、面积或最小包装中微生物的有无或判定某一产品的可接受性。依据给药途径和药品的状态分类，需氧菌总数、霉菌和酵母菌总数的限度标准及控制菌项目标准，见表5-4、表5-5。

表5-4 不含药材原粉的中药制剂的微生物限度标准

| 给药途径 | 需氧菌总数<br>（1g、1ml、1cm²） | 霉菌和酵母菌总数<br>（1g、1ml、1cm²） | 控制菌 |
|---|---|---|---|
| 口服给药制剂<br>　固体制剂<br>　液体制剂 | <br>$10^3$cfu<br>$10^2$cfu | <br>$10^2$cfu<br>$10^1$cfu | 不得检出大肠埃希菌（1g或1ml）；含脏器提取物的制剂还不得检出沙门菌（10g或10ml） |
| 口腔黏膜给药制剂<br>齿龈给药制剂<br>鼻用制剂 | $10^2$cfu | $10^1$cfu | 不得检出大肠埃希菌、金黄色葡萄球菌、铜绿假单胞菌（1g、1ml或10cm²） |
| 耳用制剂<br>皮肤给药制剂 | $10^2$cfu | $10^1$cfu | 不得检出金黄色葡萄球菌、铜绿假单胞菌（1g、1ml或10cm²） |
| 呼吸道吸入给药制剂 | $10^2$cfu | $10^1$cfu | 不得检出大肠埃希菌、金黄色葡萄球菌、铜绿假单胞菌、耐胆盐革兰阴性菌 |
| 阴道、尿道给药制剂 | $10^2$cfu | $10^1$cfu | 不得检出金黄色葡萄球菌、铜绿假单胞菌、白色念珠菌及梭菌（1g、1ml或10cm²） |
| 直肠给药<br>　固体制剂<br>　液体制剂 | <br>$10^3$cfu<br>$10^2$cfu | <br>$10^2$cfu<br>$10^2$cfu | 不得检出金黄色葡萄球菌、铜绿假单胞菌（1g或1ml） |
| 其他局部给药制剂 | $10^2$cfu | $10^2$cfu | 不得检出金黄色葡萄球菌、铜绿假单胞菌（1g、1ml或10cm²） |

表5-5 非无菌含药材原粉的中药制剂的微生物限度标准

| 给药途径 | 需氧菌总数<br>（1g、1ml、1cm²） | 霉菌和酵母菌总数<br>（1g或1ml） | 控制菌 |
|---|---|---|---|
| 固体口服给药制剂<br>　不含豆豉、神曲等发酵原粉<br>　含豆豉、神曲等发酵原粉 | <br>$10^4$cfu(丸剂$3×10^4$cfu)<br>$10^5$cfu | <br>$10^2$cfu<br>$5×10^2$cfu | 不得检出大肠埃希菌（1g）；不得检出沙门菌（10g）；耐胆盐革兰阴性菌应小于$10^2$cfu（1g） |
| 液体口服给药制剂<br>　不含豆豉、神曲等发酵原粉<br>　含豆豉、神曲等发酵原粉 | <br>$5×10^2$cfu<br>$10^3$cfu | <br>$10^2$cfu<br>$10^2$cfu | 不得检出大肠埃希菌（1ml）；不得检出沙门菌（10ml）；耐胆盐革兰阴性菌应小于10cfu/ml |
| 固体局部给药制剂<br>　用于表皮或黏膜不完整<br>　用于表皮或黏膜完整 | <br>$10^3$cfu<br>$10^4$cfu | <br>$10^2$cfu<br>$10^2$cfu | 不得检出金黄色葡萄球菌、铜绿假单胞菌（1g或10cm²）；阴道、尿道给药制剂不得检出白色念珠菌、梭菌（1g或10cm²） |
| 液体局部给药制剂<br>　用于表皮或黏膜不完整<br>　用于表皮或黏膜完整 | <br>$10^2$cfu<br>$10^2$cfu | <br>$10^2$cfu<br>$10^2$cfu | 不得检出金黄色葡萄球菌、铜绿假单胞菌（1ml）；阴道、尿道给药制剂不得检出白色念珠菌、梭菌（1ml） |

## 【任务实施】

### 四君子颗粒的微生物限度检查适用性试验

### 一、任务分析

四君子颗粒处方由党参、麸炒白术、茯苓、炙甘草组成，外加干姜、大枣经提取浓缩等工艺制成颗粒剂。四君子颗粒具有益气健脾功效，用于脾胃气虚、胃纳不佳、食少便溏。微生物限度标准应按不含生药粉的中药制剂的要求。主要任务内容有：

① 参照《中国药典》有关微生物限度检查方法，设计试验方案。
② 按试验方案完成菌液与供试品的制备。
③ 开展微生物计数法与控制菌检查的适用性试验。

## 二、任务步骤

### 1. 菌液制备

接种铜绿假单胞菌、金黄色葡萄球菌、枯草芽孢杆菌的新鲜培养物至胰酪大豆胨琼脂培养基中或胰酪大豆胨液体培养基上，培养温度30～35℃，培养18～24小时；接种白色念珠菌的新鲜培养物至沙氏葡萄糖琼脂或沙氏葡萄糖液体培养基上，培养温度20～25℃，培养2～3天。上述培养物用pH 7.0氯化钠-蛋白胨缓冲液制成适宜浓度的菌悬液。接种黑曲霉的新鲜培养物至沙氏葡萄糖琼脂培养基上，培养温度20～25℃，培养5～7天，加入3～5ml含0.05%（ml/ml）聚山梨酯80的pH 7.0氯化钠-蛋白胨缓冲液制成适宜浓度的孢子悬液。

大肠埃希菌接种至胰酪大豆胨液体培养基中，置于30～35℃培养箱内培养18～24小时，用pH 7.0氯化钠-蛋白胨缓冲液制成适宜浓度的菌悬液，用于供控制菌使用。

菌悬液制备后，若在室温下放置应在2小时内使用，若保存在2～8℃菌悬液可以在24小时内使用。黑曲霉菌的孢子悬液保存在2～8℃，在验证过的贮存期内使用。

### 2. 需氧菌、霉菌和酵母菌计数方法适用性试验

**供试液制备** 称取供试品10g，用胰酪大豆胨液体培养基稀释至100ml，制成1∶10供试液。

**试验组** 吸取1∶10的供试液9.9ml，共5份，每份中加入0.1ml的试验菌悬液后摇匀。

**菌液对照品** 吸取稀释液胰酪大豆胨液体培养基9.9ml，共5份，每份中加入与试验组相同的菌悬液后摇匀。

试验组和菌液对照组摇匀后，分别从所有试验菌试管中吸取1ml注入直径90mm的平皿中，倾注胰酪大豆胨固体培养基；另分别吸取白色念珠菌1ml注入直径90mm的平皿中，倾注沙氏葡萄糖琼脂培养基；平行2份。

**供试品对照组** 吸取1∶10的供试液1ml注入直径90mm的平皿中，平行四份，其中两个平皿中注入胰酪大豆胨琼脂培养基，另两个注入沙氏葡萄糖琼脂培养基，摇匀。

将以上平皿分别置30～35℃或20～25℃培养，需氧菌培养不超过3天，真菌培养不超过5天，在3天和5天分别进行计数。结果见表5-6与表5-7。

### 3. 控制菌检查的方法适用性试验

**试验组** 取1∶10供试液10ml和大肠埃希菌菌液1ml加入100ml胰酪大豆胨液体培养基中，混匀，30～35℃培养18～24小时；取上述培养物1ml接种至100ml麦康凯液体培养基中，42～44℃培养24～48小时；取麦康凯液体培养物划线接种于麦康凯琼脂培养基平板上，30～35℃培养18～72小时，结果见表5-8。

**阳性对照组** 大肠埃希菌菌液1ml加入100ml胰酪大豆胨液体培养基中，其他同试验组。

**阴性对照** 取100ml胰酪大豆胨液体培养基，30～35℃培养18～24小时；其他同试验组。

表5-6　需氧菌总数计数方法适用性检查结果

| 菌种 | 菌液对照组 | | 试验组稀释度：1∶10 | | 比值（0.5~2） | |
|---|---|---|---|---|---|---|
| | 3天 | 5天 | 3天 | 5天 | 3天 | 5天 |
| 金黄色葡萄球菌 | | / | | / | | / |
| 铜绿假单胞菌 | | / | | / | | / |
| 枯草芽孢杆菌 | | / | | / | | / |
| 白色念珠菌 | | | | | | |
| 黑曲霉 | | | | | | |

供试品对照组：
胰酪大豆胨琼脂培养基：（　　）cfu/平皿1，（　　）cfu/平皿2

阴性对照组：
胰酪大豆胨琼脂培养基：（　　）cfu/平皿1，（　　）cfu/平皿2

合格标准：在需氧菌、霉菌及酵母菌计数的三次独立平行试验中，试验组菌落数减去供试品对照组菌落数的值与菌液对照组菌落数的比值应在0.5~2范围内

表5-7　霉菌和酵母菌总数计数方法适用性检查结果

| 菌种 | 菌液对照组 | | 试验组稀释度：1∶10 | | 比值（0.5~2） | |
|---|---|---|---|---|---|---|
| | 3天 | 5天 | 3天 | 5天 | 3天 | 5天 |
| 白色念珠菌 | | | | | | |
| 黑曲霉 | | | | | | |

供试品对照组：
沙氏葡萄糖琼脂培养基：（　　）cfu/平皿1，（　　）cfu/平皿2

阴性对照组：
沙氏葡萄糖琼脂培养基：（　　）cfu/平皿1，（　　）cfu/平皿2

合格标准：在控制菌检查的试验中试验组应检出试验菌，阳性对照组应检出试验菌，阴性对照组不得检出试验菌

表5-8　大肠埃希菌方法适用性检查结果

| 组别 | 皿号 | 麦康凯液体培养基 | 麦康凯琼脂培养基 | 检验结果 |
|---|---|---|---|---|
| 试验组 | 1 | | | |
| | 2 | | | |
| 阳性对照组 | 1 | | | |
| | 2 | | | |
| 阴性对照组 | 1 | | | |
| | 2 | | | |

## 三、任务报告

以书面形式完成任务报告的撰写。

## 四、任务评价

任务评价主要从任务准备、任务过程、任务报告几个方面进行评价，详细内容见下表。

## 任务考核评价表

| 考核任务 | 评价点 | 评价标准 | 分值 | 得分 |
|---|---|---|---|---|
| 四君子颗粒的微生物限度检查适用性试验 | 任务准备 | 能正确查阅资料，设计方案 | 20 | |
| | 任务过程 | 能正确开展试验菌菌液制备与计数实验 | 20 | |
| | | 能正确开展微生物限度检查中计数法与控制菌检查的适用性试验 | 40 | |
| | 任务报告 | 原始记录和检验报告书填写规范完整 | 20 | |
| | | 合计 | 100 | |

# 任务二　无菌检查

## 【学习目标】

### 1. 知识目标

掌握中药无菌制剂无菌检查的分类及检验方法，熟悉培养基的适用性检查与供试品的无菌检查，了解无菌结果报告规则。

### 2. 能力目标

能够完成培养基的适用性检查及供试品无菌检查方法的验证。

### 3. 素质目标

养成依规、严谨求实的工作态度，具有协作精神及责任感。

### 课堂讨论

2006年7月27日，国家食品药品监督管理局接到青海省食品药品监督管理局报告，西宁市部分患者在使用标示上海华源股份有限公司安徽华源生物药业有限公司生产的克林霉素磷酸酯葡萄糖注射液（欣弗）后，出现了胸闷、心悸、腹泻、恶心、过敏性休克、肝肾功能损害等临床症状。随后，广西、浙江、黑龙江、山东等省食品药品监督管理局也分别报告在本省内发现使用相同品种出现相类似临床症状的病例，并有死亡病例。

同年8月3日，国家食品药品监督管理局通报了欣弗出现的严重不良事件，并责成安徽省食品药品监督管理局立即采取紧急控制措施，防止该药品不良事件的再次发生，经查，安徽华源生物药业有限公司2006年6月至7月生产的克林霉素磷酸酯葡萄糖注射液，未按批准的工艺灭菌，擅自降低灭菌温度，缩短灭菌时间，增加灭菌柜装载量，影响了灭菌效果。经中国药品生物制品检定所对相关样品进行抽样检验，结果显示，无菌和热原项不符合药品标准规定。

注射剂为无菌制剂，药品生产企业应建立健全质量保证体系，应按照法定标准与批准的工艺组织生产，应建立完整的可追溯的生产与销售记录，保证产品检验合格后审核放行。

讨论：1. 无菌与热原不合格的注射液被误用后，会产生哪些危害？

2. 在本例中，质量管理与药品检验上有哪些问题，作为未来的从业者，有哪些启示？

## 【任务要求】

掌握中药注射剂无菌检查的方法与步骤，能进行灯盏细辛注射液的无菌检查的适用性试验。

## 【任务准备】

灯盏细辛注射液、硫乙醇酸盐流体培养基、胰酪大豆胨液体培养基、胰酪大豆胨琼脂培养基、沙氏葡萄糖琼脂培养基、沙氏葡萄糖液体培养基、pH 7.0氯化钠蛋白胨缓冲液、集菌仪、一次性全封闭集菌培养器、隔水式恒温培养箱、生化培养箱、霉菌培养箱、脉动真空灭菌柜、电热恒温鼓风干燥箱、双人单面超净工作台、生物安全柜，采用以下6种菌株：金黄色葡萄球菌、大肠埃希菌、枯草芽孢杆菌、生孢梭菌、白色念珠菌及黑曲霉。

## 【相关知识】

中药制剂无菌检查法是针对无菌工艺产品和最终灭菌产品的无菌性而建立的检查法。无菌的中药产品包括各类中药注射剂、中药眼科用制剂以及用于手术、严重烧伤、严重创伤等用品。特别强调的是中药的微生物污染可能是不均匀的，特别是当微生物污染率较低时，有限的检验数量、检验量，也导致了无菌检查法的局限性，从而限制了无菌检查结果对整批产品无菌性的评价。因此，产品的无菌性不能仅依赖于最终的无菌检查，还取决于生产过程中采用良好的无菌保证体系、经验证合格的灭菌工艺和严格的药品生产质量管理规范（GMP）管理，并严格执行产品在储存、运输、使用等环节中的防污染措施才能得以保证。

## 一、基本知识

### （一）无菌检查概念

无菌检查法系用于检查药典要求无菌的药品、医疗器具、原料、辅料及其他品种是否无菌的一种方法。凡直接进入人体血液循环系统、肌肉、皮下组织或接触创伤、溃疡等部位而发生作用的制品或要求无菌的材料、灭菌器具等都要进行无菌检查，具体包括各类注射剂、吸入粉雾剂、眼用制剂、可吸收的止血剂，用于手术、烧伤及严重创伤的局部给药制剂等应符合无菌检查法的要求。若供试品符合无菌检查法的规定，仅表明供试品在该检验条件下未发现微生物污染。

### （二）无菌检查的人员与环境

无菌检查需由具备微生物专业知识，并经无菌技术培训的专业人员在操作环境和培养基都符合规定的情况下进行。具体要求为无菌检查人员在环境洁净度为B级背景下的A级单向流洁净区域或隔离系统中进行，其全过程应严格遵守无菌操作，防止微生物污染，防止污染的措施不得影响供试品中微生物的检出。A级和B级区域的空气供给应通过终端高效空气过滤器（HEPA）。日常检验还需对试验环境进行监控。

### （三）培养基的种类

《中国药典》无菌检查法培养基以硫乙醇酸盐流体（FTG）培养基和胰酪大豆胨液体（TSB）培养基为主。硫乙醇酸盐流体培养基是厌氧菌检查的首选培养基，同时也可用于需氧菌检查；胰酪大豆胨液体培养基适用于真菌和需氧菌检查。产品中可能存在的需氧菌无论被接种到其中哪个培养基中都能被检出。

其制备的处方、方法按药典规定执行。制备好的培养基应保存在2～25℃、避光的环境。培养基若保存于非密闭容器中，一般在三周内使用；若保存于密闭容器中，一般可在一年内使用。

### （四）培养基的适用性检查

无论是市售的脱水培养基或配制的培养基，其无菌性检查及灵敏度检查应符合药典规定。

**1. 无菌性检查**

每批培养基随机取不少于5支（瓶），培养14天，应无菌生长。

**2. 灵敏度检查**

确保无菌检查时所加菌种能够在培养基中生长良好。适用性检查的菌种有金黄色葡萄球菌、铜绿假单胞菌、枯草芽孢杆菌、生孢梭菌、白色念珠菌和黑曲霉。

方法为：取每管装量为12ml的硫乙醇酸盐流体培养基7支，分别接种小于100cfu的金黄色葡萄球菌、铜绿假单胞菌、生孢梭菌各2支，另1支不接种作为空白对照，培养3天；取每管装量为9ml的胰酪大豆胨液体培养基7支，分别接种枯草芽孢杆菌、白色念珠菌、黑曲霉各2支，另1支不接种作为空白对照，培养5天。逐日观察。

在规定的培养条件下，空白对照管不长菌，加菌培养基生长良好，判定培养基对细菌的灵敏度检查符合规定。

### （五）稀释液制备

常用的稀释液、冲洗液有0.1%蛋白胨水溶液、pH 7.0氯化钠-蛋白胨缓冲溶液，其制备方法按药典规定执行。稀释液、冲洗液配制后应采用验证合格的灭菌程序灭菌。根据供试品的特性，可选用其他经验证过的适宜的溶液作为稀释液、冲洗液。如需要，可在上述稀释液或冲洗液的灭菌前或灭菌后加入表面活性剂或中和剂等。

### （六）培养温度

温度是影响微生物生长的非常重要的因素。实际上主要表现在以下几方面：影响酶活性，适当温度促进微生物生长；能够影响细胞膜的通透性，从而影响营养物质的吸收和代谢产物的分泌；影响营养物质的溶解，最终影响生长。根据微生物适宜培养温度，可分为：嗜热型微生物，适宜生长温度范围为50～60℃；嗜温型微生物，适宜生长温度范围为20～40℃；嗜冷型需氧菌，适宜生长温度范围为5～20℃。绝大多数与医学相关的微生物属于嗜温型，所以无菌检查法中选择的标准菌株也基本属于嗜温型机会致病菌。

硫乙醇酸盐流体培养基的培养温度为30～35℃和20～25℃，一般中药制剂接种的硫乙醇酸盐流体培养基置30～35℃培养。胰酪大豆胨液体培养基的培养温度为20～25℃。

### （七）培养时间

我国药典无菌检查法的培养时间从2005年版开始，从原先规定的7天修订为延长至14天。这是因为许多实验室在检验实践中观察到有些样品经培养7天时无菌生长，而在随后的若干天逐渐发现有菌生长，有些甚至到第13、14天才能观察到有菌生长。因此，无菌检查培养时间有必要延长至14天。

检验中也可发现有些供试品可与培养基发生反应或产生结晶的现象而难以判断结果。如果培养14天后仍不能从外观上判断有无微生物生长，可取该培养液适量（约1ml）转种至同种新鲜培养基中，再培养3天观察结果。如果不是微生物，培养基将保持澄清；如果是微生物，那么在经过第一阶段14天的培养恢复生长后，当被再次接种到同种新鲜培养基中，继续培养3天的时间应能满足微生物大量生长繁殖至被观察到的程度。如培养基发生混浊，确定为微生物生长。

### （八）方法验证

无菌检查法主要包括直接接种法和薄膜过滤法两种方法。

进行产品无菌检查前，应进行方法适用性试验，以证明该方法适合于该产品的无菌检查，即需要先测定供试品是否具有抑制细菌和抑制真菌作用，避免假阴性结果。方法的菌种及菌液制备同培养基灵敏度测定法。对于具有抑菌作用的供试品，可采用增加冲洗量，增加培养基的用量，使用中和剂或灭活剂如 $\beta$-内酰胺酶、对氨基苯甲酸，或更换滤膜品种等方法，消除供试品的抑菌作用，并重新进行方法验证。方法适用性试验也可与供试品的无菌检查同时进行。

## 二、供试品的无菌检查

### （一）检验数量

检验数量是指一次试验所用供试品最小包装容器的数量。除另有规定外，批出厂产品最少检验数量按表5-9规定；供试品的最少检验量按表5-10规定。表中最少检验数量不包括阳性对照试验的供试品用量。一般情况下，供试品无菌检查若采用薄膜过滤法，应增加1/2的最小检验数量作为阳性对照用；若采用直接接种法，应增加供试品无菌检查时每个培养基容器接种的样品量作为阳性对照用。

表5-9 批出厂产品最少检验数量

| 供试品 | 批产量N/个 | 接种每种培养基最少检验数量 |
| --- | --- | --- |
| 注射剂 | ≤100 | 10%或4个（取较多者） |
|  | 100＜N≤500 | 10个 |
|  | ＞500 | 2%或20个（取较多者） |
| 大体积注射剂（＞100ml） |  | 2%或10个（取较少者） |
| 眼用及其他非注射产品 | ≤200 | 5%或2个（取较多者） |
|  | ＞200 | 10个 |
| 桶装固体原料 | ≤4 | 每个容器 |
|  | 4＜N≤50 | 20%或4个容器（取较多者） |
|  | ＞50 | 2%或10个容器（取较多者） |

表5-10 供试品的最少检验量

| 供试品 | 每支样品接入每管最少检验数量 | 每支供试品接入每种培养基的最少量 |
| --- | --- | --- |
| 液体制剂 | $V$≤1ml | 全量 |
|  | 1ml＜$V$≤40ml | 半量，但不得少于1ml |
|  | 40ml＜$V$≤100ml | 20ml |
|  | $V$＞100ml | 10%，但不得少于20ml |

续表

| 供试品 | 每支样品接入每管最少检验数量 | 每支供试品接入每种培养基的最少量 |
|---|---|---|
| 固体制剂 | $M < 50mg$ | 全量 |
| | $50mg \leqslant M < 300mg$ | 半量 |
| | $300mg \leqslant M < 5g$ | 150mg |
| | $M \geqslant 5g$ | 500mg |

### （二）检验量

检验量是指一次试验所用的供试品总量（g或ml）。除另有规定外，每份培养基接种的供试品量按表5-9、表5-10规定。若每支（瓶）供试品的装量按规定足够接种两份培养基，则应分别接种硫乙醇酸盐流体培养基和胰酪大豆胨液体培养基。采用薄膜过滤法时，检验量应不少于直接接种法的供试品总接种量，只要供试品特性允许，应将所有容器内的全部内容物过滤。

### （三）对照设置

**1. 阳性对照**

应根据供试品特性选择阳性对照菌，选择方法可以参照表5-11。阳性对照试验的菌液制备同方法验证试验，加菌量小于100cfu，供试品用量同无菌检查每份培养基接种的样品量。阳性对照管培养48～72小时应生长良好。

表5-11 不同特性供试品对应的阳性对照菌

| 不同特性的供试品 | 阳性对照菌 |
|---|---|
| 无抑菌作用及抗革兰阳性菌为主 | 金黄色葡萄球菌 |
| 抗革兰阴性菌为主 | 大肠埃希菌 |
| 抗厌氧菌的供试品 | 生孢梭菌 |
| 抗真菌的供试品 | 白色念珠菌 |

**2. 阴性对照**

供试品无菌检查时，应取相应溶剂和稀释剂，冲洗液同法操作，作为阴性对照。阴性对照不得有菌生长。无菌试验过程中，若需使用表面活性剂、灭活剂、中和剂等试剂，应证明其有效性，且对微生物无毒性。

### （四）供试品处理及接种培养基

《中国药典》收载的"无菌检查法"有直接接种法和薄膜过滤法两种。只要供试品性状允许，应采用薄膜过滤法。进行供试品无菌检查时，所采用的检查方法和检验条件应与验证的方法相同。操作时，用适宜的消毒液对供试品容器表面进行彻底消毒。如果容器内有一定的真空度，可用适宜的无菌器材（如带有除菌过滤器的针头），向供试品容器内导入无菌空气，再按无菌操作开启容器取出内容物。

**1. 薄膜过滤法**

如供试品有抗菌作用，用薄膜过滤法检查。该法一般应采用全封闭式薄膜过滤器。检查时取规定量的供试品，直接过滤，或混合至含100ml适宜稀释液的无菌容器中，混匀，立即过滤。若供试品有抑菌活性，须再用100ml 0.9%无菌氯化钠溶液或其他冲洗剂冲洗滤膜至阳性对照菌正常生长，冲洗次数不少于三次，冲洗总量不超过1000ml，以防滤膜上的微生物受伤。冲洗后，1份滤器中加入100ml硫乙醇酸盐流体培养基、1份滤器加入胰酪大豆胨液体培养基。

过滤时常使用集菌仪。集菌仪是集菌培养器的配套使用仪器，其具体操作过程是：取一副三联式集菌器，将供试液通过集菌仪过滤，使通过每支培养管的量基本均匀。然后通过集菌仪一支加100ml胰酪大豆胨液体培养基，另两支分别加入100ml硫乙醇酸盐培养基（其中一支作阳性对照，内加规定的阳性对照菌菌液1ml）。另取一副二联集菌器，用同批的冲洗液或浸提介质120ml通过集菌仪过滤（每支约50ml），同法一支加硫乙醇酸盐培养基100ml，另一支加胰酪大豆胨液体培养基100ml分别作阴性对照。

**2. 直接接种法**

直接接种法适用于无法用薄膜过滤法进行无菌检查的供试品。检查时取规定量供试品分别等量接种至硫乙醇酸盐流体培养基（装量不少于15ml）和胰酪大豆胨液体培养基中（装量不少于10ml）。轻轻摇动，使供试品与培养基混合。两种培养基接种的瓶或支数应相等。

### （五）培养及观察

将上述接种供试品后的培养基容器分别按各培养基温度培养14天。培养期间应逐日观察并记录是否有菌生长。如在加入供试品后或在培养过程中，培养基出现浑浊，培养14天后，不能从外观上判断有无微生物生长，可取该培养基液适量转种至同种新鲜培养基中，细菌培养2天、真菌培养3天，观察接种的同种新鲜培养基是否再出现浑浊或斜面是否有菌生长；或取培养液涂片，染色，镜检，判断是否有菌。

### （六）结果判断

阳性对照管生长良好，阴性对照管不得有菌生长。否则，实验无效。若供试品均澄清，或虽显浑浊但经确证无菌生长，判定供试品符合规定；若供试品管中任何一管显浑浊并确证有菌生长，判定供试品不符合规定，除非能充分证明试验结果无效，即生长的微生物非供试品所含。当符合下列至少一个条件时，方可判定试验结果无效：

① 无菌检查试验所用的设备及环境的微生物监控结果不符合无菌检查法的要求；
② 回顾无菌试验过程，发现有可能引起微生物污染的因素；
③ 阴性对照管有菌生长；
④ 供试品管中生长的微生物经鉴定后，确证是因无菌试验中所使用的物品和（或）无菌操作技术不当引起的。

试验若经确认无效，应重试。重试时，重新取同量供试品，依法检查，若无菌生长，判定供试品符合规定；若有菌生长，判定供试品不符合规定。

### （七）注意事项

① 用来配制培养基的水，应符合药典规定，并定期监控其质量。配制培养基用水的电导率在25℃时不应超过25μS/cm（相当于电阻率≥0.4MΩ·cm），除非另有规定，水的微生物污染不应超过100cfu/ml。

② 无菌检查适用性试验中将实验菌加入样品中以代表样品中污染的微生物，但是由于样品可能存在的抑菌作用，试验菌有可能被杀灭。因此，采用薄膜过滤法时应将供试菌

液加入最后一次冲洗液中；如采用直接接种法时应将供试菌液直接加到含供试品的培养基中。

③ 无菌检查适用性试验中，为减少滤器滤膜对供试品抑菌成分的吸附，应先将供试品稀释（稀释液一般不少于100ml），再用冲洗液湿润滤膜后过滤，这样也可减少冲洗次数和冲洗总量，防止冲洗太多影响污染微生物的存活。

④ 供试品阳性对照试验菌液制备方法同适用性试验，加菌量应小于100cfu，阳性对照培养72小时应生长良好。

### 【任务实施】

## 灯盏细辛注射液无菌检查适用性试验

### 一、任务分析

灯盏细辛注射液是由灯盏细辛经提取、浓缩、纯化等工艺制成的中药注射剂，具有活血祛瘀、通络止痛功效。用于瘀血阻滞，中风偏瘫，肢体麻木，口眼歪斜，言语謇涩及胸痹心痛等证候。灯盏细辛注射液无菌检查适用性试验主要内容有：

① 参照《中国药典》有关无菌检查法，设计试验方案。
② 按试验方案完成菌液与供试品的制备。
③ 开展灯盏细辛注射液检查的适用性试验。

### 二、任务步骤

#### 1. 菌液制备

① 金黄色葡萄球菌、枯草芽孢杆菌、大肠埃希菌的斜面培养物接种至胰酪大豆胨液体培养基中，30～35℃培养18～24小时；取上述培养物用pH 7.0氯化钠蛋白胨缓冲液制成小于100cfu/ml的菌悬液。

② 接种生孢梭菌的新鲜培养物至硫乙醇酸盐流体培养基中，30～35℃培养18～24小时，取其培养物用pH 7.0氯化钠蛋白胨缓冲液制成小于100cfu/ml的菌悬液。

③ 白色念珠菌斜面接种至沙氏葡萄糖琼脂培养基中，20～25℃培养24～48小时，取其培养物用pH 7.0氯化钠蛋白胨缓冲液制成小于100cfu/ml的菌悬液。

④ 接种黑曲霉的新鲜培养物至沙氏葡萄糖琼脂斜面培养基上，20～25℃培养5～7天，加3～5ml含0.05%（ml/ml）聚山梨酯80的pH 7.0氯化钠蛋白胨缓冲液，将孢子洗脱制成小于100cfu/ml的孢子混悬液。

菌悬液若在室温下放置，应在2小时内使用；若保存在2～8℃可在24小时内使用。黑曲霉孢子悬液可保存在2～8℃，在验证过的贮存期内使用。

#### 2. 适用性检查

（1）试验组　按照《中国药典》四部通则1101无菌检查薄膜过滤法进行过滤，取每批供试品30支，即抽取20ml/支供试品注入培养器内，全部供试品抽取后，抽取少量冲洗液冲洗管路，然后将滤器中的样品过滤至尽；pH 7.0无菌氯化钠蛋白胨缓冲液300ml按不少于3次平均分配进行冲洗，冲洗完成后，分别灌注硫乙醇酸盐流体培养基和胰酪大豆胨液体培养基，吸取上述制备好的菌液1ml分别接种至各自培养基中。

（2）阳性对照组　方法同试验组，加各试验菌液，不加供试品。

（3）阴性对照组　冲洗方法同试验组，不加各试验菌液与供试品。

将上述培养基置于规定温度下培养，培养3～5天，并逐日观察。试验结果见表5-12和表5-13。

表5-12　硫乙醇酸盐流体培养基

| 菌种名称 | | 第一天 | 第二天 | 第三天 |
|---|---|---|---|---|
| 金黄色葡萄球菌 | 试验组 | | | |
| 生孢梭菌 | 试验组 | | | |
| 大肠埃希菌 | 试验组 | | | |
| 枯草芽孢杆菌 | 试验组 | | | |
| 阳性对照组 | | | | |
| 阴性对照组 | | | | |

注：无菌生长记为"－"；有菌生长且生长良好记为"＋"；有菌生长但生长较差记为"差"。

表5-13　胰酪大豆胨液体培养基

| 菌种名称 | | 第一天 | 第二天 | 第三天 | 第四天 | 第五天 |
|---|---|---|---|---|---|---|
| 黑曲霉菌 | 试验组 | | | | | |
| 白色念珠菌 | 试验组 | | | | | |
| 供试品对照组 | | | | | | |
| 阴性对照组 | | | | | | |

注：无菌生长记为"－"；有菌生长且生长良好记为"＋"；有菌生长但生长较差记为"差"。

与对照管比较，如试验组中的试验菌均生长良好，则供试品的该检验量在该检验条件下无抑菌作用或其抑菌作用可以忽略不计，照此检查法和检查条件进行供试品的无菌检查。如任一试验组中微生物生长微弱、缓慢或不生长，则供试品的该检验量在该检验条件下有抑菌作用。

## 三、任务报告

以书面形式完成任务报告的撰写。

## 四、任务评价

任务评价主要从任务准备、任务过程、任务报告几个方面进行评价，详细内容见下表。

**任务考核评价表**

| 考核任务 | 评价点 | 评价标准 | 分值 | 得分 |
|---|---|---|---|---|
| 灯盏细辛注射液无菌检查适用性试验 | 任务准备 | 能正确查阅资料、设计方案 | 30 | |
| | 任务过程 | 能正确开展试验菌菌液制备与计数实验 | 20 | |
| | | 能采用薄膜过滤法完成灯盏细辛注射液无菌检查的适用性试验 | 30 | |
| | 任务报告 | 原始记录和检验报告书填写规范完整 | 20 | |
| | | 合计 | 100 | |

# 任务三　热原检查

## 【学习目标】

### 1. 知识目标
掌握中药注射剂热原检查的试验步骤，熟悉家兔法测定热原的原理及热原主要来源、性质及消除方法，了解供热原检查的家兔的遴选条件。

### 2. 能力目标
能够正确开展中药注射剂家兔法的热原检查，并能对试验结果进行科学的判断。

### 3. 素质目标
养成诚实守信、求真务实的品德。

## 课堂讨论

2017年8月底，国家药品不良反应监测中心监测发现，山西某制药公司生产的某批次红花注射液在山东、新疆等地发生10例寒战、发热等不良反应。同年9月22日，经山东省食品药品检验研究院检验，该批次药品热原不符合规定。国家食品药品监督管理总局责令该企业停止上述产品销售，并彻查药品质量问题原因，针对查明的原因进行整改。在未查明原因、未整改到位之前不得恢复销售。山西省食品药品监督管理局负责监督上述措施的落实，并对相关药品生产企业立案调查，依法严肃查处违法违规行为。

讨论：1. 热原有哪些危害？中药注射剂中热原可能的来源有哪些，应采取哪些有效措施去除热原污染？

2. 注射剂相对于口服或外用制剂属于用药风险较高的剂型，为了提高用药安全性，请谈谈如何合理地选用适当的药物剂型。

## 【任务要求】

掌握中药注射剂热原检查的基本原理、实验步骤及评价方法，能进行清开灵注射液的热原检查。

## 【任务准备】

### 1. 仪器
标准型洁净工作台，自动旋涡混合器，智能热原测定仪，电子天平，电热干燥箱（0～300℃），恒温水浴箱（37～100℃）等。

### 2. 试药
清开灵注射液，氯化钠注射液，细菌内毒素标准品（中国食品药品检定研究院，规格9000EU/支，临用时用氯化钠注射液配成2EU/ml、3.3EU/ml溶液），细菌内毒素检查用水等。

3. 器具

家兔固定盒、注射器、针头、金属直镊、注射器盒、时钟、75%乙醇棉球、手术镊等。

4. 实验动物

家兔（新西兰），普通级，体重1.7kg以上，雌雄各半。新兔购入后，在相同环境下饲养7天以上，选择符合热原检查要求的家兔进行试验。饲养条件：温度17～25℃，相对湿度40%～70%。正式实验前1小时开始禁食、禁水，实验过程中不进食、进水。

## 【相关知识】

中药注射剂在生产过程中产生热原污染的风险较大，虽经严格灭菌，但仍不能排除热原反应的发生。由于热原广泛存在于自来水、灰尘、各类管道和器皿中，因此将热原列入中药注射剂的检查项目，对于保障临床用药安全极为重要。《中国药典》2020年版规定，供静脉滴注用的注射剂以及容易感染热原的品种，需采用家兔法检查热原。即将一定剂量的供试品，静脉注入家兔体内，在规定时间内，观察家兔体温升高的情况，以判定供试品中所含热原的限量是否符合规定。

## 一、基本知识

### （一）热原概念

热原是由微生物代谢产生的微量即能引起恒温动物体温异常升高的致热物质。大多数细菌都能产生热原，霉菌、酵母菌、真菌，甚至病毒也能产生热原。在产生热原的微生物中，致热能力最强的是革兰阴性杆菌的产物，其次是革兰阳性杆菌类，革兰阳性球菌则较弱。含有热原的注射剂注入人体可引起发热反应，使人体产生发冷、寒战、体温升高、出汗、恶心、呕吐等症状，有时体温可升至40℃，严重者甚至昏迷、虚脱，如不及时抢救，可危及生命。

### （二）热原的组成

热原是微生物的一种内毒素，是革兰阴性细菌细胞壁的组成成分。内毒素是由磷脂、脂多糖和蛋白质所组成的复合物，其中脂多糖（lipopolysaccharide）是内毒素的主要成分，具有特别强的热原活性，因而大致可以认为内毒素=热原=脂多糖。脂多糖的化学组成因菌种不同而异，从大肠杆菌分出来的脂多糖中有68%～69%的糖（葡萄糖、半乳糖、庚糖、氨基葡萄糖、鼠李糖等），12%～13%的类脂化合物，7%的有机磷和其他一些成分。热原的分子量一般为$1\times10^6$左右。

### （三）热原的性质

1. 耐热性

一般在60℃加热1小时不受影响，100℃会有少量不耐热的热原被破坏，只有在180℃、2小时，250℃、30分钟或650℃、1分钟可使热原彻底破坏。在通常注射剂的灭菌条件下，往往不足以使热原破坏。

2. 可滤过性

热原体积小，约在1～5nm之间，故一般滤器、微孔滤膜均不能截留，一些超滤设备可以滤除部分热原。

### 3. 水溶性
由于磷脂结构上连接有多糖,所以热原能溶于水,在水或水溶液中呈分子状态。

### 4. 不挥发性
热原本身不挥发,但必须注意在蒸馏时,防止随水蒸气雾滴带入药液或注射用水中,因此在配制罐和蒸馏水室的蒸发器上部设隔沫装置,以分离蒸汽和雾滴。

### 5. 其他性质
热原能被活性炭吸附,也能被强酸、强碱、强氧化剂破坏,超声波亦能破坏热原。

## (四)污染热原的途径

### 1. 生产过程中的污染
(1) 从溶剂中带入  是热原污染的主要途径,主要指配制注射液用的注射用水。尽管水本身并非微生物良好的培养基,但易被空气或含尘空气中的微生物污染。虽经蒸馏可将热原除去,但若操作不当或蒸馏设备结构不合理,水蒸气中带有细小的水滴则可将热原带入。另外,注射用水储存不当或储存时间过长被微生物污染也可产生热原。故注射用水应新鲜使用,多效蒸馏水机质量要好,环境应洁净。

(2) 从原辅料中带入  一些原辅料因包装损坏、受潮而污染微生物可产生热原。另外,用生物方法制备的药品如水解蛋白及中药提取物易带入致热物质。

(3) 从容器、用具、管道和装置中带入  如未按GMP要求认真清洗处理,常易导致热原污染。

(4) 制备过程中的污染  如室内空气、环境、人员卫生条件达不到要求,操作时间过长、产品灭菌不及时或灭菌不合格等均会增加微生物的污染而产生热原。

### 2. 使用过程中的污染
临床使用的器具如输液器、注射针筒针头、配药器具等的污染会带入热原,中心配药室或临床科室配药过程,由于环境、操作、用品、混入的其他药品等因素的污染也可能带入热原。

## (五)除去热原的方法

### 1. 高温法
耐高温的注射器、针头或器皿,在洗涤干燥后,于250℃加热30分钟以上,可以破坏热原。

### 2. 蒸馏法
热原能溶于水但不挥发,因此制备注射用水时,需经蒸馏,纯化水中的热原可被除去。

### 3. 活性炭吸附法
活性炭对热原有较强的吸附作用,同时有助滤、脱色作用,所以在注射剂中使用较广。常用量为0.1%~0.5%,但应注意吸附可能造成主药的损失。此外,还可用活性炭与白陶土合用除去热原。

### 4. 酸碱法
玻璃、搪瓷等耐酸容器及用具,可用重铬酸钾硫酸清洁液或稀氢氧化钠液处理破坏热原。

### 5. 环氧乙烷气体杀灭法
临床使用的一次性注射器、输液器都普遍使用该方法,效果可靠、产品具有较长的有效期。

## 二、热原检查

### 1. 实验动物

供试验用的家兔必须符合有关的要求并按规定做好实验前的准备。供试用的家兔应健康合格,体重1.7kg以上,雌兔应无孕。预测体温前7日即应用同一饲料饲养,在此期间内,体重应不减轻,精神、食欲、排泄等不得有异常现象。未曾用于热原检查的家兔;或供试品判定为符合规定,但组内升温达0.6℃的家兔;或3周内未曾使用的家兔,均应在检查供试品前3～7日内预测体温,进行挑选。挑选试验的条件与检查供试品时相同,仅不注射药液,每隔0.5小时测量体温1次,共测8次,8次体温均在38.0～39.6℃范围内,且最高与最低体温相差不超过0.4℃的家兔,方可供热原检查用。用于热原检查后的家兔,如供试品判定为符合规定,至少应休息48小时方可再供热原检查用,其中升温达0.6℃的家兔应休息2周以上。如供试品判定为不符合规定,则组内全部家兔不再使用。

### 2. 仪器和试剂

标准型洁净工作台,自动旋涡混合器,智能热原测定仪,电子天平,电热干燥箱(0～300℃),恒温水浴箱(37～100℃),家兔固定盒,注射器,金属直镊,75%乙醇棉球,手术镊,氯化钠注射液。

### 3. 试验前的准备

在热原检查前1～2日,供试用家兔应尽可能处于同一温度的环境中,实验室和饲养室的温度相差不得大于5℃,实验室的温度应在17～25℃,在试验全部过程中,应注意室温变化不得大于3℃,防止动物骚动并避免噪声干扰。家兔在试验前至少1小时开始停止给食并置于适宜的装置中,直至试验完毕。测量家兔体温应使用精密度为±0.1℃的测温装置。测温探头或肛温计插入肛门的深度和时间各兔应相同,深度一般约6cm,时间不得少于1.5分钟,每隔30分钟测量体温1次,一般测量2次,两次体温之差不得超过0.2℃,以此两次体温的平均值作为该兔的正常体温。当日使用的家兔,正常体温应在38.0～39.6℃范围内,且各兔间正常体温之差不得超过1℃。

试验用的注射器、针头及一切和供试品溶液接触的器皿,应置烘箱中用250℃加热30分钟,也可用其他适宜的方法除去热原。

### 4. 操作步骤

取适用的家兔3只,测定其正常体温后15分钟以内,自耳静脉缓缓注入规定剂量并温热至约38℃的供试品溶液,然后每隔0.5小时按前法测量其体温1次,共测6次,以6次体温中最高的一次减去正常体温,即为该兔体温的升高温度(℃)。如3只家兔中有1只体温升高0.6℃或0.6℃以上,或3只家兔体温升高均低于0.6℃,但体温升高的总和达1.3℃或1.3℃以上,应另取5只家兔复试,检查方法同上。

### 5. 结果判断

在初试的3只家兔中,体温升高均低于0.6℃,并且3只家兔体温升高总和低于1.3℃;或在复试的5只家兔中,体温升高0.6℃或0.6℃以上的兔数不超过1只,并且初试、复试合并8只家兔的体温升高总和为3.5℃或3.5℃以下,均判定为供试品的热原检查符合规定。

在初试的3只家兔中,体温升高0.6℃或0.6℃以上的家兔超过1只;或在复试的5只家兔中,体温升高0.6℃或0.6℃以上的家兔超过1只;或在初试、复试合并8只家兔的体温升高总和超过3.5℃，均判定为供试品的热原检查不符合规定。当家兔升温为负值时，均以0℃计。

### 6. 注意事项

① 用于热原实验的家兔应购自具有动物生产许可证的供应商，且每批动物具有质量合格证。

② 直接接触供试品的器具应无菌、无热原；或采用有效的方法除菌除热原，例如干热灭菌250℃，30分钟以上。

③ 需要使用但品种项下未写明溶解或稀释用溶剂的名称和浓度时，溶剂可选择灭菌注射用水或0.9%氯化钠注射液。

【任务实施】

## 清开灵注射液热原检查

### 一、任务分析

清开灵注射液由胆酸、珍珠母（粉）、猪去氧胆酸、栀子、水牛角（粉）、板蓝根、黄芩苷、金银花8味药材制成，具有清热解毒、化痰通络、醒神开窍的功效。可用于热病、神昏、中风偏瘫、神志不清等证候，及急性肝炎、上呼吸道感染、肺炎、脑血栓形成、脑出血等症。依据药品标准，清开灵注射液热原检查的主要内容有：

① 查阅《中国药典》四部相关内容及药品说明书，设计试验方案。

② 按实验方案，完成注射液热原检查及报告撰写。

### 二、任务步骤

① 正常体温的测定。测温时间不得少于1.5分钟，每隔30分钟测量体温1次，测量2次，两次体温之差不得超过0.2℃，以此两次体温的平均值作为该兔的正常体温。

② 注射前，先用75%乙醇棉球轻擦家兔耳静脉的注射部位，从耳尖端静脉进针。注射完毕，拔出针头时，用75%乙醇棉球按压针孔数秒钟，止血，注射时间一般每只家兔不超过3分钟。

③ 每批供试品用家兔3只，在测定正常体温后15分钟内自耳静脉缓缓注入规定剂量并温热至38℃的供试品溶液，然后每隔30分钟测量其体温1次，共测6次，以6次体温中最高的一次减去正常体温，即为该兔体温的升高温度（℃）。如3只家兔中有1只体温升高0.6℃或0.6℃以上，或3只家兔体温升高的总和达1.3℃或高于1.3℃，应另取5只家兔复试，检查方法同上。

④ 温差计算。注射药液后，以6次测得体温中最高的一次减去正常体温，为该兔体温的升高度数。结果记录至表5-14中。

表5-14 清开灵注射液热原检查结果

| 批号 | 兔编号 | 雌雄 | 体重 | 剂量 | 初温 | 升温 | 总和 | 结论 |
|---|---|---|---|---|---|---|---|---|
|  | 1 |  | kg | 5ml | ℃ | ℃ | ℃ |  |
|  | 2 |  | kg | 5ml | ℃ | ℃ |  |  |
|  | 3 |  | kg | 5ml | ℃ | ℃ |  |  |

## 三、任务报告

以书面形式完成任务报告的撰写。

## 四、任务评价

任务评价主要从任务准备、任务过程、任务报告几个方面进行评价，详细内容见下表。

### 任务考核评价表

| 考核任务 | 评价点 | 评价标准 | 分值 | 得分 |
|---|---|---|---|---|
| 清开灵注射液热原检查 | 任务准备 | 能正确查阅资料、设计方案 | 30 | |
| | 任务过程 | 能正确检查实验动物的体温及耳缘静脉的注射操作 | 20 | |
| | | 能完成家兔法热原检查的操作 | 30 | |
| | 任务报告 | 原始记录和检验报告书填写规范完整 | 20 | |
| | 合计 | | 100 | |

# 任务四　细菌内毒素检查

【学习目标】

1. 知识目标

掌握细菌内毒素检测的检测原理、分类与检测方法，熟悉中药中细菌内毒素的主要来源，了解鲎试剂的来源。

2. 能力目标

能够采用凝胶法检查中药注射剂的细菌内毒素，并能科学判断试验结果，正确书写试验记录和报告。

3. 素质目标

养成严谨、依规、求真、诚实的品德。

### 课堂讨论

中国鲎是肢口纲鲎科鲎属节肢动物，分布于广西、广东、海南、浙江、福建、台湾沿海海域，在日本濑户内海、九州北部沿海海域至印度尼西亚北部沿海海域也有分布。中国鲎在五亿年前就存在，被称作活化石。2021年被列入《国家重点保护野生动物名录》，认定为国家二级保护野生动物。

中国鲎的血液中存在两种类型的血细胞：大量的粒细胞和少量的蓝细胞。粒细胞负责血液的快速凝固，尤其是在存在细菌内毒素的情况下。鲎试剂来源于海洋动物鲎的淡蓝色血液,被广泛地用于内毒素的检测。

鲎被称为地球上的"生物活化石",见证了许多生物大灭绝,直至今日仍然保留着原始而古老的样貌。然而,由于过度捕捞、栖息地遭受破坏、海洋污染等因素,已濒临灭绝。人类与其他生物共同生活在地球上,休戚与共,应保护海洋生态系统,促进人与自然和谐共生,共同建设美丽海洋。

讨论:1. 鲎试剂的来源是什么,鲎试剂的贮藏和应用有哪些注意事项?
　　　2. 请谈谈在鲎的保护与利用上的想法,怎样促进人与自然和谐共生?

## 【任务要求】

掌握中药注射剂细菌内毒素检查(凝胶法)的基本原理、实验步骤及评价方法。能采用凝胶法,完成灯盏细辛注射液细菌内毒素检查。

## 【任务准备】

灯盏细辛注射液、细菌内毒素工作标准品(规格:60EU/支,中国食品药品检验研究院)、细菌内毒素检查用水(BET水,规格:5ml,中国食品药品检验研究院)、鲎试剂(标示灵敏度为0.25EU/ml,凝胶法)、标准型洁净工作台、自动旋涡混合器、智能恒温加热仪、电子天平、电热干燥箱(0~300℃)等。

## 【相关知识】

细菌内毒素通过消化道进入人体时并不产生危害,但细菌内毒素通过注射等方式进入血液时则会引起不同的疾病。细菌内毒素小量入血后被肝脏灭活,不造成机体损害。细菌内毒素大量进入血液就会引起发热。因此,生物制品类、注射用药剂、化学药品类、放射性药物、抗生素类、疫苗类、透析液等制剂以及相关医疗器材类必须经过细菌内毒素检测试验合格后才能使用。

## 一、基本知识

### 1. 细菌内毒素概念

细菌内毒素是革兰阴性菌细胞壁的脂多糖成分,于细菌死亡解体后释放。其在有机体内作用于单核巨噬细胞产生多种细胞因子,如肿瘤坏死因子、白细胞介素(IL)-1、IL-6、IL-8、前列腺素、干扰素、血小板激活因子等。这些因子适量时可激活免疫系统,对机体产生有益作用,过量则可引起机体严重的病理生理反应,表现为发热、低血压、心动过速、休克、多器官功能衰竭甚至死亡。

### 2. 检查方法

细菌内毒素检查方法主要有凝胶法和光度测定法两种方法。前者利用鲎试剂与细菌内毒素产生凝集反应的原理来定性检测或半定量内毒素;后者包括浊度法和显色基质法,系分别利用鲎试剂与内毒素反应过程中的浊度变化及产生的凝固酶使特定底物释放出呈色团的多少来定量测定内毒素。鲎试剂法比家兔法灵敏,特别适用于生产过程中热原的控制和某些不能用家兔进行热原检测的品种，如放射性药物肿瘤抑制剂等，但对革兰阴性菌以外的内毒素不灵敏，不能完全替代家兔法。

3. 检查原理

鲎试剂是鲎血液细胞提取物的冻干品，主要包含4种成分，分别是C因子、B因子、凝固酶原和凝固蛋白原。细菌内毒素检查法主要依靠细菌内毒素可以活化其中的C因子，使鲎试剂发生一系列的酶联反应，最终形成凝胶（凝胶法、浊度法）或使凝固酶活化某些外加的显色剂（显色法）的原理，来检测细菌内毒素的量。细菌内毒素的活性单位有两种表达方式，即EU（endotoxin unit）和IU（international unit）。在中国、日本和美国等国家使用EU，欧洲地区使用IU。在活性量值上，1EU=1IU，计算时可以互换。

4. 仪器和试剂的相关要求

（1）器具要求　凡与供试品或试剂直接接触的器具必须经处理，以去除可能存在的外源性内毒素。耐热器皿常用干热灭菌法（250℃、30分钟以上）去除，也可采用其他确证不干扰细菌内毒素检查的适宜方法。若使用塑料器械，如微孔板和与微量加样器配套的吸头等，应选用标明无内毒素并且对试验无干扰的器械，现多为无热原的一次性用品。

（2）细菌内毒素工作标准品　细菌内毒素国家标准品系自大肠埃希菌提取精制而成，用于标定、复核、仲裁鲎试剂灵敏度和标定细菌内毒素工作标准品的效价。内毒素工作标准品系以细菌内毒素国家标准品为基准标定其效价，用于试验中的鲎试剂灵敏度复核、干扰试验及各种阳性对照。每1ng工作标准品效价不小于2EU，不大于50EU。

（3）细菌内毒素检查用水（BET水）　系指内毒素含量小于0.015EU/ml（用于凝胶法）或0.005EU/ml（用于光度测定法）且对内毒素试验无干扰作用的灭菌注射用水。

（4）鲎试剂　鲎试剂是由鲎血制备而成，是从鲎血的变形细胞裂解物中提取制备而来。其规格是每支鲎试剂的装量，采用BET水复溶后使用。其灵敏度（$\lambda$）是在细菌内毒素检查的规定条件下使鲎试剂产生凝集的内毒素的最低浓度，用EU/ml表示。

## 二、细菌内毒素检查

1. 仪器和试剂

37℃±1℃恒温水浴或适宜的恒温器具、超净工作台、旋涡混合器、加样器、10mm×75mm试管、试管架、洗耳球、封口膜、剪刀砂轮、内毒素工作标准品、鲎试剂、鲎试验用水、pH调节剂等。

2. 操作步骤

进行细菌内毒素检查时，若使用新批号的鲎试剂或试验条件发生了任何可能影响检验结果的改变时，应先进行鲎试剂灵敏度复核试验。供试品溶液按药典规定方法制备后进行干扰试验，排除干扰。经过干扰试验的验证后，方可进行检品的内毒素检查。下面以凝胶限度试验为例，介绍操作方法。

（1）溶液制备　按表5-15制备溶液A、B、C、D，用细菌内毒素检查用水将供试品配成对应的最大有效稀释倍数（MVD）的浓度作为供试品溶液A。用被测供试品溶液A将细菌内毒素工作标准品制成2$\lambda$浓度的内毒素溶液作为供试品阳性对照液B。用细菌内毒素检查用水将细菌内毒素工作标准品制成2$\lambda$浓度的内毒素溶液阳性对照液C。用细菌内毒素检查用水作为阴性对照液D。制备好的溶液均需在旋涡混合器上混匀30秒。

表5-15　凝胶限度试验溶液的制备

| 编号 | 内毒素浓度/被加入内毒素的溶液 | 平行管数 |
|---|---|---|
| A | 无/供试品溶液 | 2 |
| B | 2λ/供试品溶液 | 2 |
| C | 2λ/检查用水 | 2 |
| D | 无/检查用水 | 2 |

注：A为供试品溶液；B为供试品阳性对照；C为阳性对照；D为阴性对照。λ为在凝胶法中鲎试剂的标示灵敏度（EU/ml）。

（2）加样反应　取装有0.1ml鲎试剂溶液的10mm×75mm试管8支，其中2支加入0.1ml供试品溶液A作为供试品管，2支加入0.1ml供试品阳性对照液B作为供试品阳性对照管，2支加入0.1ml阳性对照液C作为阳性对照管，2支加入0.1ml阴性对照液D作为阴性对照管。将试管在旋涡混合器上轻轻混匀后，封闭管口，垂直放入37℃±1℃的恒温器中，保温60分钟±2分钟后，将试管取出，缓缓倒转180°，若管内凝胶不变形，不从管壁脱落为阳性（+），凝胶不能保持完整并从管壁脱落为阴性（-）。

（3）结果判断　观察结果时，若2支供试品阳性对照管和2支阳性对照管均为（+），2支阴性对照管均为（-），试验有效，否则试验无效。若2支供试品管均为（-），判定供试品符合规定；若均为（+），判定供试品不符合规定；若2支供试品管中1支为（+）、1支为（-），则另取4支复试，4支中有1支为（+）即认为不合格。

**3. 注意事项**

① 在使用规格大于0.1ml装量的鲎试剂时，为避免鲎试剂之间活性差异带来的影响，应将鲎试剂复溶后混合，再分装到10mm×75mm的玻璃小试管（凝胶法）或仪器配套的反应容器（光度法）中使用。

② 溶解鲎试剂及混匀供试品和鲎试剂时，不要剧烈振荡避免产生气泡。

③ 细菌内毒素要充分混合均匀，内毒素工作标准品溶解后要在旋涡混合器混合15分钟，以后的每一步稀释前至少混合30秒钟。

④ 保温和拿取试管过程中应避免受到振动造成假阴性结果。

⑤ 玻璃器皿的清洗，将玻璃器皿放入铬酸洗液或其他热原灭活剂或清洗液中充分浸泡，然后取出将洗液控干，用自来水将残留洗液彻底洗净，再用蒸馏水反复冲洗三遍以上，控干后放入适宜的密闭金属容器中或用锡箔纸包好后再放入金属容器内，放入烤箱。

【任务实施】

# 灯盏细辛注射液细菌内毒素检查

## 一、任务分析

灯盏细辛注射液是灯盏细辛制成的中药注射液，具有活血祛瘀、通络止痛功效。用于瘀血阻滞，中风偏瘫，肢体麻木，口眼歪斜，言语謇涩及胸痹心痛，及缺血性卒中、冠心病心绞痛见上述证候者。主要任务有：

① 查阅《中国药典》相关内容及灯盏细辛注射液质量标准，设计实验方案。

② 依据灯盏细辛注射液药品说明书，确定细菌内毒素限值。

③ 依次完成适用性试验及样品检测。

## 二、任务步骤

### 1. 干扰试验

（1）内毒素限值（$L$）的确定　根据公式 $L = K/M$，注射剂 $K = 5EU/(kg \cdot h)$。$M$ 为人用每千克体重每小时的最大供试品剂量，根据说明书，灯盏细辛注射液最大剂量为4ml，人均体重按60kg计算，$M = 4ml/(60kg \cdot 1h) = 0.0667ml/(kg \cdot h)$，则 $L = 75EU/ml$。本品的限值设为每1ml灯盏细辛注射液中含内毒素应小于7.5EU。

（2）确定最大有效稀释倍数MVD　$MVD = cL/\lambda$，其中 $c$ 为供试品溶液的浓度，依据药典规定，$c = 1.0ml/ml$，$L = 7.5EU/ml$，鲎试剂灵敏度为0.25EU/ml，计算出 $MVD = cL/\lambda = 30$。

（3）鲎试剂灵敏度复核试验　根据鲎试剂灵敏度的标示值（$\lambda$），用BET水将细菌内毒素溶解，在旋涡混合器上混匀15分钟，然后制成 $2.0\lambda$、$1.0\lambda$、$0.5\lambda$、$0.25\lambda$ 四个浓度的内毒素标准溶液，每稀释一步均应在旋涡混合器上混匀30秒。每一个浓度平行做4管，同时用BET水做2支阴性对照管。鲎试剂灵敏度均符合规定。

（4）预干扰试验　将供试品用BET水分别稀释5、10、20、25、30倍作为供试品系列（NPC），同时每一稀释度下均制备含有 $2\lambda$ 浓度细菌内毒素的溶液作为供试品阳性对照系列（PPC），每一稀释度做2支。BET水做阴性对照（NC），加入 $2\lambda$ 浓度的内毒素标准溶液作为阳性对照（PC），实验结果记录至表5-16。

表5-16　灯盏细辛注射液预干扰试验结果

| 细菌内毒素编号 | 注射液编号 | 系列 | 稀释倍数 5 | 10 | 20 | 25 | 30 | PC | NC |
|---|---|---|---|---|---|---|---|---|---|
| 1 | 1 | NPC | — | — | — | — | — | ++ | — |
| | | PPC | | | | | | ++ | — |
| | 2 | NPC | — | — | — | — | — | ++ | — |
| | | PPC | | | | | | ++ | — |
| | 3 | NPC | — | — | — | — | — | ++ | — |
| | | PPC | | | | | | ++ | — |

（5）正式干扰试验　根据预干扰试验结果，按"干扰试验"的方法进行试验，具体见表5-17。取1批灯盏细辛注射液用BET水稀释至适宜的倍数，用该稀释液和BET水分别稀释内毒素工作标准品，配制成细菌内毒素浓度为0.5EU/ml、0.25EU/ml、0.125EU/ml、0.0625EU/ml的系列溶液。每个浓度平行测定4管，分别与鲎试剂反应，供试品溶液和BET水做阴性对照，进行干扰试验，按公式 $E_s = \text{anti}(\Sigma X_s/4)$ 和 $E_t = \text{anti}(\Sigma X_t/4)$，计算各系列反应终点内毒素浓度的绝对值（$E_s$、$E_t$ 分别为用BET水、供试品溶液制成的细菌内毒素标准溶液反应终点浓度的几何平均值）。若 $E_s$ 均在 $0.5 \sim 2.0\lambda$ 范围内，且 $E_t$ 在 $0.5 \sim 2.0 E_s$ 范围内，则灯盏细辛注射液经预试倍数稀释后对鲎试剂与细菌内毒素之间的凝集反应无干扰作用。

表5-17　凝胶法干扰试验溶液的制备

| 编号 | 内毒素浓度/配制内毒素的溶液 | 稀释用液 | 稀释倍数 | 所含内毒素的浓度 | 平行管数 |
|---|---|---|---|---|---|
| A | 无/供试品溶液 | — | — | — | 2 |
| B | $2\lambda$/供试品溶液 | 供试品溶液 | 1 | $2\lambda$ | 4 |

续表

| 编号 | 内毒素浓度/配制内毒素的溶液 | 稀释用液 | 稀释倍数 | 所含内毒素的浓度 | 平行管数 |
|---|---|---|---|---|---|
| B | 2λ/供试品溶液 | 供试品溶液 | 2<br>4<br>8 | 1λ<br>0.5λ<br>0.25λ | 4<br>4<br>4 |
| C | 2λ/检查用水 | 检查用水 | 1<br>2<br>4<br>8 | 2λ<br>1λ<br>0.5λ<br>0.2λ | 2<br>2<br>2<br>2 |
| D | 无/检查用水 | — | — | — | 2 |

注:A为供试品溶液;B为供试品阳性对照;C为阳性对照;D为阴性对照。

**2. 检查——凝胶限量试验**

(1)溶液制备 按表5-18制备溶液A、B、C和D。使用稀释倍数为MVD并且已经排除干扰的供试品溶液来制备溶液A和B。按鲎试剂灵敏度复核试验项下操作。

(2)结果判断 保温(60±2)分钟后观察结果。若阴性对照溶液D的所有平行管都为阴性,供试品阳性对照溶液B的平行管均为阳性,阳性对照溶液C的平行管均为阳性,试验有效。

若溶液A的两个平行管均为阴性,判供试品符合规定;若溶液A的两个平行管均为阳性,判供试品不符合规定。若溶液A的两个平行管中的一管为阳性,另一管为阴性,需进行复试。复试时,溶液A需做4支平行管,若所有平行管均为阴性,判供试品符合规定;否则判供试品不符合规定。

表5-18 灯盏细辛注射液凝胶限量试验溶液的制备

| 编号 | 内毒素浓度/配制内毒素的溶液 | 平行管数 |
|---|---|---|
| A | 无/供试品溶液 | 2 |
| B | 2λ/供试品溶液 | 2 |
| C | 2λ/检查用水 | 2 |
| D | 无/检查用水 | 2 |

注:A为供试品溶液;B为供试品阳性对照;C为阳性对照;D为阴性对照。

## 三、任务报告

以书面形式完成任务报告的撰写。

## 四、任务评价

任务评价主要从任务准备、任务过程、任务报告几个方面进行评价,详细内容见下表。

任务考核评价表

| 考核任务 | 考核点 | 技能要求 | 分值 | 得分 |
|---|---|---|---|---|
| 灯盏细辛注射液细菌内毒素检查 | 任务准备 | 能正确查阅资料、设计方案 | 30 | |
| | 任务过程 | 能正确开展细菌内毒素检查的预干扰试验 | 20 | |
| | | 能采用凝胶法完成注射剂细菌内毒素的检查 | 30 | |
| | 任务报告 | 原始记录和检验报告书填写规范完整 | 20 | |
| | | 合计 | 100 | |

## 目标检测

### 一、单项选择题

1. 微生物计数法中，供试品的检验量一般为（　　）。
   A. 1g 或 1ml　　　B. 2g 或 2ml　　　C. 5g 或 5ml　　　D. 10g 或 10ml
2. 霉菌和酵母菌总数测定的培养时间为（　　）。
   A. 3～5 天　　　B. 14 天　　　C. 5～7 天　　　D. 2～3 天
3. 微生物计数法中需氧菌总数的培养温度为（　　）。
   A. 20～25℃　　　B. 23～28℃　　　C. 30～35℃　　　D. 22～30℃
4. 药品微生物限度检查中，需氧菌总数检查所用培养基为（　　）。
   A. 硫乙醇酸盐流体培养基　　　B. 沙氏葡萄糖琼脂培养基
   C. 胰酪大豆胨琼脂培养基　　　D. 葡萄糖营养肉汤培养基
5. 以下哪类药物不需要进行无菌检查？（　　）
   A. 中药注射剂　　　B. 中药粉针剂　　　C. 滴眼液　　　D. 颗粒剂
6. 以下哪种培养基，可用于无菌检查中的真菌培养？（　　）
   A. 硫乙醇酸盐流体培养基　　　B. 沙氏葡萄糖琼脂培养基
   C. 胰酪大豆胨液体培养基　　　D. 营养肉汤培养基
7. 供试品无菌检查，按规定应培养（　　）天。
   A. 14　　　B. 5　　　C. 3　　　D. 10
8. 下列哪种细菌可作为粪便污染的指示菌？（　　）
   A. 大肠埃希菌　　　B. 白色念珠菌　　　C. 铜绿假单胞菌　　　D. 金黄色葡萄球菌
9. 热原检测法使用的动物为（　　）。
   A. 大鼠　　　B. 小鼠　　　C. 犬　　　D. 家兔
10. 以下不属于热原属性的是（　　）。
    A. 水溶性　　　B. 耐热　　　C. 挥发性　　　D. 滤过性
11. 当家兔体温升高为负值时，计（　　）。
    A. 负值　　　B. 0　　　C. 不计数值　　　D. 绝对值
12. 鲎试剂是由（　　）制备而来的。
    A. 鲎血液　　　B. 鲎甲壳　　　C. 鲎全体　　　D. 鲎肌肉
13. 细菌内毒素是一种（　　）。
    A. 糖蛋白　　　B. 脂蛋白　　　C. 脂多糖　　　D. 多肽

### 二、多项选择题

1. 微生物计数法检查供试品的方法有（　　）。
   A. 平皿法　　　B. 薄膜过滤法　　　C. MPN 法
   D. 划线法　　　E. 显微镜法
2. 中药微生物限度检查的项目有（　　）。
   A. 需氧菌总数检查　　　B. 厌氧菌总数检查　　　C. 控制菌检查
   D. 霉菌和酵母菌总数检查　　　E. 活螨检查
3. 不含药材原粉的皮肤给药的中药制剂，应检查的控制菌为（　　）。
   A. 金黄色葡萄球菌　　　B. 大肠埃希菌　　　C. 铜绿假单胞菌

D. 白色念珠菌　　　E. 梭菌

4. 无菌检查的培养基适用性检查的内容包括（　　）。
   A. 无菌性检查　　B. 灵敏度检查　　C. 抑菌性检查　　D. 选择性检查
   E. 指示性检查

5. 供试品无菌检查的培养基为（　　）。
   A. 硫乙醇酸盐流体培养基　　　　B. 沙氏葡萄糖琼脂培养基
   C. 改良马丁培养基　　　　　　　D. 胰酪大豆胨液体培养基
   E. 沙氏葡萄糖琼脂培养基

6. 以下哪些情况，可以判定无菌检查试验结果无效？（　　）
   A. 无菌检查试验所用的设备及洁净环境微生物监控结果不符合无菌检查法的要求
   B. 回顾无菌实验过程，发现有可能引起微生物污染的因素
   C. 供试品管中生长的微生物经鉴定后，确证是因无菌实验中所使用的物品和（或）无菌操作技术不当引起的
   D. 阴性对照管有菌生长
   E. 供试品的平行样中培养结果不一致

7. 以下哪种情况，需要进行内毒素检查的干扰试验？（　　）
   A. 鲎试剂来源、批号的变更　　　B. 中药注射剂处方与工艺的变更
   C. 新药内毒素检查前　　　　　　D. 已上市中药注射剂增加内毒素检查项目
   E. 实验室温度与湿度的变化

8. 静脉滴注用中药注射剂应依法进行卫生学检查，以下哪些项目无需检查？（　　）
   A. 无菌检查　　B. 热原检查　　C. 细菌内毒素检查　　D. 微生物限度检查
   E. 活螨检查

9. 细菌内毒素的检查方法有（　　）。
   A. 凝胶限量法　　B. 凝胶半定量法　　C. 浊度法　　D. 显色基质法
   E. 凝胶定量法

10. 注射剂中热原的可能来源有（　　）。
    A. 原料药材　　B. 药用辅料　　C. 包装材料　　D. 生产环境
    E. 管道设备

### 三、简答题

1. 药品中需要检查的控制菌有哪几种？大肠埃希菌如何进行检测？
2. 简述薄膜过滤法进行药品无菌检查的过程。
3. 简述家兔法检查热原的结果判断标准。
4. 细菌内毒素检查法中如何进行实验溶液的制备？

# 项目六　中药制剂的含量测定技术

## 【项目介绍】

中药制剂的含量是中药质量标准中重要的指标之一。中药制剂的含量分析有其自身特点，从中药制剂质控角度，中药制剂可以分为三大类型。第一类为提取的天然单一成分制剂，则选择该成分进行含量分析；第二类为组成基本明确的提取物制剂，则建立一个或多个主要指标成分进行含量分析，通常也伴有大类成分的含量分析。第三类为中药复方制成的制剂。复方制剂的含量分析，通常涉及处方中多个药味的定量分析。作为定量分析的指标通常与制剂的有效性、安全性相关联，例如活性成分、毒性成分及处方中君药指标性成分。此外，制剂中的定量分析成分与工艺和稳定性一般也是高度关联。若制法中包含多种工艺路线，在药品标准中一般都有相应的活性成分或指标成分的定量分析方法。

中药制剂含量分析的方法主要有容量法、色谱法、光谱法等，其中色谱方法包括气相色谱法（gas chromatography, GC）和高效液相色谱法（high performance liquid chromatography, HPLC）或超高压液相色谱法（ultra-high-pressure liquid chromatography，UPLC）以及薄层色谱扫描法等，挥发性成分可优先考虑GC法或气质联用法（gas chromatography-mass spectrometry, GC-MS），非挥发性成分可优先考虑HPLC/UPLC法。矿物类药味的无机成分可采用容量法、原子吸收光谱法（atomic absorption spectroscopy, AAS）、电感耦合等离子体质谱法（inductively coupled plasma-mass spectrometry, ICP-MS）等方法进行含量测定。

中药制剂的定量分析方法要求科学、准确、灵敏及简便，测定结果具有较好的重复性和重现性。通常中药制剂具有化学成分复杂、基质复杂多样等特点，因此须选择合适的样品预处理方法及专属性强的检测方法才能消除干扰，提高灵敏度，准确评价中药制剂的质量。

中药制剂含量的表示方法，主要与制剂的类型相关，也与是否含有毒性成分相关。提取的天然单一成分的制剂一般应规定单位制剂中该成分相当于标示量的百分比范围，也就是标示量的百分含量。提取物制剂应根据提取物的含量情况和制剂的要求，规定大类成分和主要指标成分的含量范围。复方制剂通常只规定所测成分的含量下限。处方若含有可能既为有效成分又为有毒成分的药味，则规定了该成分的含量范围。

## 【学习要求】

掌握中药制剂含量光谱、色谱、容量分析以及挥发油、鞣质、浸出物、氮测定方法的特点以及适用范围。熟悉各类方法的基本原理与条件选择以及分析样品的制备方法和计算方式的选择。了解滴定度的计算、分离度与拖尾因子的计算。

# 任务一 紫外-可见分光光度法测定含量

【学习目标】

1. 知识目标

掌握紫外-可见分光光度法定量分析方式，熟悉紫外-可见分光光度法的应用及测定条件，了解紫外-可见分光光度计的工作原理与适用条件。

2. 能力目标

能够正确进行仪器检测参数的设定，能够依据药品标准进行供试品的制备，能够开展相关定量分析。

3. 素质目标

具备相关试剂安全知识，培养实验室工作安全意识。

紫外-可见分光光度法测定含量

### 课堂讨论

在17世纪，牛顿发现，当日光通过一个三棱镜时，会分解成不同颜色的光束，形成彩虹色的光谱。1802年，英国物理学家沃拉斯顿为了验证光的色散理论重做了牛顿的实验。他在三棱镜前加上了狭缝，使阳光先通过狭缝再经棱镜分解，他发现太阳光不仅被分解为牛顿所观测到的那种连续光谱，而且其中还有一些暗线。19世纪中期，德国科学家基尔霍夫发现当金属元素通过一个燃烧的气体时，会产生一系列明亮的线条，这些线条组成了特定的光谱图案。这些特定的光谱图案被称为发射光谱。

19世纪末至20世纪初，瑞士科学家威廉怀姆斯通过实验证实了光的吸收光谱。他将白光通过气体或固体样品，研究光通过后的光谱图案，发现了特定的黑线，这些黑线被称为吸收线，形成了吸收光谱。

光谱的发现对物理学、天文学和化学等学科的发展具有重要影响。通过研究光谱，科学家们可以了解物质的组成、结构和性质，识别不同元素和化合物，并进一步研究宇宙中的星系和行星。

讨论：1. 光谱的含义，紫外光谱属于发射光谱还是吸收光谱？
2. 从光谱学的诞生和发展，谈谈其中蕴含的科学精神。

【任务要求】

熟悉黄杨宁片的处方组成，熟悉标示量含量的计算方法，了解被测成分环维黄杨星D的结构特征与测定原理，掌握比色法的操作过程与含量分析方法。

【任务准备】

黄杨宁片、环维黄杨星D对照品、磷酸二氢钠、纯化水、紫外-可见分光光度计、鼓风干燥箱、分液漏斗、称量瓶等。

## 【相关知识】

紫外-可见分光光度法（ultraviolet-visible spectrophotometry，UV-Vis）是基于药物分子对紫外光区和可见光区的吸收特性建立的光谱分析方法。该法是在190～800nm波长范围内测定物质的吸光度，用于药物的鉴别、检查和含量分析的方法。用于定量时，在波峰处测定一定浓度样品溶液的吸光度，并与一定浓度的对照溶液的吸光度进行比较或采用吸收系数法计算出样品溶液的浓度。

### 一、朗伯-比尔定律

当一束平行单色光照射被测物质溶液时，在一定的浓度范围内，其吸光度 $A$ 与被测物的浓度 $c$ 及液层厚度 $L$（光路长度）成正比，其关系式可以朗伯-比尔定律（Beer-Lambert law）描述，如下式：

$$A = \lg \frac{1}{T} = EcL$$

式中，$A$ 为吸光度；$T$ 为透射率；$E$ 为吸收系数；$c$ 为溶液浓度；$L$ 为液层厚度，cm。吸收系数分为摩尔吸收系数和百分吸收系数，在药物分析中，$E$ 通常采用百分吸收系数（$E_{1cm}^{1\%}$）表示，其物理意义为：当溶液浓度为1%（每100ml中含被测药物1g），液层厚度为1cm时的吸光度值。吸收系数取决于入射光的波长和吸光物质的吸光特性，并受到溶剂和温度的影响。在一定条件下，物质的吸收系数是个常数，与入射光的强度、吸收池的厚度及样品的浓度无关。当已知某纯物质在一定条件下的吸收系数，可用相同条件将含该物质的供试品制成供试溶液，测定其吸光度，即可按吸光度的计算公式计算出供试溶液中该物质的浓度，进而计算出供试品的含量。

在可见光区，除某些药物对光有吸收外，很多药物本身并没有吸收，但可在一定条件下加入衍生试剂使其显色后再测定，此法称为比色分析法。

### 二、方法特点

① 简便易行，仪器操作简便，易于普及。
② 灵敏度较高，依据物质特性差异样品浓度通常为 $10^{-7} \sim 10^{-4}$ g/ml。
③ 精密度较高，样品重复测定，RSD通常小于2%。
④ 专属性存在不足，例如对结构相近的成分缺乏选择性。

### 三、定量分析

**1. 对照品比较法**

按各品种项下的方法，分别配制供试品溶液和对照品溶液，对照品溶液中所含被测成分的量应为供试品溶液中被测成分规定量的100%±10%，所用溶剂也应完全一致，在规定的波长处测定供试品溶液和对照品溶液的吸光度后，按下式计算供试品中被测溶液的浓度：

$$c_x = \frac{A_x}{A_r} \times c_r$$

式中，$c_x$ 为供试品溶液的浓度；$A_x$ 为供试品溶液的吸光度；$c_r$ 为对照品溶液的浓度；$A_r$

为对照品溶液的吸光度。

在此基础上，得到中药制剂的含量，依据药品标准的规定，可以计算含量或者标示量百分含量，例如片剂可以按下式计算含量：

（1）片剂的含量：

$$含量 = \frac{A_x \times c_r \times D \times W}{A_r \times m}$$

（2）片剂标示量百分含量：

$$含量 = \frac{A_x \times c_r \times D \times W}{A_r \times m \times B} \times 100\%$$

式中，$D$ 为供试品的稀释倍数；$m$ 为称样量；$W$ 为平均片重；$B$ 为片剂的标示量。

对照品比较法通常只采用单个对照，引起误差的因素较多，可靠性上不如标准曲线法。

**2. 标准曲线法**

这是实际工作中常常采用的一种方法。配制一系列不同浓度的对照品溶液（一般按等比或等差法配制），测定系列对照品溶液的吸光度，可以吸光度 $A$ 为纵坐标，浓度 $c$ 为横坐标，进行线性回归，得到线性回归方程与相关系数 $r$。回归方程格式如下：

$$A = a + bc$$

式中，$a$ 为直线截距；$b$ 为斜率。标准曲线线性的优良可以用回归方程的线性相关系数 $r$ 来评价，$r$ 越接近于1，说明线性相关度越好，UV-Vis 法一般要求 $r$ 大于 0.999。

**3. 吸收系数法**

按各品种项下的方法配制供试品溶液，在规定的波长处测定其吸光度，再以该品种在规定条件下的吸收系数计算含量。供试品溶液的浓度可按下式计算：

$$c_x = \frac{A_x}{E_{1cm}^{1\%} \times 100}$$

式中，$c_x$ 为供试品溶液的浓度；$A_x$ 为供试品溶液的吸光度；$E_{1cm}^{1\%}$ 为供试品中被测物质的百分吸收系数；100 为浓度换算因子（系将 g/100ml 换算成 g/ml）。

采用该法测定，不需要对照品，吸收系数通常应大于100，要注意仪器的校正和检定。

**4. 比色法**

供试品本身在紫外-可见光区没有强吸收，或在紫外光区虽有吸收但为了避免干扰或提高灵敏度，可加入适当的显色剂，使反应产物的最大吸收移至可见光区，这种测定方法称为比色法。

用比色法测定时，由于显色时影响显色深浅的因素较多，应取供试品与对照品或标准品同时操作。除另有规定外，比色法所用的空白系指用同体积的溶剂代替对照品或供试品溶液，然后依次加入等量的相应试剂，并用同样方法处理。在规定的波长处测定对照品和供试品溶液的吸光度后，按上述对照品比较法或标准曲线法计算供试品浓度。

## 四、注意事项

① 吸光度读数范围，一般供试品溶液的吸光度读数，以在 0.3～0.7 之间为宜。

② 除另有规定外，吸收峰波长应在该品种项下规定的波长±2nm以内，并以吸光度最大的波长作为测定波长。

③ 由于吸收池和溶剂本身可能有空白吸收，因此测定供试品的吸光度后应减去空白读数，或由仪器自动扣除空白读数后再计算含量。

④ 溶剂选择。含有杂原子的有机试剂，通常具有较强的末端吸收，故选择溶剂时，适用范围不可小于截止波长。例如甲醇和乙醇的截止波长为205nm。

### 【任务实施】

## 黄杨宁片的含量测定

### 一、任务分析

黄杨宁片的原料为环维黄杨星D，为从黄杨科植物小叶黄杨及其同属植物中提取精制所得的活性成分。在黄杨宁片的药品标准中，采用紫外-可见分光光度法（比色法）测定。

### 二、任务步骤

#### 1. 对照品溶液的制备

精密称取在105℃干燥至恒重的环维黄杨星D对照品25mg，置250ml量瓶中，加甲醇70ml使溶解，用0.05mol/L磷酸二氢钠缓冲液稀释至刻度，摇匀，精密量取10ml置100ml量瓶中，用0.05mol/L磷酸二氢钠缓冲液稀释至刻度，摇匀，即得（每1ml含环维黄杨星D 10μg）。

#### 2. 供试品溶液的制备

取本品20片，精密称定，研细，精密称取适量（约相当于环维黄杨星D 0.5mg），置50ml量瓶中，加0.05mol/L磷酸二氢钠缓冲液至近刻度，80℃水浴温浸1.5小时后取出，冷却至室温，加0.05mol/L磷酸二氢钠缓冲液至刻度，摇匀，离心6分钟（转速为每分钟3000转），取上清液，即得。

#### 3. 测定

精密量取对照品溶液与供试品溶液各5ml，分别置分液漏斗中，各精密加入溴麝香草酚蓝溶液（取溴麝香草酚蓝18mg，置250ml量瓶中，加甲醇5ml使溶解，加0.05mol/L磷酸二氢钠缓冲液至刻度，摇匀，即得）5ml，摇匀，立即分别精密加入三氯甲烷10ml，振摇2分钟，静置1.5小时，分取三氯甲烷层，置含0.5g无水硫酸钠的具塞试管中，振摇，静置，取上清液，照紫外-可见分光光度法，在410nm的波长处分别测定吸光度，计算，即得。

#### 4. 计算

本品每片含环维黄杨星D（$C_{26}H_{46}N_{2}O$），应为标示量的90.0%～110.0%。

### 三、任务报告

以书面形式完成任务报告的撰写。

### 四、任务评价

任务评价主要从任务准备、任务过程、任务报告几个方面进行评价，详细内容见下表。

## 任务考核评价表

| 考核任务 | 评价点 | 评价标准 | 分值 | 得分 |
|---|---|---|---|---|
| 黄杨宁片的含量测定 | 任务准备 | 能正确查阅资料、设计方案、预热仪器及完成其他相关器材和试药的准备 | 20 | |
| | 任务过程 | 能正确开展对照品溶液与供试品溶液的制备 | 20 | |
| | | 能正确开展对照品与供试品的测定及试验结束后的清理清洁与整理 | 40 | |
| | 任务报告 | 能依据测定结果,正确开展药物的含量计算及记录书写,能规范完整填写检验报告 | 20 | |
| | | 合计 | 100 | |

# 任务二　薄层色谱扫描法测定含量

## 【学习目标】

### 1. 知识目标
了解薄层扫描法的测定方式与薄层板的要求。熟悉薄层扫描仪的仪器构成与适用条件。掌握薄层扫描法两点法的定量分析方式。

### 2. 能力目标
能够正确进行仪器检测参数的设定。能够依据药品标准进行点样、展开和检视。能够开展两点法的定量分析。

### 3. 素质目标
养成认真细致、严谨求实的药品质检岗位职业习惯。

薄层扫描法测定含量

## 课堂讨论

《中国药典》于1977年版开始引入薄层色谱法作为鉴别和检查的方法,1985年版引入薄层扫描法(TLCS)作为中药含量测定方法。随着现代分析技术的发展,薄层扫描法在中药中的应用更多地被HPLC-ELSD法所取代,例如脑得生丸、元胡止痛片等。从中可以看出,随着药物分析技术的发展,药品标准也在不断完善和提升中。

讨论:1. TLCS技术在中药质控中发挥了重要作用,请谈谈TLCS弥补了中药定量分析中的哪些不足。
2. 药品标准中哪些项目体现出药品的有效性、安全性与可控性?

## 【任务要求】

熟悉大山楂丸的处方组成,熟悉薄层扫描仪的工作原理,熟悉薄层板的制备、点样、展开及检视过程,了解被测成分熊果酸的结构特征,掌握外标两点的含量分析方法。

## 【任务准备】

大山楂丸、熊果酸对照品、硅胶G薄层板、定量毛细点样管、硅藻土、乙醚、石油醚（30～60℃）、无水乙醇、三氯甲烷、环己烷、乙酸乙酯、甲酸、10%硫酸乙醇溶液及纯化水、薄层扫描仪、鼓风干燥箱、水浴锅、索氏提取器、表面皿、喷瓶等。

## 【相关知识】

薄层扫描法（thin layer chromatography scanning，TLCS）系指用一定波长的光照射在薄层板上，对薄层色谱中可吸收紫外光或可见光的斑点，或经激发后能发射出荧光的斑点进行扫描，将扫描得到的图谱及积分数据用于鉴别、检查或含量测定。TLCS具有设备简单、分离效能高、快速、简便等特点，常用于缺少发色团的中药及其制剂的分析。

### 一、仪器构成

薄层扫描仪主要由光源、单色器、薄层板台架、检测器及工作站组成。

#### 1. 光源

光源室光源配有可见光光源钨灯和紫外光光源氘灯，波长范围分别为400～800nm和200～400nm。

#### 2. 单色器

单色器可以将光源发出的连续光分解为单色光。其主要由入射狭缝、出射狭缝、色散元件、平行光装置（准直镜）等部分构成。薄层扫描仪多采用光栅为色散元件。

#### 3. 薄层板台架

包括薄层板台架及驱动装置。扫描时薄层板固定于薄层板台架上，薄层板台架可进行横向、纵向移动，使薄层板作$X$轴和$Y$轴方向移动，完成对供试品斑点的透射光、反射光及发出荧光的扫描工作。

#### 4. 检测器

检测器是用来检测和放大由供试品斑点透射、反射或发出荧光强度的装置，一般为光电倍增管。

#### 5. 工作站

工作站是完成工作参数设置、运行控制及数据采集、存储与分析处理的应用软件系统。

### 二、检测方式

可以依据不同薄层色谱扫描仪的结构特点与被测药物性质，按照规定方式扫描测定，通常选择反射方式，采用吸收法或荧光法。反射法是将光束照射到薄层斑点上，测量反射光的强度；反射光受薄层板材料、薄层厚度影响较小，基线较稳，背景干扰小，使用较多。透射法受薄层厚度影响较大，并且玻璃对紫外光有吸收，应用较少。

扫描方法可采用单波长扫描或双波长扫描。双波长是两束不同波长的光，一束检测样品称为测定波长（$\lambda_S$）；另一束作为对照，称为参比波长（$\lambda_R$）。两束光通过斩光器交替照射到斑点上，以吸光度之差$\Delta A$定量。双波长可以消除薄层不均匀的影响，使基线变得平稳。测定波长一般选测定组分的最大吸收波长，参比波长可选在组分无吸收的位置，如背景光谱中与$\lambda_S$的等吸收处，可达到排除背景干扰的目的。

## 三、定量分析

薄层色谱扫描用于含量测定时，通常采用线性回归二点法计算，如线性范围很窄时，可用多点法校正多项式回归计算。供试品溶液和对照标准溶液应交叉点于同一薄层板上，供试品点样不得少于2个，标准物质每一浓度不得少于2个。扫描时，应沿展开方向扫描，不可横向扫描。

外标两点法，计算公式如下：

$$w = f_1 A + f_2$$

式中，$w$ 为被测组分的浓度或质量；$A$ 为被测组分的峰面积；$f_1$ 为直线的斜率或比例常数；$f_2$ 为直线与纵坐标或横坐标的截距。

经换算得斜率与截距的计算公式为：

$$f_1 = \frac{w_{大} - w_{小}}{A_{大} - A_{小}}$$

$$f_2 = \frac{w_{小} A_{大} - w_{大} A_{小}}{A_{大} - A_{小}}$$

则供试品的质量或浓度计算公式为：

$$w_{供} = f_1 A_{供} + f_2$$

## 四、注意事项

① 如采用双波长扫描，应选用待测斑点无吸收或最小吸收的波长为参比波长，供试品色谱图中待测斑点的比移值（$R_f$值）、光谱扫描得到的吸收光谱图或测得的光谱最大吸收和最小吸收应与对照标准溶液相符，以保证测定结果的准确性。

② 除另有规定外，含量测定应使用市售薄层板。

③ 扫描时应沿展开方向自下而上进行扫描，不能横向扫描。

④ 测定记录中应包含薄层色谱扫描图、峰面积积分值、工作曲线、回归方程和相关系数及测定结果计算等。

⑤ 根据实际情况，可调整供试品溶液及对照品溶液的点样量，便于测定。

⑥ 为保证测定结果的准确性，采用外标一点法测定时，供试品斑点应与对照品斑点的峰面积的值接近。采用外标二点法测定时，供试品斑点的峰面积应在两个对照品斑点的峰面积值之间。

【任务实施】

## 大山楂丸的含量测定

### 一、任务分析

大山楂丸是由山楂、六神曲（麸炒）、炒麦芽三味药材以原粉形式入药，制成的大蜜丸。具有开胃消食的功效，用于食积内停所致的食欲不振、消化不良、脘腹胀闷等证候。药品标准中采用TLCS法测定药物中的指标性成分含量。

## 二、任务步骤

### 1. 供试品溶液的制备

取重量差异项下的本品，剪碎，混匀，取约3g，精密称定，加水30ml，60℃水浴温热使充分溶散，加硅藻土2g，搅匀，滤过，残渣用水30ml洗涤，100℃烘干，连同滤纸一并置索氏提取器中，加乙醚适量，加热回流提取4小时，提取液回收溶剂至干，残渣用石油醚（30～60℃）浸泡2次（每次约2分钟），每次5ml，倾去石油醚液，残渣加无水乙醇-三氯甲烷（3：2）的混合溶液适量，微热使溶解，转移至5ml量瓶中，用上述混合溶液稀释至刻度，摇匀，作为供试品溶液。

### 2. 对照品溶液的制备

取熊果酸对照品适量，精密称定，加无水乙醇制成每1ml含0.5mg的溶液，作为对照品溶液。

### 3. 展开剂的制备

取环己烷20.0ml、三氯甲烷5.0ml、乙酸乙酯8.0ml、甲酸0.1ml置具塞锥形瓶中，混合均匀，即得。

### 4. 硅胶G薄层板预处理

取规格为10cm×10cm的市售高效薄层板，检视合格后，110℃活化30分钟，置干燥器中备用。

### 5. 点样

用微升毛细管点样，供试品溶液点样量为5μl，对照品溶液点样量为4μl和8μl。

### 6. 展开

取展开缸，加入展开剂20ml，放入载有供试品的薄层板，立即密闭，展开，在展开约7cm时，将薄层板取出，晾干。

### 7. 显色

晾干后，用专用喷雾器喷以10%硫酸乙醇溶液，在110℃烘箱中加热至斑点显色清晰，在薄层板上覆盖同样大小的玻璃板，周围用胶布固定。

### 8. 扫描

波长：$\lambda_S = 535nm$，$\lambda_R = 650nm$，测量供试品吸光度积分值与对照品吸光度积分值，计算。

## 三、任务报告

以书面形式完成任务报告的撰写。

## 四、任务评价

任务评价主要从任务准备、任务过程、任务报告几个方面进行评价，详细内容见下表。

**任务考核评价表**

| 考核任务 | 评价点 | 评价标准 | 分值 | 得分 |
| --- | --- | --- | --- | --- |
| 大山楂丸的含量测定 | 任务准备 | 能正确查阅资料、设计方案、预热仪器及完成其他相关器材和试药的准备 | 20 | |
| | 任务过程 | 能正确开展对照品溶液与供试品溶液的制备 | 30 | |

续表

| 考核任务 | 评价点 | 评价标准 | 分值 | 得分 |
|---|---|---|---|---|
| 大山楂丸的含量测定 | 任务过程 | 能正确开展对照品与供试品的上机测定及试验结束后的清理清洁与整理 | 30 | |
| | 任务报告 | 能依据测定结果,正确开展药物的含量计算、结果评价及记录书写,能规范完整填写检验报告书 | 20 | |
| 合计 | | | 100 | |

# 任务三 高效液相色谱法测定含量

高效液相色谱法测定含量

## 【学习目标】

### 1. 知识目标

掌握高相液相色谱法的定量分析方式,熟悉高效液相色谱仪的结构组成及UV-Vis检测器的适用对象,熟悉高效液相色谱法的系统适用性试验类型与表征方法,了解正相色谱与反相色谱的差异及应用情况。

### 2. 能力目标

能够依据药品标准规定,开展供试品的制备及流动相的配制。能够依据标准规定进行参数设置、运行监控及数据处理。能够开展外标法与内标法含量分析。

### 3. 素质目标

培养学思结合、知行统一的学习方式和勇于探索的创新精神及善于解决问题的实践能力。

### 课堂讨论

20世纪初,俄国植物学家M.S. Tswett在研究植物色素分离时,将植物叶子的萃取物倒入填有碳酸钙的直立玻璃管内,然后加入石油醚使其自由流下,结果色素中各组分分离形成色带,得名为色谱法。方法中玻璃管称为"色谱柱",碳酸钙称为"固定相",石油醚称为"流动相"。但是这一发现在当时并没有引起注意,二十余年间不为学术界所知,直到1931年德国学者Kuhn和Lederer才重复了Tswett的实验,将Tswett的方法应用于胡萝卜素的分离,用氧化铝和碳酸钙分离了α-胡萝卜素、β-胡萝卜素、γ-胡萝卜素。Kuhn的研究引起广泛注意,也让科学界接受了色谱法。此后色谱法的发展进入快车道,吸附色谱、分配色谱、离子交换色谱、排阻色谱等色谱类型陆续涌现,色谱理论也在不断发展,如塔板理论、速率理论的出现。现今,色谱法已经成为药物分离分析中最重要的一项技术应用。

讨论:1. 色谱的含义是什么,主要有哪些功能?

2. 从色谱技术的发展可以看出,新技术的出现是在不断衍化中得到应用和发展,同样人也需要可持续发展,不断适应和引领科学技术的发展,就此谈谈你的看法。

## 【任务要求】

熟悉小柴胡片的处方组成，熟悉HPLC的工作原理，熟悉流动相的配制要求，了解被测成分黄芩苷的结构特征，了解系统适用性试验要求，掌握外标法的含量分析方法。

## 【任务准备】

小柴胡片、黄芩苷对照品、甲醇（色谱级）、冰醋酸（色谱级）、高纯水、乙醇（分析纯）、高效液相色谱、ODS色谱柱（250mm×4.6mm，5μm）电子分析天平、鼓风干燥箱、超声波清洗器（功率250W，频率50kHz）、具塞锥形瓶、量瓶等。

## 【相关知识】

色谱分析法是一种分离分析方法，是指物质因吸附、分配、溶解性、分子大小或电荷数等的不同，在相对运动的两相系统中差速迁移而达到分离，从而对被分离的成分进行定性定量分析的一种方法。因此色谱分析法是分析混合物非常有力的手段。色谱分析表现形式多种多样，依据分离方式可分为高效液相色谱法、气相色谱法、纸色谱法、薄层色谱法及柱色谱法等；依据分离原理可分为吸附色谱法、分配色谱法、离子交换色谱法与分子排阻色谱法等。

高效液相色谱法系采用高压输液泵将规定的流动相泵入装有填充剂的色谱柱，对供试品进行分离测定的色谱方法。注入的供试品，由流动相带入色谱柱内，各组分在柱内被分离，并进入检测器检测，由积分仪或数据处理系统记录和处理色谱信号。根据固定相与流动相的极性大小可以分为正相色谱（NP-HPLC）和反相色谱（RP-HPLC）。正相色谱主要适用于极性成分的分离分析，反相色谱主要用于中等极性及弱极性化合物的分离分析，反相色谱也是药物分析中应用最为广泛的色谱分析。高效液相色谱仪由高压输液泵、脱气机、进样器、柱温箱、检测器及色谱工作站组成，物质通过柱温箱中的色谱柱实现分离。

## 一、方法特点

### 1. 高专属性

中药尤其是复方制剂，通常化学成分多样，基质复杂，HPLC可有效分离复杂基质样品中与被测组分结构相近的有关杂质或干扰成分，从而使检测信号具有较高的专属性，对被测组分具有较高的选择性。

### 2. 高灵敏度

依据检测器的不同（如UV-Vis检测器、荧光检测器、质谱检测器等），HPLC的最低检出浓度可达$10^{-12} \sim 10^{-9}$g/ml。

## 二、一般要求

### 1. 色谱柱

HPLC色谱柱基本类型可以分为反相色谱柱和正向色谱柱。在反相色谱系统中最通用的色谱柱是十八烷基硅烷键合硅胶柱，简称ODS或$C_{18}$柱，此外还有$C_8$柱、苯基柱等。正相色谱系统使用极性填充剂，常见的是硅胶柱。以硅胶为载体的一般化学键合固定相填充剂适用pH 2～8的流动相，当pH大于8时，可使载体硅胶溶解；当pH小于2时，与硅胶相连的化学键合相易水解脱落。当流动相pH超出此范围时,可选用特殊处理的色谱柱,可以耐受更宽的pH范围。普通分析柱的填充剂粒径一般在3～10μm,粒径更小的色谱柱,例如1.7～2.1μm,一般用在超高压液相色谱仪(UPLC)。此外,以硅胶为载体的键合固定相的使用温度通常不超过40℃。表6-1列出了药物分析中常用的色谱柱类型与应用范围。

表6-1 中药制剂分析中常用的色谱柱

| 固定相 | 简称 | 应用范围 |
| --- | --- | --- |
| 十八烷基键合硅胶 | ODS | 适用于弱极性和中等极性的药物,用于反相色谱 |
| 硅胶 | — | 适用于大极性的药物,用于正相色谱 |
| 辛基硅烷键合硅胶 | $C_8$ | 类似于ODS,例如皂苷类成分分析 |
| 氰基硅烷键合硅胶 | CN | 中等极性,根据所用流动相,可作为正相或反相色谱 |
| 氨基硅烷键合硅胶 | $NH_2$ | 中等极性,根据所用流动相,可作为正相或反相色谱 |
| 苯基硅烷键合硅胶 | Ph | 适用于含芳环的药物 |
| 纤维素类键合相 | — | 用于手性药物 |
| 蛋白质类键合相 | — | 用于手性药物 |

**2. 流动相**

常用的反相色谱流动相为甲醇-水、乙腈-水、四氢呋喃-水,依据需要可以添加有机酸碱或缓冲盐,如需要添加缓冲盐,应尽可能选用低浓度的缓冲盐,靠近末端吸收应选择乙腈-水系统。这4种溶剂的洗脱能力强弱依次为四氢呋喃、乙腈、甲醇和水。在反相色谱中,由于$C_{18}$链在水相环境中不易保持伸展状态,因此在应用$C_{18}$柱的RP-HPLC系统中,流动相中有机溶剂的比例应不低于5%,否则$C_{18}$链的随机卷曲将导致组分保留值的变化,影响色谱系统的稳定。

正相色谱常用的流动相溶剂有正己烷-二氯甲烷、正己烷-异丙醇、正己烷-甲醇等,洗脱能力强弱依次为甲醇、异丙醇、二氯甲烷和正己烷。反相色谱与正相色谱相互转换时,须使用过渡溶剂异丙醇进行冲洗。

**3. 检测器**

最常用的检测器为UV-Vis检测器,包括单波长、多波长及二极管阵列检测器(diode-array detector,DAD)。DAD检测器的优点是可以对成分同时进行扫描,在定量的同时具有较好的定性能力。其他常用的检测器有蒸发光散射检测器(evaporative light-scattering detector,ELSD)、荧光检测器、示差折光检测器、电化学检测器、质谱检测器及电雾式检测器(charged aerosol detection,CAD)等。UV-Vis检测器、荧光检测器和电化学检测器为选择性检测器,其响应值不仅与被测物质的量有关,还与其结构有关,例如UV-Vis检测器,被测物结构中需要有发色团,或通过化学衍生而产生发色团。蒸发光散射检测器、示差折光检测器、质谱检测器及电雾式检测器为通用型检测器。

紫外-可见分光检测器、荧光检测器、电化学检测器和示差折光检测器的响应值与被测成分的量在一定范围内呈线性关系,但蒸发光散射检测器的响应值与被测物质的量通常呈指数关系,一般需要经对数转换。

不同的检测器对流动相的要求不同。UV-Vis检测器所用流动相应符合紫外-可见分光光度法项下对溶剂的要求,在分离条件达到的情况下,优选具有较低波长的。在采用低波长检测时，需要考虑溶剂的背景吸收。应用蒸发光散射检测器、质谱检测器及电雾式检测器时，流动相的缓冲盐只能使用挥发性的有机盐，如乙酸铵、甲酸铵等。

## 三、系统适用性试验

系统适用性试验是为了确认色谱方法的有效性和可靠性而设置的项目，用规定的对照品溶液测试理论板数、分离度、重复性、拖尾因子及灵敏度，必要时，可对色谱系统进行适当调整，以符合中药制剂标准项下的要求。

### 1. 理论板数（$n$）

用于评价色谱柱的效能。由于不同物质在同一色谱柱上的色谱行为不同，采用理论板数作为衡量色谱柱效能的指标时，应指明测定物质，一般为待测物质或内标物质的理论板数。

测定方法：在规定的色谱条件下，注入供试品溶液或各品种项下规定的内标物质溶液，记录色谱图，量出供试品主成分色谱峰或内标物质色谱峰的保留时间$t_R$和峰宽（$W$）或半高峰宽（$W_{h/2}$），按$n=16(t_R/W)^2$或$n=5.54(t_R/W_{h/2})^2$计算色谱柱的理论板数。$t_R$、$W$、$W_{h/2}$可用时间或长度计（下同），但应取相同单位。

### 2. 分离度（$R$）

用于评价待测物质与被分离物质之间的分离程度，是衡量色谱系统分离效能的关键指标。可以通过测定待测物质与已知杂质的分离度，也可以通过测定待测物质与某一指标性成分（内标物质或其他难分离物质）的分离度，或将供试品或对照品用适当的方法降解，通过测定待测物质与某一降解产物的分离度，对色谱系统分离效能进行评价与调整。

无论是定性鉴别还是定量测定，均要求待测物质色谱峰与内标物质色谱峰或特定的杂质对照色谱峰及其他色谱峰之间有较好的分离度。除另有规定外，待测物质色谱峰与相邻色谱峰之间的分离度应不小于1.5。分离度的计算公式为：

$$R=\frac{2(t_{R2}-t_{R1})}{W_1+W_2} \text{ 或 } R=\frac{2(t_{R2}-t_{R1})}{1.70(W_{1.h/2}+W_{2.h/2})}$$

式中，$t_{R2}$为相邻两色谱峰后一峰的保留时间；$t_{R1}$为相邻两色谱峰前一峰的保留时间；$W_1$、$W_2$、$W_{1.h/2}$、$W_{2.h/2}$为相邻两色谱峰的峰宽和半高峰宽（见图6-1）。

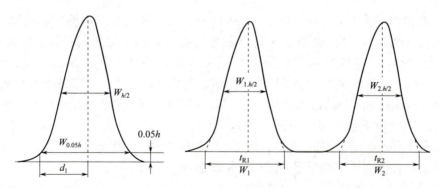

图6-1 色谱参数示意图

### 3. 灵敏度

用于评价色谱系统检测微量物质的能力，通常以信噪比（S/N）来表示。建立方法时，可通过测定一系列不同浓度的供试品或对照品溶液来测定信噪比。定量测定时，信噪比应不小于10;定性测定时,信噪比应不小于3。系统适用性试验中可以设置灵敏度实验溶液来评价色谱系统的检测能力。

### 4. 拖尾因子（$T$）

用于评价色谱峰的对称性。拖尾因子计算公式为:

$$T = \frac{W_{0.05h}}{2d_1}$$

式中,$W_{0.05h}$为5%峰高处的峰宽;$d_1$为峰顶在5%峰高处横坐标平行线的投影点至峰前沿与此平行线交点的距离。

以峰高作定量参数时,除另有规定外,$T$值应在0.95～1.05之间。

以峰面积作定量参数时,一般的峰拖尾或前伸不会影响峰面积积分,但严重拖尾会影响基线和色谱峰起止的判断和峰面积积分的准确性,此时应在品种正文项下对拖尾因子作出规定。

### 5. 重复性

用于评价色谱系统连续进样时响应值的重复性能。除另有规定外,通常取各品种项下的对照品溶液,连续进样5次,其峰面积测量值（或内标比值或其校正因子）的相对标准偏差应不大于2.0%。视进样溶液的浓度和/或体积、色谱峰响应和分析方法所能达到的精度水平等,对相对标准偏差的要求可适当放宽或收紧,放宽或收紧的范围以满足品种项下检测需要的精密度要求为准。

## 四、定量分析

### 1. 内标法

按品种正文项下的规定,精密称（量）取对照品和内标物质,分别配成溶液,各精密量取适量,混合配成校正因子测定用的对照溶液。取一定量进样,记录色谱图。测量对照品和内标物质的峰面积或峰高,按下式计算校正因子:

$$\text{校正因子}\ (f) = \frac{A_s/c_s}{A_R/c_R}$$

式中,$A_s$为内标物质的峰面积或峰高;$A_R$为对照品的峰面积或峰高;$c_s$为内标物质的浓度;$c_R$为对照品的浓度。

再取各品种项下含有内标物质的供试品溶液,进样,记录色谱图,测定供试品中待测成分和内标物质的峰面积或峰高,按下式计算含量:

$$c_x = f \times \frac{A_x}{A_s'/c_s'}$$

式中,$c_x$为供试品的浓度;$A_x$为供试品的峰面积或峰高;$A_s'$为内标物质的峰面积或峰高;$c_s'$为内标物质的浓度;$f$为内标法校正因子。

采用内标法,可避免因样品前处理及进样体积误差对测定结果的影响。

### 2. 外标法

按各品种项下的规定,精密称（量）取对照品和供试品,配制成溶液,分别精密取一定量,进样,记录色谱图,测定对照品溶液和供试品溶液中待测物质的峰面积（或峰高）,按下式计算含量:

$$c_x = c_R \times \frac{A_x}{A_R}$$

式中各符号意义同上。

## 五、注意事项

① 在正相与反相色谱中流动相应避免强酸与强碱的添加，否则会对色谱仪的整个进样与流路系统产生腐蚀，也会对色谱柱产生腐蚀作用，缩短色谱柱的使用时间。此外，流动相应采用色谱级试剂，降低背景干扰。

② 在进行含量分析时，只有系统适用性结果符合要求，测得的结果才能被接收，为此可以适当调整色谱条件，以使色谱条件符合系统适用性的要求。

③ 注意样品的进样顺序，通常首先进空白样品，以排出可能存在的干扰。

【任务实施】

## 小柴胡片的 HPLC 法含量测定

### 一、任务分析

小柴胡片是由柴胡、姜半夏、黄芩、党参、甘草、生姜、大枣等7味药材经提取、浓缩等工艺制成的中药片剂。具有解表散热、疏肝和胃的功效，用于外感病，邪犯少阳证，症见寒热往来、胸胁苦满、食欲不振等证候。药品标准中，采用HPLC法测定黄芩，以黄芩苷计。

### 二、任务步骤

**1. 色谱条件与系统适用性试验**

以十八烷基硅烷键合硅胶为填充剂；以甲醇-冰醋酸-水（50:1:50）为流动相；检测波长为315nm。理论板数按黄芩苷峰计算应不低于2000。

**2. 对照品溶液的制备**

取黄芩苷对照品适量，精密称定，加70%乙醇制成每1ml含40μg的溶液，即得。

**3. 供试品溶液的制备**

取重量差异项下的本品，研细，取约0.3g，精密称定，置100ml量瓶中，加70%乙醇70ml，超声处理（功率250W，频率50kHz）30分钟，放冷，加70%乙醇至刻度，摇匀，滤过，取续滤液，即得。

**4. 测定法**

分别精密吸取对照品溶液与供试品溶液各10μl，注入液相色谱仪，测定，即得。

本品每片含黄芩以黄芩苷（$C_{21}H_{18}O_{11}$）计，不得少于2.0mg。

### 三、任务报告

以书面形式完成任务报告的撰写。

### 四、任务评价

任务评价主要从任务准备、任务过程、任务报告几个方面进行评价，详细内容见下表。

## 任务考核评价表

| 考核任务 | 评价点 | 评价标准 | 分值 | 得分 |
|---|---|---|---|---|
| 小柴胡片的HPLC法含量测定 | 任务准备 | 完成资料查阅、方案设计、HPLC开机、流动相配制、流路气泡排出及方法设置 | 20 | |
| | 任务过程 | 完成对照品溶液与供试品溶液的制备 | 20 | |
| | | 完成系统适用性试验、对照品与供试品的上机测定及试验结束后的清理清洁与整理 | 30 | |
| | 任务报告 | 完成外标法含量计算、结果评价及记录；规范完整填写检验报告书 | 30 | |
| | | 合计 | 100 | |

# 任务四　气相色谱法测定含量

气相色谱法测定含量

## 【学习目标】

1. 知识目标

掌握气相法的定量分析方式。熟悉气相色谱仪适用范围。了解气相色谱仪的结构原理。

2. 能力目标

能够依据实验室安全要求，开展仪器使用的安全检查。能够依据标准规定进行气相色谱仪参数设置、运行监控及数据处理。能够依据标准要求，开展外标法与内标法含量分析。

3. 素质目标

了解气相色谱分析中影响安全的因素，安全要始于心、践于行，培养规范、严谨和科学的职业素养。

### 课堂讨论

1937年5月6日，德国兴登堡号飞艇，在一次例行载客飞行中从德国法兰克福飞往美国新泽西州的雷克霍斯特海军航空站。准备着陆的飞艇在离地面300英尺的空中起火，船体内的氢气和易燃的蒙皮导致大火迅速蔓延，在34秒内焚毁，造成飞艇上97人中的35人及1位地面人员死亡，成为当时最惨重的航空事故之一。

氢是自然界最轻的元素，氢气是易燃气体，在常温常压空气中的燃烧范围为4%～75.6%，泄漏的氢气在空间中扩散达到一定浓度遇到火源就会燃烧甚至引起爆炸。因此，在应用氢气的过程中，务必做好安全防护措施。

讨论：1. 气相色谱法（GC）主要用于具有挥发性成分的分析，氢气在GC分析中有哪些应用？

2. 氢气为易燃易爆气体，请谈谈在GC分析中应采取哪些安全保障措施。

## 【任务要求】

熟悉小金片的处方组成，熟悉GC的工作原理，熟悉实验室相关安全规定，了解被测成分麝香酮的结构特征与理化性质，了解GC系统适用性试验要求，掌握外标法的含量分析方法。

## 【任务准备】

小金片、麝香酮对照品、无水乙醇、乙酸乙酯、气相色谱仪、电子分析天平、超声波清洗器（功率250W，频率33kHz）、具塞锥形瓶。

## 【相关知识】

气相色谱法（gas chromatography，GC）为采用气体为流动相（载气）流经装有填充剂的色谱柱进行分离测定的色谱方法。物质或其衍生物气化后，被载气带入色谱柱进行分离，各组分先后进入检测器，被检出。

## 一、方法特点

### 1. 分析对象

主要适用于具有挥发性或其衍生物具有挥发性的成分分析。

### 2. 分析速度快

气相色谱分析法具有分析速度快的特点，一个试样分析通常可在几分钟到30分钟内完成。

## 二、一般要求

气相色谱仪，由载气源、进样部分、色谱柱、柱温箱、检测器和数据处理系统等组成。进样部分、色谱柱和检测器的温度均应根据分析要求适当设定。

### 1. 载气源

气相色谱法的流动相为气体，称为载气，氦、氮和氢可用作载气，可由高压钢瓶或高纯度气体发生器提供，经过适当的减压装置，以一定的流速经过进样器和色谱柱；根据供试品的性质和检测器种类选择载气，除另有规定外，常用载气为氮气。

### 2. 进样部分

进样方式有溶液直接进样或顶空进样。

采用溶液直接进样，进样口温度应高于柱温 30～50℃，使样品能够迅速地气化，可以避免堵塞柱头；进样量一般不超过数微升；柱径越细，进样量应越少，采用毛细管柱时，应分流以免过载。

顶空进样适用于固体和液体供试品中挥发性组分的分离和测定。将固态或液态的供试品制成供试液后，置于密闭小瓶中，在恒温控制的加热室中加热至供试品中挥发性组分在液态和气态达到平衡后，由进样器自动吸取一定体积的空气注入色谱柱中，通常用于中药提取物制剂溶剂残留的测定。

### 3. 色谱柱

色谱柱为填充柱或毛细管柱，应用较多的是毛细管柱。填充柱的材质为不锈钢或玻璃，内径为2～4mm，柱长为2～4m，内装吸附剂、高分子多孔小球或涂渍固定液的载体，粒径为0.18～0.25mm、0.15～0.18mm或0.125～0.15mm。毛细管柱的材质为玻璃或石英，内壁或载体经涂渍或交联固定液，内径一般为0.25mm、0.32mm或0.53mm，柱长5～60m，固定液膜厚0.1～5.0μm，常用的固定液有甲基聚硅氧烷、不同比例组成的苯基甲基聚硅氧烷、聚乙二醇等。新填充柱和毛细管柱在使用前需老化处理，以除去残留溶剂及易流失、的物质，色谱柱如长期未用，使用前应老化处理，使基线稳定。常见的色谱柱见表6-2。

表6-2　中药制剂分析中常用的气相色谱柱

| 固定相 | 柱极性 | 举例 |
| --- | --- | --- |
| 100%二甲基聚硅氧烷 | 非极性 | DB-1、HP-1、SPB-1等 |
| 5%苯基-95%甲基聚硅氧烷，5%二苯基-95%二甲基聚硅氧烷 | 弱极性 | DB-5、HP-5、SPB-5等 |
| 35%二苯基-65%甲基聚硅氧烷 | 中极性 | HP-624、HP-50 |
| 50%二苯基-50%二甲基聚硅氧烷 | 中极性 | DB-225 |
| 6%氰丙基苯基-94%二甲基聚硅氧烷 | 中极性 | HP-innowax |
| 14%氰丙基苯基-86%二甲基聚硅氧烷 | 中极性 | |
| PEG-20M | 极性 | HP-20M、HP-FFAP等 |
| Carbowax-20M | 极性 | |

**4. 柱温箱**

由于柱温箱温度的波动会影响色谱分析结果的重现性，因此柱温箱控温精度应在±1℃且温度波动小于每小时0.1℃。温度控制系统分为恒温和程序升温两种。

**5. 检测器**

适合气相色谱法的检测器有火焰离子化检测器（FID）、热导检测器（TCD）、氮磷检测器（NPD）、火焰光度检测器（FPD）、电子捕获检测器（ECD）、质谱检测器（MS）等。火焰离子化检测器是最为常用的检测器，对碳氢化合物响应良好，适合大多数药物；氮磷检测器对含氮、磷元素的化合物灵敏度高；火焰光度检测器对含磷、硫元素的化合物灵敏度高；电子捕获检测器适于含卤素的化合物；质谱检测器还能给出供试品某个成分相应的结构信息，可用于结构确证。除另有规定外，一般用火焰离子化检测器，用氢气作为燃气，空气作为助燃气。在使用火焰离子化检测器时，检测器温度一般应高于柱温，并不得低于150℃，以免水汽凝结，通常为250～350℃。

**6. 色谱工作站**

现代的气相色谱仪，配备的为色谱工作站，集仪器控制、数据采集、分析及数据审计于一体。

## 三、系统适用性试验

GC的系统适用性试验同HPLC项下的规定，为了达到规定要求，可以适当调整色谱柱的内径、长度、载气流速、柱温、进样量等，但不得改变检测器种类、固定液种类等。

## 四、定量分析

GC的含量测定方法项下内标法和外标法内容均同高效液相色谱法项下相应的规定。除此之外还可以采用标准加入法，方法如下：

精密称（量）取某个杂质或待测成分对照品适量，配制成适当浓度的对照品溶液，取一定量，精密加入供试品溶液中，根据外标法或内标法测定杂质或主成分含量，再扣除加入的对照品溶液含量，即得供试品溶液中某个杂质和主成分含量。

也可按下述公式进行计算，加入对照品溶液前后校正因子应相同，即：

$$\frac{A_{is}}{A_x} = \frac{c_x + \Delta c_x}{c_x}$$

由此可以得到被测成分的浓度计算公式：

$$c_x = \frac{\Delta c_x}{(A_{is}/A_x) - 1}$$

式中，$c_x$ 为供试品中被测组分 X 的浓度；$A_x$ 为供试品中被测组分 X 的峰面积；$\Delta c_x$ 为所加入的已知浓度的被测组分对照品的浓度；$A_{is}$ 为加入对照品后被测组分 X 的峰面积。

## 五、注意事项

① 由于气相色谱法的进样量一般仅数微升，为减小进样误差，尤其当采用手工进样时，以采用内标法定量为宜。

② 当采用自动进样器时，由于进样重复性的提高，在保证分析误差的前提下，也可采用外标法定量。

③ 当采用顶空进样时，由于供试品和对照品处于不完全相同的基质中，故可采用标准溶液加入法，以消除基质效应的影响。当标准溶液加入法与其他定量方法结果不一致时，应以标准加入法结果为准。

【任务实施】

## 小金片的 GC 法含量测定

### 一、任务分析

小金片是由人工麝香、木鳖子（去壳去油）、制草乌、枫香脂、醋乳香、醋没药、醋五灵脂、酒当归、地龙、香墨等10味药材制成的中药片剂。具有散结消肿、化瘀止痛功效，用于阴疽初起、皮色不变、肿硬作痛、多发性脓肿、瘰疬、痰核、乳岩、乳癖等证候。药品标准中，采用GC法测定人工麝香，以麝香酮计。

### 二、任务步骤

**1. 色谱条件与系统适用性试验**

以（50%苯基）甲基聚硅氧烷为固定相的毛细管柱（柱长为30m，柱内径为0.25mm，膜厚度为0.25μm），柱温为程序升温：初始温度为120℃，以每分钟3℃的速率升温至220℃，保持10分钟，再以每分钟6℃的速率升温至250℃，保持5分钟；进样口温度为220℃；检测器温度为250℃。理论板数按麝香酮峰计算应不低于20000。

**2. 对照品溶液的制备**

取麝香酮对照品适量，精密称定，加无水乙醇制成每1ml含0.4mg的溶液，即得。

### 3. 供试品溶液的制备

取重量差异项下的本品，研细，取约0.7g，精密称定，置具塞锥形瓶中，精密加入乙酸乙酯15ml，称定重量，超声处理（功率250W，频率33kHz）30分钟，放置至室温，再称定重量，用乙酸乙酯补足减失的重量，摇匀，滤过，取续滤液，即得。

### 4. 测定法

分别精密吸取对照品溶液1μl与供试品溶液2～3μl，注入气相色谱仪，测定，即得。本品每片含人工麝香以麝香酮（$C_{16}H_{30}O$）计，不得少于0.42mg。

## 三、任务报告

以书面形式完成任务报告的撰写。

## 四、任务评价

任务评价主要从任务准备、任务过程、任务报告几个方面进行评价，详细内容见下表。

### 任务考核评价表

| 考核任务 | 评价点 | 评价标准 | 分值 | 得分 |
|---|---|---|---|---|
| 小金片的GC法含量测定 | 任务准备 | 完成资料查阅、方案设计、GC开机、色谱系统平衡、方法设置 | 20 | |
| | 任务过程 | 完成对照品溶液与供试品溶液的制备 | 20 | |
| | | 完成系统适用性试验、对照品与供试品的上机测定及试验结束后的清理清洁与整理 | 30 | |
| | 任务报告 | 完成外标法含量计算及记录书写；规范完整填写检验报告书 | 30 | |
| 合计 | | | 100 | |

# 任务五　原子吸收分光光度法测定含量

## 【学习目标】

原子吸收分光光度法测定含量

### 1. 知识目标

掌握标准加入法的定量分析方式。熟悉原子吸收分光光度计适用范围。了解原子吸收分光光度计的结构原理。

### 2. 能力目标

能够依据实验室安全规范要求，正确使用易燃气体。能够依据标准要求，选用合适的原子化方法与适配的元素灯。能够依据标准规定进行仪器参数设置、运行监控及数据处理。能够依据标准要求，开展标准加入法含量分析。

### 3. 素质目标

了解原子吸收分光光度法（AAS）分析中影响安全的因素，培养责任意识与安全操作意识。

> **课堂讨论**
>
> 2012年4月15日，央视《每周质量报告》曝光，浙江某县药用胶囊生产企业生产的不合格的胶囊流向药品生产企业。经调查发现，9家药厂的13个批次的药用胶囊重金属"铬"超标，其中超标最多的达90多倍。随后在全国范围内进行排查，该起事件对药品生产企业的质量管理和监管都产生了深远影响。胶囊中"铬"元素检测在《中国药典》中主要采用原子吸收分光光度法和电感耦合等离子体质谱法。透过该事件，使从业者深刻认识到，严格遵守《药品生产质量管理规范》的重要性，应强化规范意识、安全意识及质量意识。
>
> 讨论：1. 胶囊的主要化学成分是什么？在《中国药典》中，有关"铬"元素限量标准是多少？
>
> 2. 分析下该起事件产生过程，并从中得到哪些启示。

## 【任务要求】

熟悉牛黄解毒片的处方组成，熟悉火焰原子化法的工作原理与试验步骤，熟悉供试品的消解方法与试验步骤，了解乙炔气体的安全防护，掌握标准加入法的含量分析方法。

## 【任务准备】

牛黄解毒片、锌标准溶液（100μg/ml），$HNO_3$、$HClO_4$、$H_2SO_4$、$HCl$ 均为优级纯，高纯水、火焰原子吸收分光光度计、微波消解仪、电热板、电子分析天平、Zn空心阴极灯。

## 【相关知识】

原子吸收分光光度法（atomic absorption spectrometry，AAS）的测量对象是呈原子状态的金属元素和部分非金属元素，是基于测量蒸气中原子对特征电磁辐射的吸收强度进行定量分析的一种仪器分析方法。原子吸收分光光度法遵循分光光度法的吸收定律，一般通过比较对照品溶液和供试品溶液的吸光度，计算供试品中待测元素的含量。

## 一、方法特点

① 应用范围广。周期表中70多种元素可利用该法进行测定。

② 灵敏度高。常规分析法对大多数元素可达到 $10^{-12} \sim 10^{-9}$ g/ml。

③ 干扰少。原子吸收光谱为分立的锐线光谱，且谱线重叠性少，干扰性小。

④ 该法只能进行无机元素的含量分析，不能直接用于有机化合物的含量分析和结构分析。此外，原子吸收分光光度法每测一种元素，要更换一次空心阴极灯光源，不能进行多元素同时分析。

## 二、一般要求

原子吸收分光光度计，由光源、原子化器、单色器、背景校正系统、自动进样系统和检测系统等组成。

### 1. 光源

常用待测元素作为阴极的空心阴极灯。

## 2. 原子化器

主要有四种类型,分别为火焰原子化器、石墨炉原子化器、氢化物发生原子化器和冷蒸气发生原子化器。

(1) 火焰原子化器 由雾化器及燃烧灯头等主要部件组成。其功能是将供试品溶液雾化成气溶胶后,再与燃气混合,进入燃烧灯头产生的火焰中,以干燥、蒸发、离解供试品,使待测元素形成基态原子。燃烧火焰由不同种类的气体混合物产生,常用乙炔-空气火焰。改变燃气和助燃气的种类及比例可控制火焰的温度,以获得较好的火焰稳定性和测定灵敏度。

(2) 石墨炉原子化器 由电热石墨炉及电源等部件组成。其功能是将供试品溶液干燥、灰化,再经高温原子化使待测元素形成基态原子。一般以石墨作为发热体,炉中通入保护气,以防氧化并能输送试样蒸气。

(3) 氢化物发生原子化器 由氢化物发生器和原子吸收池组成,可用于砷、锗、铅、镉、硒、锡、锑等元素的测定。其功能是将待测元素在酸性介质中还原成低沸点、易受热分解的氢化物,再由载气导入由石英管、加热器等组成的原子吸收池,在吸收池中氢化物被加热分解,并形成基态原子。

(4) 冷蒸气发生原子化器 由汞蒸气发生器和原子吸收池组成,专门用于汞的测定。其功能是将供试品溶液中的汞离子还原成汞蒸气,再由载气导入石英原子吸收池进行测定。

## 3. 单色器

其功能是从光源发射的电磁辐射中分离出所需要的电磁辐射,仪器光路应能保证有良好的光谱分辨率和在相当窄的光谱带(0.2nm)下正常工作的能力,波长范围一般为190.0~900.0nm。

## 4. 背景校正系统

背景干扰是原子吸收测定中的常见现象。背景吸收通常来源于样品中的共存组分及其在原子化过程中形成的次生分子或原子的热发射、光吸收和光散射等。这些干扰在仪器设计时应设法予以克服。常用的背景校正法有以下四种:连续光源(在紫外区通常用氘灯)、塞曼效应、自吸效应、非吸收线等。

## 5. 检测系统

由检测器、信号处理器和指示记录器组成,应具有较高的灵敏度和较好的稳定性,并能及时跟踪吸收信号的急速变化。

## 三、定量分析

### 1. 标准曲线法

在仪器推荐的浓度范围内,除另有规定外,制备含待测元素不同浓度的对照品溶液至少5份,浓度依次递增,并分别加入各品种项下制备供试品溶液的相应试剂,同时以相应试剂制备空白对照溶液。将仪器按规定启动后,依次测定空白对照溶液和各浓度对照品溶液的吸光度,记录读数。以每一浓度3次吸光度读数的平均值为纵坐标、相应浓度为横坐标,绘制标准曲线。按各品种项下的规定制备供试品溶液,使待测元素的估计浓度在标准曲线浓度范围内,测定吸光度,取3次读数的平均值,从标准曲线上查得相应的浓度,计算被测元素含量。绘制标准曲线时,一般采用线性回归,也可采用非线性拟合方法回归。

### 2. 标准加入法

取同体积按各品种项下规定制备的供试品溶液4份,分别置4个同体积的量瓶中,除1

号量瓶外，其他量瓶分别精密加入不同浓度的待测元素对照品溶液，分别用去离子水稀释至刻度，制成从零开始递增的一系列溶液。按上述标准曲线法自"将仪器按规定启动后"操作，测定吸光度，记录读数；将吸光度读数与相应的待测元素加入量作图，延长此直线至与含量轴的延长线相交，此交点与原点间的距离即相当于供试品溶液取用量中待测元素的含量，见图6-2，再以此计算供试品中待测元素的含量。

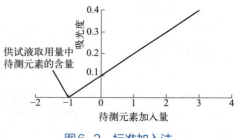

图6-2　标准加入法

## 四、注意事项

在原子吸收分光光度分析中，需要注意背景以及其他原因等对测定的干扰。如波长、狭缝、原子化条件等的变化可影响被测元素的灵敏度、稳定性。在火焰法原子吸收测定中可采用选择适宜的测定谱线和狭缝、改变火焰温度、加入络合剂或释放剂、采用标准加入法等方法消除干扰；在石墨炉原子吸收测定中可采用选择适宜的背景校正系统、加入适宜的基体改进剂等方法消除干扰。

【任务实施】

# 牛黄解毒片中微量元素含量测定

## 一、任务分析

牛黄解毒片是由人工牛黄、雄黄、石膏、大黄、黄芩、桔梗、冰片、甘草等8味药材制成的中药片剂。具有清热解毒功效，用于火热内盛、咽喉肿痛、牙龈肿痛、口舌生疮、目赤肿痛等证候。任务采用AAS法测定片剂中的微量元素。

## 二、任务步骤

### 1. 仪器工作条件

检测波长214.06nm，灯电流3.0mA，狭缝0.4nm，负高压-675.1V，空气流量每分钟6L，乙炔流量每分钟1.5L。

### 2. Zn标准溶液的制备

由100μg/ml标准溶液以4%的$HNO_3$溶液逐级稀释到浓度为0.20μg/ml、1.0μg/ml、10μg/ml、20μg/ml、50μg/ml的标准溶液。

### 3. 供试品溶液的制备

取装量差异项下的药品适量，置于电热干燥箱中（100±2）℃烘干1小时，冷却后置于干燥器中。取约1.0g，精密称定，置于烧杯中，加入20ml $HNO_3$-$HClO_4$（体积比为4∶1）混酸后，于电热板上加热消化40分钟，待开始呈淡黄色澄明液体时，冷至室温，转移至50ml量瓶，以4%的$HNO_3$溶液定容，备用。

### 4. 测定法

按上述条件，用火焰离子化法测定系列标准溶液与供试品溶液，按标准曲线法，计算，即得。

## 三、任务报告

以书面形式完成任务报告的撰写。

## 四、任务评价

任务评价主要从任务准备、任务过程、任务报告几个方面进行评价，详细内容见下表。

**任务考核评价表**

| 考核任务 | 评价点 | 评价标准 | 分值 | 得分 |
|---|---|---|---|---|
| 牛黄解毒片中微量元素含量测定 | 任务准备 | 能正确查阅资料、设计方案、设置火焰离子化法参数 | 20 | |
| | 任务过程 | 完成空白溶液、系列标准品溶液与供试品溶液的制备 | 20 | |
| | | 完成对照品与供试品的上机测定及试验结束后的清理清洁与整理 | 30 | |
| | 任务报告 | 能依据测定结果，完成标准曲线法含量计算、结果评价及记录书写，规范完整填写检验报告书 | 30 | |
| | | 合计 | 100 | |

# 任务六　浸出物的测定

【学习目标】

### 1. 知识目标

掌握浸出物含量的计算方法。熟悉浸出物测定的三种方法。了解中药制剂浸出物测定的意义。

浸出物测定法测定含量

### 2. 能力目标

能够依据标准要求，开展水溶性浸出物的测定。能够依据标准要求，开展醇溶性浸出物的测定。能够依据标准要求，开展挥发性醚浸出物的测定。

### 3. 素质目标

中药浸出物的测定是依据中药应用的传统而设定检查项目，体现出对中药传统的继承与创新。

> **课堂讨论**
>
> 刺五加片的原料是刺五加浸膏，在《中国药典》收载的标准中规定醇溶性浸出物每片含浸出物不得少于80mg。某地在1997年1月至1999年12月，辖区内经营的刺五加片，抽检的37个批次中，浸出物不合格有18个批次，不合格率为48.6%。从较高的不合格率可以看出相关药品生产企业质量意识淡漠，质量管理松懈。药品质量不仅是企

业的生命线，也关系到患者健康与用药安全，作为从业者，药品质量、用药安全应始终牢记在心。

讨论：1. 浸出物测定在中药质量控制中的意义有哪些？
2. 浸出物测定体现出中药质量的"整体观"，请谈谈你对整体观的认识。

## 【任务要求】

熟悉九味羌活丸的处方组成，熟悉挥发性醚浸出物试验步骤，掌握浸出物的含量分析方法。

## 【任务准备】

九味羌活丸，乙醇、乙醚等均为分析纯，电子分析天平（感量0.1mg），锥形瓶100～250ml、250～300ml，蒸发皿50ml，电烘箱温度50～300℃，控温精度±1℃，索氏提取器。

## 【相关知识】

浸出物测定指用水或其他适宜的溶剂对药材、饮片或制剂中可溶性物质进行测定。以浸出物的含量作为其质量的评价指标之一，"浸出物测定法"历版中国药典均有收载。在《中国药典》2000年版以前，浸出物测定法主要为水溶性浸出物测定法和醇溶性浸出物测定法，两种方法又分别包含冷浸法和热浸法。《中国药典》2005年版之后，在原有方法的基础上，增加了挥发性醚浸出物测定法。

## 一、测定方法

### 1. 水溶性浸出物测定法

测定用的供试品需粉碎，使能通过二号筛，并混合均匀。

（1）冷浸法　取供试品约4g，精密称定，置250～300ml的锥形瓶中，精密加水100ml，密塞，冷浸，前6小时内时时振摇，再静置18小时，用干燥滤器迅速滤过，精密量取续滤液20ml，置已干燥至恒重的蒸发皿中，在水浴上蒸干后，于105℃干燥3小时，置干燥器中冷却30分钟，迅速精密称定重量。除另有规定外，以干燥品计算供试品中水溶性浸出物的含量（%）。

（2）热浸法　取供试品约2～4g，精密称定，置100～250ml的锥形瓶中，精密加水50～100ml，密塞，称定重量，静置1小时后，连接回流冷凝管，加热至沸腾，并保持微沸1小时。放冷后，取下锥形瓶，密塞，再称定重量，用水补足减失的重量，摇匀，用干燥滤器滤过，精密量取滤液25ml，置已干燥至恒重的蒸发皿中，在水浴上蒸干后，于105℃干燥3小时，置干燥器中冷却30分钟，迅速精密称定重量。除另有规定外，以干燥品计算供试品中水溶性浸出物的含量（%）。

### 2. 醇溶性浸出物测定法

照水溶性浸出物测定法测定。除另有规定外，以各品种项下规定浓度的乙醇代替水为溶剂。

**3. 挥发性醚浸出物测定法**

取供试品（过四号筛）2～5g，精密称定，置五氧化二磷干燥器中干燥12小时，置索氏提取器中，加乙醚适量，除另有规定外，加热回流8小时，取乙醚液，置干燥至恒重的蒸发皿中，放置，挥去乙醚，残渣置五氧化二磷干燥器中干燥18小时，精密称定，缓缓加热至105℃，并于105℃干燥至恒重。其减失重量即为挥发性醚浸出物的重量。

记录精密加水（或乙醇）的体积，冷浸、加热回流的时间，精密量取滤液的体积，干燥的温度、时间，蒸发皿恒重的数据，供试品称量的数据，干燥后即干燥至恒重的数据。按下式计算浸出物（%）：

水溶性或醇溶性浸出物（%）：

$$水（醇）溶性浸出物 = \frac{(浸出物及蒸发皿重 - 蒸发皿重) \times 加水（醇）体积}{供试品的重量 \times 量取滤液的体积} \times 100\%$$

或

$$水（醇）溶性浸出物 = \frac{(浸出物及蒸发皿重 - 蒸发皿重) \times 加水（醇）体积}{供试品的重量 \times [1 - 含水量(\%)] \times 量取滤液的体积} \times 100\%$$

挥发性醚浸出物（%）：

$$醚浸出物 = \frac{105℃干燥前浸出物及蒸发皿重 - 105℃干燥后浸出物及蒸发皿重}{供试品的重量} \times 100\%$$

## 二、注意事项

① 水溶性及醇溶性浸出物，供试品需过二号筛，浸出物测定，供试品应测定2份，2份的相对平均偏差应小于5%。

② 凡以干燥品计算，操作时同时取供试品测定水分含量，计算时扣除水分的量。除另有规定外，凡未规定水分检查的制剂，浸出物含量可不以干燥品计算。

③ 对于浸出物含量较高的供试品，在水浴上蒸干时应注意，先蒸至近干，然后旋转蒸发皿使浸出物均匀平铺于蒸发皿中，最后再蒸干。

④ 挥发性醚浸出物测定时"残渣置五氧化二磷干燥器中，干燥18小时"一步操作主要目的是除去醚浸出物中的水分，以防止在下一步加热操作中水分蒸发干扰测定，如果水分较多应及时更换干燥器中的五氧化二磷干燥剂。蜜丸测定挥发性醚浸出物时，供试品应尽量剪碎，以提高浸出效率。

⑤ 以有机试剂作为浸出溶剂，过滤时动作要迅速，防止因有机试剂挥发带来的干扰。

⑥ 玻璃蒸发皿较陶瓷蒸发皿更加容易恒重，建议实验中使用玻璃蒸发皿。

【任务实施】

## 九味羌活丸挥发性醚浸出物的测定

### 一、任务分析

九味羌活丸是由羌活、防风、苍术、细辛、川芎、白芷、黄芩、甘草、地黄等9味药材以原粉入药制成的丸剂。具有疏风解表、散寒除湿功效。用于外感风寒挟湿所致的感冒，症见恶寒、发热、无汗、头重而痛、肢体疼痛等证候。该处方中6味药材均含有挥发性成分，因此在药品标准中对挥发性物质进行总量的控制，本品含挥发性醚浸出物不得少于0.30%。

## 二、任务步骤

① 取本品粗粉约2g，置五氧化二磷干燥器中，干燥12小时，精密称定重量。

② 置索氏提取器中，加乙醚适量，回流提取8小时，取乙醚液，置干燥至恒重的蒸发皿中，放置，挥去乙醚。

③ 残渣置五氧化二磷干燥器中，干燥18小时，精密称定重量。

④ 移至电热烘箱中缓缓加热至105℃，并于105℃干燥至恒重。其减失重量即为挥发性醚浸出物的重量。

本品含挥发性醚浸出物不得少于0.30%。

## 三、任务报告

以书面形式完成任务报告的撰写。

## 四、任务评价

任务评价主要从任务准备、任务过程、任务报告几个方面进行评价，详细内容见下表。

### 任务考核评价表

| 考核任务 | 评价点 | 评价标准 | 分值 | 得分 |
|---|---|---|---|---|
| 九味羌活丸挥发性醚浸出物的测定 | 任务准备 | 能正确查阅资料、设计方案，完成实验器材与试药的准备 | 20 | |
| | 任务过程 | 本品粗粉中水分的去除 | 20 | |
| | | 挥发性浸出物的索氏提取，提取溶剂的去除与干燥处理 | 30 | |
| | 任务报告 | 能依据测定结果，正确开展挥发性醚溶性浸出物的计算、结果评价及记录书写，规范完整填写检验报告书 | 30 | |
| | | 合计 | 100 | |

# 任务七　挥发油含量测定

## 【学习目标】

### 1. 知识目标

掌握挥发油含量的计算方法。熟悉挥发油测定的两种方法。了解中药中挥发油成分的一般结构类型。

### 2. 能力目标

能够依据标准要求，开展相对密度大于1的挥发油的测定。能够依据标准要求，开展相对密度小于1的挥发油的测定。

挥发油测定法测定含量

### 3. 素质目标

中药挥发油的测定是依据中药应用的传统而设定的检查项目，体现出对中药传统的继承与创新。

> **课堂讨论**
>
> 中药制剂的发展源远流长，自古就有药性决定剂型、根据临床用药需求选择适宜剂型。战国时期《五十二病方》记载有丸剂、洒（散）剂等剂型。汉代张仲景在其《伤寒论》和《金匮要略》中记载有煎剂、丸剂、散剂、酒剂、滴剂、糖浆剂、软膏剂、洗剂、栓剂等十余种剂型。晋代《肘后备急方》记载有膏药、干浸膏、浓缩丸、蜡丸、栓剂等剂型，并首先使用"成药"这一术语，并有专章论述。宋朝是我国成药大发展时期，设立有专门的制药、售药机构，同时期编著的《太平惠民和剂局方》，收载了大量的方剂及其制备方法，其中成药775种，方剂791首，被称为世界上第一部中药制剂规范。从上可以看出，我国传统医药是劳动人民智慧的结晶，中药在代代相传中历久弥新，在传承也在不断创新，满足人民对于健康方面的需求。
>
> 讨论：1. 针对中药中的挥发油，都有哪些质量控制方法？
> 　　　2. 请谈谈在中药的质量控制上的传承和创新。

## 【任务要求】

熟悉牡荆油胶丸的处方组成，掌握挥发油测定装置的搭建与试验步骤，掌握挥发油的含量分析方法。

## 【任务准备】

牡荆油胶丸、醋酸、圆底烧瓶、挥发油测定器、电热套、电子分析天平等。

## 【相关知识】

挥发油（essential oils），是一类具有芳香气味的油状液体的总称，可随水蒸气蒸馏，在常温下易挥发而不留任何痕迹。挥发油成分复杂，主要是单萜、倍半萜类化合物和小分子芳香化合物及脂肪族化合物等。挥发油多具有特殊的香气，在常温下为无色或淡黄色的透明液体，少数有颜色，有的在冷却时其主要成分可结晶析出（习称为脑）。挥发油难溶于水，能完全溶解于无水乙醇、乙醚、三氯甲烷等有机溶剂中。挥发油的相对密度一般在 0.850～1.065 之间，其中绝大多数挥发油比水轻，相对密度小于1.0；仅少数挥发油比水重，相对密度大于1.0（如丁香油、桂皮油等）。

《中国药典》采用的是共水蒸馏法（测定装置见图6-3），其原理是相互不溶也不起化学作用的液体混合物的蒸气总压，等于该温度下各组分饱和蒸气压（即分压）之和。因此尽管各组分本身的沸点高于混合液的沸点，但当分压总和等于大气压时，液体混合物即开始沸腾并被蒸馏出来。

## 一、方法特点

本法主要利用中药中所含挥发油能随水蒸气共同蒸馏出来的特点，将其收集在挥发油测定器中，读取测定器中挥发油的量，计算其百分含量，具有方法简便、较好操作性和广泛适用性等优点。

## 二、测定方法

### 1. 甲法

适用于测定相对密度在1.0以下的挥发油。

取供试品适量，称定重量，置烧瓶中，加水300～500ml与玻璃珠数粒，振摇混合后，连接挥发油测定器与回流冷凝管。自冷凝管上端加水使充满挥发油测定器的刻度部分，并溢流入烧瓶时为止。置电热套中或用其他适宜方法缓缓加热至沸，并保持微沸约5小时，至测定器中油量不再增加，停止加热，放置片刻，开启测定器下端的活塞，将水缓缓放出，至油层上端到达刻度0线上面5mm处为止。放置1小时以上，再开启活塞使油层下降至其上端恰与刻度线平齐，读取挥发油量，并计算供试品中挥发油的含量（%）。

按下式计算挥发油的含量：

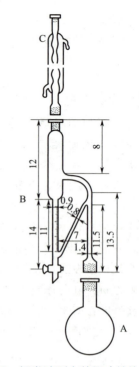

图6-3 挥发油测定装置（单位：cm）
A—硬质圆底烧瓶；B—挥发油测定器；
C—回流冷凝管

$$挥发油含量（\%）= \frac{V}{W} \times 100\% \text{（ml/g）}$$

式中，$V$为检读的挥发油体积，ml；$W$为供试品的重量，g。

### 2. 乙法

适用于测定相对密度在1.0以上的挥发油。

取水300ml与玻璃珠数粒，置烧瓶中，连接挥发油测定器。自挥发油测定器上端加水使充满刻度部分，并溢流入烧瓶时为止，再用移液管加入二甲苯1ml，然后连接回流冷凝管。将烧瓶内容物加热至沸腾，并继续蒸馏，其速度以保持冷凝管的中部呈冷却状态为度，30分钟后，停止加热，放置15分钟以上，读取二甲苯的容积。然后照甲法自"取供试品适量"起，依法测定，自油层量中减去二甲苯量，即为挥发油量，再计算供试品中挥发油的含量（%），计算公式同甲法。

## 三、注意事项

### 1. 方法选择

首先应确认供试品中所含挥发油的相对密度，从而明确应用甲法或乙法。大部分挥发油相对密度小于1.0，但部分品种可能因成分不同采用甲法时会有晶体析出，影响结果的准确性，在进行方法学验证后可用乙法进行试验。

### 2. 仪器的影响

全部仪器应充分洗净，并检查接合部分是否严密，以防挥发油逸出。挥发油测定器应具有0.1ml的刻度，定期校准，挥发油测定器的支管分岔处应与基准线平行。

### 3. 样品粒度的影响

测定用的供试品，除另有规定外，须粉碎使能通过二号筛至三号筛，并混合均匀。粒度过细也会对结果造成影响。

### 4. 样品取样量

根据供试品含挥发油的量确定取样量，确保蒸馏出的挥发油的量为0.5～1.0ml。

### 5. 测定注意事项

测定时要防止暴沸，可向容器中加入适量玻璃珠，挥发油开始馏出后，保持微沸，蒸馏速度要适宜，最好使用电热套加热，容器受热均匀，而且可调节火力大小。试验开始时先打开冷凝水，再加热，实验结束时先停止加热，放冷后再关闭冷凝水。

## 【任务实施】

## 牡荆油胶丸中挥发油的测定

### 一、任务分析

牡荆油胶丸是由牡荆油和大豆油制成。具有祛痰、止咳、平喘的功效，用于慢性支气管炎。药品标准中，采用挥发油测定法测定牡荆油含量。

### 二、任务步骤

（1）取本品100丸，用分析天平称定，并计算出平均丸重。

（2）置挥发油测定装置圆底烧瓶中，加醋酸溶液（1→10）500ml，与玻璃珠数粒，振摇混合后，连接挥发油测定器与回流冷凝管。自冷凝管上端加水使充满挥发油测定器的刻度部分，并溢流入烧瓶时为止。

（3）置电热套中缓缓加热至沸，并保持微沸约5小时，至测定器中油量不再增加，放置片刻，开启测定器下端的活塞，将水缓缓放出，至油层上端到达刻度0线上面5mm处为止。放置1小时以上，再开启活塞使油层下降至其上端恰与刻度0线平齐，读取挥发油量。

（4）含量计算，按下式计算药品中挥发油的含量：

$$含量（\%）=\frac{V_{油} \times \rho}{取样量 \times 标示含量} \times 100\%$$

式中，$\rho$为所得油量相对密度，按0.897计算；$V_{油}$为挥发油读取的体积。

本品每丸含牡荆油应为标示量的85.0%～110.0%。

### 三、任务报告

以书面形式完成任务报告的撰写。

### 四、任务评价

任务评价主要从任务准备、任务过程、任务报告几个方面进行评价，详细内容见下表。

### 任务考核评价表

| 考核任务 | 评价点 | 评价标准 | 分值 | 得分 |
|---|---|---|---|---|
| 牡荆油胶丸中挥发油的测定 | 任务准备 | 完成资料查阅、方案设计、挥发油提取回流装置的搭建及其他相关器材和试药的准备 | 20 | |
| | 任务过程 | 胶丸的称取及平均片重的计算 | 20 | |
| | | 完成挥发油的测定及试验结束后的清理清洁与整理 | 40 | |
| | 任务报告 | 完成挥发油标示量含量的计算及记录书写，规范完整填写检验报告书 | 20 | |
| | | 合计 | 100 | |

# 任务八　氮含量测定

## 【学习目标】

### 1. 知识目标

掌握中药制剂中总氮的计算方法。熟悉凯氏定氮法的原理与主要实验过程。了解氮测定法在中药制剂中的适用性。

### 2. 能力目标

能够依据标准要求，开展供试品的消化工作。能够依据标准要求，开展供试品的蒸馏与滴定工作。

### 3. 素质目标

中药在消解过程中会用到浓酸，通过课程学习，树立良好实验室安全工作意识。

### 课堂讨论

2008年我国发生了一起食品安全事故。事故起因是很多食用某集团生产的奶粉的婴幼儿被发现患有肾结石，随后在其奶粉中发现含有三聚氰胺成分。在进一步的调查中发现，添加三聚氰胺的目的是提高总氮含量，进而"提高"蛋白质的含量。从药物分析的角度分析，蛋白质的测定方式存在被不法分子钻漏洞的可能性。该起事故也告诉我们要严守责任，以最严格的标准守护好人民的食药安全。

讨论：1. 该起事件中，蛋白质的测定是直接测定还是间接测定？

2. 药品标准的制定一般遵循"深入研究，浅出标准"，药品标准制定中应加强哪些方面的研究，以提升药品的安全性、有效性和可控性？

## 【任务要求】

熟悉清开灵注射液的处方组成，掌握凯氏定氮法的工作原理及主要实验步骤，掌握总氮的分析方法。

## 【任务准备】

清开灵注射液、硫酸铵、硫酸滴定液（0.05mol/L）、纯化水，硫酸铵与硫酸均为分析纯，半微量定氮装置（30ml）、凯氏烧瓶、电子分析天平、酸式滴定管。

## 【相关知识】

氮测定法有凯氏氮测定法（Kjeldahl method）和燃烧法（杜马法，Dumas combustion method）。《中国药典》2020年版收载的氮测定法为凯氏氮测定法，本法是由丹麦科学家 Johan Kjeldahl 于1883年首创，该法目前已作为法定检验方法。《中国药典》收载的氮测定法按供试品中含氮量的多少，分为常量法和半微量法，其测定原理相同。常量法适用于含氮量在 25～30mg 的供试品，半微量法适用于含氮量在 1.0～2.0mg 的供试品。

### 一、测定原理

含氮有机物与浓硫酸共热时，有机物中的碳、氢两种元素被氧化成二氧化碳和水，而氮则转变成氨，并进一步与硫酸生成硫酸铵，此过程通常称为"消化"。消化完成后，加入浓碱使消化液中的硫酸铵分解，游离出氨，并借助水蒸气蒸馏到一定量和浓度的硼酸溶液中，此过程通常称为"蒸馏"。氨消耗硼酸溶液中的氢离子，使硼酸溶液中的氢离子浓度降低，指示剂颜色改变，然后用标准酸液滴定，直至恢复硼酸溶液中原来的氢离子浓度为止，此过程通常称为"滴定"。根据标准酸液的消耗量可计算出供试品中的氮含量。因此，氮测定法分为消化、蒸馏和滴定三个过程。

消化过程：

$$含氮有机物 \xrightarrow{催化剂, K_2SO_4, H_2SO_4} (NH_4)_2SO_4$$

蒸馏过程：

$$(NH_4)_2SO_4 + 2NaOH \longrightarrow 2NH_3\uparrow + Na_2SO_4 + 2H_2O$$

滴定过程：

$$NH_3 + H_3BO_3 \longrightarrow NH_4BO_2 + H_2O$$

$$2NH_4BO_2 + H_2SO_4 + 2H_2O \longrightarrow (NH_4)_2SO_4 + 2H_3BO_3$$

### 二、方法特点

① 本法不适用于直接测定以氧化形式存在的氮或含氮杂环化合物中氮的含量，如硝酸盐、亚硝酸盐和生物碱等，它们的氮不易被还原，因此对这些样品进行定氮时，在消化前应加入一定量的还原剂进行预处理。通常使用的还原剂为二氧化钛、铬、锌、硫酸亚铁、水杨酸和蔗糖等。

② 灵敏度较高，最低可检出 0.05mg 氮，且样品用量少。精密度、准确度高，样品平行检测的误差一般小于 0.5%。

③ 应用范围广，适用于一切形态的生物样品，尤其是那些因为不溶解而导致其他方法

不能进行测定的样品。

④ 操作步骤多，特别是蒸馏定氮过程的效率低，不利于大批样品的测定；实验过程中使用强酸强碱试剂，需要注意个人防护。

⑤ 定氮的结果为样品中的总氮，既包括有机氮，也包括无机氮，有机氮中除蛋白氮外，还包括非蛋白氮。用此方法进行蛋白质测定时有一定的局限性，因此测定时还必须除去与样品共存的非蛋白氮化合物。

## 三、测定方法

### 1. 第一法（常量法）

取供试品适量（相当于含氮量25～30mg），精密称定，供试品如为固体或半固体，可用滤纸称取，并连同滤纸置干燥的500ml凯氏烧瓶中；然后依次加入硫酸钾（或无水硫酸钠）10g和硫酸铜粉末0.5g，再沿瓶壁缓缓加硫酸20ml；在凯氏烧瓶口放一小漏斗并使凯氏烧瓶成45°斜置，用直火缓缓加热，使溶液的温度保持在沸点以下，等泡沸停止，强热至沸腾，使溶液呈澄明的绿色后，除另有规定外，继续加热30分钟，放冷。沿瓶壁缓缓加水250ml，振摇使混合，放冷后，加40%氢氧化钠溶液75ml，注意使沿瓶壁流至瓶底，自成一液层，加锌粒数粒，用氮气球将凯氏烧瓶与冷凝管连接；另取2%硼酸溶液50ml，置500ml锥形瓶中，加甲基红-溴甲酚绿混合指示液10滴；将冷凝管的下端插入硼酸溶液的液面下，轻轻摆动凯氏烧瓶，使溶液混合均匀，加热蒸馏，至接收液的总体积约为250ml时，将冷凝管尖端提出液面，使蒸气冲洗约1分钟，用水淋洗尖端后停止蒸馏；馏出液用硫酸滴定液（0.05mol/L）滴定至溶液由蓝绿色变为灰紫色，并将滴定的结果用空白试验校正。每1ml硫酸滴定液（0.05mol/L）相当于1.401mg的N。

### 2. 第二法（半微量法）

蒸馏装置见图6-4。图中A为1000ml圆底烧瓶，B为安全瓶，C为连有氮气球的蒸馏器，D为漏斗，E为直形冷凝管，F为100ml锥形瓶，G、H为橡皮管夹。

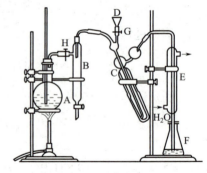

图6-4 蒸馏装置

连接蒸馏装置，A瓶中加水适量与甲基红指示液数滴，加稀硫酸使呈酸性，加玻璃珠或沸石数粒，从D漏斗加水约50ml，关闭G夹，开放冷凝水，煮沸A瓶中的水，当蒸气从冷凝管尖端冷凝而出时，移去火源，关H夹，使C瓶中的水反抽到B瓶，开G夹，放出B瓶中的水，关B瓶及G夹，将冷凝管尖端插入约50ml水中，使水自冷凝管尖端反抽至C瓶，再抽至B瓶，如上法放去。如此将仪器内部洗涤2～3次。

取供试品适量（相当于含氮量1.0～2.0mg），精密称定，置干燥的30～50ml凯氏烧瓶中，加硫酸钾（或无水硫酸钠）0.3g与30%硫酸铜溶液5滴，再沿瓶壁滴加硫酸2.0ml；在凯氏烧瓶口放一小漏斗，并使烧瓶成45°斜置，用小火缓缓加热使溶液保持在沸点以下，等泡沸停止，逐步加大火力，沸腾至溶液呈澄明的绿色后，除另有规定外，继续加热10分钟，放冷，加水2ml。

取2%硼酸溶液10ml，置100ml锥形瓶中，加甲基红-溴甲酚绿混合指示液5滴，将冷凝管尖端插入液面下。然后，将凯氏烧瓶中内容物经由D漏斗转入C蒸馏器中，用水少量淋洗凯氏烧瓶及漏斗数次，再加入40%氢氧化钠溶液10ml，用少量水再洗漏斗数次,关G夹,加热A瓶进行蒸气蒸馏,至硼酸液开始由酒红色变为蓝绿色时起,继续蒸馏约10分钟后,将冷凝管尖端提出液面,使蒸气继续冲洗约1分钟,用水淋洗尖端后停止蒸馏。

馏出液用硫酸滴定液(0.005mol/L)滴定至溶液由蓝绿色变为灰紫色,并将滴定的结果用空白(空白和供试品所得馏出液的容积应基本相同,70~75ml)试验校正。每1ml硫酸滴定液(0.005mol/L)相当于0.1401mg的N。

取用的供试品如在0.1g以上时,应适当增加硫酸的用量,使消解作用完全,并相应地增加40%氢氧化钠溶液的用量。

### 3. 第三法(定氮仪法)

本法适用于常量及半微量法测定含氮化合物中氮的含量。半自动定氮仪由消化仪和自动蒸馏仪组成;全自动定氮仪由消化仪、自动蒸馏仪和滴定仪组成。

根据供试品的含氮量参考常量法(第一法)或半微量法(第二法)。称取样品置消化管中,依次加入适量硫酸钾、硫酸铜和硫酸,将消化管放入消化仪中,按照仪器说明书的方法开始消解[通常为150℃,5分钟(去除水分);350℃,5分钟(接近硫酸沸点);400℃,60~80分钟]至溶液呈澄明的绿色,再继续消化10分钟,取出,冷却。

将配制好的碱液、吸收液和适宜的滴定液分别置自动蒸馏仪相应的瓶中,按照仪器说明书的要求将已冷却的消化管装入正确位置,关上安全门,连接水源,设定好加入试剂的量、时间、清洗条件及其他仪器参数等,如为全自动定氮仪,即开始自动蒸馏和滴定;如为半自动定氮仪,则取馏出液照第一法或第二法滴定,测定氮的含量。

## 四、注意事项

氮测定法最终的分析结果取决于整个分析过程的质量,因此消化、蒸馏和滴定过程都必须加以控制,仅仅针对其中一个过程执行一个独立的质量控制是不足的。

### 1. 蒸馏、滴定过程的质量控制

可以测定一个不需要消化的已知含氮量的物质,如硫酸铵(氮含量21.20%)可以作为蒸馏、滴定过程的质量控制物质。硫酸铵的回收率测定结果应为99.0%~101.0%。

### 2. 氮测定法全过程的质量控制

在日常工作中,为了保证分析结果的准确性,有必要对整个分析过程进行质量控制。可以测定一个已知含氮量的物质,如甘氨酸(氮含量18.66%)和乙酰苯胺(氮含量10.36%),从而对氮测定法全过程进行质量控制。甘氨酸或乙酰苯胺的回收率测定结果应为99.0%~101.0%。

【任务实施】

## 清开灵注射液总氮量测定

## 一、任务分析

清开灵注射液是由胆酸、珍珠母(粉)、猪去氧胆酸、栀子、水牛角(粉)、板蓝根、黄芩苷、金银花等8味药经提取、浓缩、纯化、灭菌等工艺制成的中药注射剂。具有清热解毒、化痰通络、醒神开窍的功效,用于热病、神昏、中风偏瘫、神志不清等证候,以及急性肝炎、上呼吸道感染等病症。处方中的水牛角富含含氮类成分,药品标准中采用氮测定法测定总氮量。

## 二、任务步骤

（1）取样　取样品0.5ml，置于干燥的凯氏烧瓶中，加硫酸钾0.3g、30%硫酸铜溶液5滴、浓硫酸2.0ml，烧瓶口放置小漏斗，以45°斜置于电炉上逐步加热至沸，待消化至澄明的绿色后，继续加热10分钟，放冷，加水2ml。

（2）蒸馏　具体蒸馏详见第二法（半微量法）相关要求。

（3）样品测定　将流出液用0.005mol/L的硫酸滴定液滴定，滴定终点溶液由蓝绿色变为灰紫色，滴定结果用空白试验校正，每1ml硫酸滴定液（0.05mol/L）相当于1.401mg的N。

（4）计算　本品每1ml含总氮（N）应为2.2～3.0mg。

## 三、任务报告

以书面形式完成任务报告的撰写。

## 四、任务评价

任务评价主要从任务准备、任务过程、任务报告几个方面进行评价，详细内容见下表。

任务考核评价表

| 考核任务 | 评价点 | 评价标准 | 分值 | 得分 |
| --- | --- | --- | --- | --- |
| 清开灵注射液总氮量测定 | 任务准备 | 完成资料查阅、方案设计、定氮装置的搭建及其他相关器材和试药的准备 | 20 | |
| | 任务过程 | 完成氮测定的消化与蒸馏操作 | 20 | |
| | | 完成供试品与空白样品的测定及试验结束后的清理清洁与整理 | 40 | |
| | 任务报告 | 能依据测定结果，正确开展药物总氮量的计算及记录书写，规范完整填写检验报告书 | 20 | |
| | | 合计 | 100 | |

# 任务九　鞣质含量测定

## 【学习目标】

### 1. 知识目标

掌握中药制剂中鞣质的计算方法。熟悉磷钼钨酸-干酪素测定原理与主要实验过程。了解鞣质的化学结构特征。

鞣质含量测定法测定含量

### 2. 能力目标

能够依据标准要求，开展制剂中总酚的测定。能够依据标准要求，开展制剂中不被吸附的多酚测定。

### 3. 素质目标

学习过程中掌握科学的试验思维，培养勇于探索的创新精神、善于解决问题的实践能力。

> **课堂讨论**
>
> 　　国外对鞣质的研究始于1786年，瑞典的Scheele首次从植物种子中分离出没食子酸。在我国，明代李挺的《医学入门》(1575)百药煎中记载了用发酵法从五倍子中得到没食子酸的过程。书中谓"五倍子粗粉，并矾，曲和匀，如作酒曲样，如瓷器遮不见风，候生白取出"。后《本草纲目》卷39中则有"看药上长起长霜，则药已成矣"的记载。这里的"生白""长霜"均为没食子酸生成之意，是世界上最早制得的有机酸，比Scheele的发现早了二百年。
>
> 　　讨论：1. 哪些中药的主要成分为鞣质，在功能主治上有什么特点？
> 　　　　　2. 分析、分类及归纳是知识与经验积累的重要方法，在学习过程中都养成了哪些好的习惯？

## 【任务要求】

熟悉复方珍珠口疮颗粒的处方组成，掌握磷钼钨酸-干酪素法的工作原理及主要实验步骤，掌握鞣质的分析方法。

## 【任务准备】

复方珍珠口疮颗粒、没食子酸对照品、干酪素、29%碳酸钠溶液、纯化水以及磷酸和盐酸、紫外-可见分光光度计、电子分析天平、量瓶、移液管、具塞锥形瓶。

## 【相关知识】

鞣质又称单宁（tannins）、鞣酸等，是一类复杂的具有沉淀蛋白质性质的水溶性多元酚类化合物，广泛存在于植物药材中，如五倍子、贯众、儿茶等。2005年版《中国药典》对鞣质含量测定方法进行修订，首次收录了磷钼钨酸-干酪素比色法测定鞣质含量，并一直沿用至今。

## 一、测定原理

磷钼钨酸-干酪素紫外-可见分光光度法依据鞣质及酚类化合物在碱性溶液中将磷钼钨酸还原，产生深蓝色（六价钼被还原为五价），其吸光度与含量成正比。其中，大分子鞣质可以与蛋白质（干酪素）发生结合形成沉淀。因此，以没食子酸为对照物，以样品中总酚与不被干酪素吸附的多酚的含量差值计为鞣质含量。

反应原理：

$$\text{鞣质及酚类化合物} + \text{磷钼钨酸} \xrightarrow{OH^- \text{条件}} \text{钼蓝-钨蓝蓝色化合物}$$

## 二、方法特点

磷钼钨酸-干酪素法的特点在于干酪素能选择性地结合有生理活性的鞣质，因此测出的是有生理活性的鞣质，而无生理活性的鞣质如鞣酐则不被测定，选择性比之前的皮粉法要高，并且缩短了实验时间。

## 三、测定方法

### 1. 对照品溶液的制备

精密称取没食子酸对照品50mg，置100ml棕色量瓶中，加水溶解并稀释至刻度，精密量取5ml，置50ml棕色量瓶中，用水稀释至刻度，摇匀，即得（每1ml中含没食子酸0.05mg）。

### 2. 标准曲线的制备

精密量取对照品溶液0.5ml、1.0ml、2.0ml、3.0ml、4.0ml、5.0ml，分别置25ml棕色量瓶中，各加入磷钼钨酸试液1ml，再分别加水11.5ml、11ml、10ml、9ml、8ml、7ml，用29%碳酸钠溶液稀释至刻度，摇匀，放置30分钟以相应的试剂为空白，照紫外-可见分光光度法（《中国药典》通则0401），在760nm的波长处测定吸光度，以吸光度为纵坐标，浓度为横坐标，绘制标准曲线。

### 3. 供试品溶液的制备

取药品适量（按品种项下的规定），精密称定，置250ml棕色量瓶中，加水150ml，放置过夜，超声处理10分钟，放冷，用水稀释至刻度，摇匀，静置（使固体物沉淀），滤过，弃去初滤液50ml，精密量取续滤液20ml，置100ml棕色量瓶中，用水稀释至刻度，摇匀，即得。

### 4. 测定法

（1）总酚　精密量取供试品溶液2ml，置25ml棕色量瓶中，照标准曲线的制备项下的方法，自"加入磷钼钨酸试液1ml"起，加水10ml，依法测定吸光度，从标准曲线中读出供试品溶液中没食子酸的量（mg），计算，即得。

（2）不被吸附的多酚　精密量取供试品溶液25ml，加至已盛有干酪素0.6g的100ml具塞锥形瓶中，密塞，置30℃水浴中保温1小时，时时振摇，取出，放冷，摇匀，滤过，弃去初滤液，精密量取续滤液2ml，置25ml棕色量瓶中，照标准曲线的制备项下的方法，自"加入磷钼钨酸试液1ml"起，加水10ml，依法测定吸光度，从标准曲线中读出供试品溶液中没食子酸的量（mg），计算，即得。

按下式计算鞣质的含量：

$$鞣质含量 = 总酚量 - 不被吸附的多酚量$$

测定时，同时进行干酪素吸附空白试验，计算扣除空白值。

## 四、注意事项

### 1. 干酪素的干扰

干酪素水浸出液中，含有干扰试验物质，因此试验中应进行干酪素空白实验，并且本实验中应采用同生产厂家、同批号的干酪素做空白试验。不同生产厂家及批号的干酪素，干扰试验物质含量有明显差异。

## 2. 显色剂的影响

磷钼钨酸试液应临用现制，如发现溶液变绿则应加 0.2ml 溴，煮沸除去多余的溴。同一实验应使用同批次制备的试液。

## 3. 碳酸钠溶液的影响

环境温度在 30℃左右时溶解度满足要求，而在环境温度较低的情况下高浓度的碳酸钠溶液会析出结晶而导致溶液内出现悬浮物，使结果偏离。

## 4. 显色时间

加入显色剂后在 30 分钟后反应完全，在 3 小时内稳定。因此，规定显色后放置 30 分钟后测定吸光度。时间过短或过长会使反应不充分或显色剂不稳定，导致结果有误。

### 【任务实施】

## 复方珍珠口疮颗粒鞣质的含量测定

### 一、任务分析

复方珍珠口疮颗粒是由珍珠、五倍子、苍术、甘草等 4 味药制成的颗粒剂。具有燥湿、生肌止痛的功效，用于心脾湿热证口疮，症见口疮、周围红肿等证候。处方中五倍子富含鞣质类成分，采用磷钼钨酸-干酪素法测定制剂中的总鞣质。

### 二、任务步骤

（1）取本品粉末约 1.0g，精密称定，具体试验步骤照鞣质"测定方法"测定。

（2）计算每袋复方珍珠口疮颗粒中鞣质应不低于 150mg。

### 三、任务报告

以书面形式完成任务报告的撰写。

### 四、任务评价

任务评价主要从任务准备、任务过程、任务报告几个方面进行评价，详细内容见下表。

**任务考核评价表**

| 考核项目 | 考核点 | 技能要求 | 分值 | 得分 |
|---|---|---|---|---|
| 复方珍珠口疮颗粒鞣质的含量测定 | 任务准备 | 能正确查阅资料、设计方案，能完成 UV-Vis 参数设置及其他相关器材和试药的准备 | 20 | |
| | 任务过程 | 能正确完成系列对照品溶液的配制 | 20 | |
| | | 能正确完成对照品、供试品与空白样品的测定及试验结束后的清理清洁与整理 | 40 | |
| | 任务报告 | 能依据测定结果，正确开展药物中生理性鞣质的计算及记录书写，规范完整填写检验报告书 | 20 | |
| 合计 | | | 100 | |

# 任务十　容量分析法测定含量

## 【学习目标】

### 1. 知识目标
掌握中药制剂中容量分析的含量计算方法。熟悉四类主要容量分析的原理。了解直接滴定法与间接滴定法。

### 2. 能力目标
能够依据标准要求，开展酸碱滴定与沉淀滴定分析。能够依据标准要求，开展氧化还原与络合滴定分析。

### 3. 素质目标
培养实事求是的科学态度和良好的实验习惯及积极进取的职业态度。

## 课堂讨论

沙利度胺事件是世界药物史上最著名的药源性伤害事件。1953年，诺华制药的前身CIBA制药在研发抗菌药物时合成了沙利度胺，但因药理实验显示其并无抗菌活性而被放弃。德国格兰泰制药继续对沙利度胺进行研发，发现它对中枢神经系统有抑制作用，具有镇静催眠的药效，特别对恶心呕吐等早孕反应有明显抑制作用。

1957年，沙利度胺片剂以商品名"反应停"（Contergan）作为新型镇静催眠类非处方药（OTC）在德国上市，由格兰泰制药生产。截至1960年，"反应停"已在英国、巴西、加拿大、澳大利亚、日本等全球46个国家上市，被广泛用于妊娠妇女的早孕反应。之后欧洲各国不断涌现母亲孕期服用沙利度胺出现新生儿海豹肢畸形的报道。随后的毒理实验表明，沙利度胺对灵长类动物有很强的致畸性。格兰泰公司迅速召回了市场上所有的产品，尽管如此，世界上还是出现了1万多名海豹肢体畸形的孩子，因服用沙利度胺造成的流产、早产、死胎更是不计其数。1961~1962年，沙利度胺从全球范围内紧急撤市。研究表明，沙利度胺作为手性药物，左旋异构体和右旋异构体具有完全不同的药理效应。

讨论：1. 药品质量标准中需要重点控制哪些类杂质？

2. 作为医药行业的从业者需要具备哪些职业操守？

## 【任务要求】

熟悉冰硼散的处方组成，熟悉中药有机破坏法的实验步骤，掌握含HgS中药制剂的供试液的制备方法与滴定终点的判断，掌握含朱砂中药的含量分析方法。

## 【任务准备】

冰硼散、纯化水、硫氰酸铵滴定液（0.1mol/L），硫酸、硝酸钾、高锰酸钾、硫酸亚铁及硫酸铁铵均为分析纯，酸式滴定管、电子分析天平、量瓶、移液管、具塞锥形瓶。

## 【相关知识】

容量分析也称滴定分析，可分为直接滴定法和间接滴定法。间接滴定法又可分为剩余滴定法和置换滴定法。直接滴定法和置换滴定法可以根据滴定液消耗的体积（$V$）、滴定液的物质的量浓度（$c$）和被测物的滴定度（$T$）计算出被测物的量。剩余滴定法需要两种滴定液，第一种滴定液与被测物作用，剩余的滴定液用第二种滴定液回滴，并以空白试验加以校正，由回滴的空白试验与样品消耗的滴定液的体积差（$V_0-V$）、滴定液的浓度和被测物的滴定度计算出被测物的量。容量分析法在中药制剂含量分析的对象主要为含生物碱及矿物药类制剂。

### 一、容量法的有关计算

直接滴定法：

$$百分含量（\%）=\frac{V\times F\times T}{m}\times 100\%$$

剩余滴定法：

$$百分含量（\%）=\frac{(V_0-V)\times F\times T}{m}\times 100\%$$

$$F=\frac{c_{实际}}{c_{理论}}$$

式中，$m$ 为样品取样量，mg；$F$ 为滴定液的浓度校正因子；$T$ 为被测物的滴定度，指1ml规定浓度的滴定液所相当的被测药物的质量（mg）。

滴定度的计算式为：

$$T(\text{mg/ml})=m\times\frac{a}{b}\times M$$

式中，$m$ 为滴定液的物质的量浓度，mol/L；$a$、$b$ 分别为滴定反应式中被测药物与滴定剂的摩尔数；$M$ 为被测药物的毫摩尔质量（以mg表示）。

### 二、方法特点

① 方法简便易行。
② 耐用性高，影响本法测定的试验条件与因素较少。
③ 专属性存在不足，对于结构相似成分缺乏选择性，因此在中药制剂分析中，一般可以用于结构相似的大类成分的定量分析。

### 三、测定方法

**1. 酸碱滴定法**

酸碱滴定法（acid-base titration）是以质子转移反应为基础的滴定分析方法，包括强酸强碱的滴定、一元弱酸弱碱的滴定和多元酸碱的滴定。在药物分析中，通常多数药物为弱酸弱碱或其盐类，故最常见的是应用强酸强碱滴定弱碱弱酸，常用的滴定剂有盐酸、硫酸、氢氧化钠等。根据药物的酸碱性、溶解度、稳定性等性质，选用水或中性乙醇为溶剂。应用酸碱滴定的中药制剂有止喘灵注射液、北豆根片、颠茄片等。

**2. 沉淀滴定法**

依据沉淀反应原理建立的滴定方法，称为沉淀滴定法（precipitation titration）。由于沉淀反应后，形成的沉淀无固定组成，与其他离子共沉淀现象严重或溶解度较大；沉淀反应速率较慢；缺少合适的终点指示方法等，因此该法的应用需要严格控制试验条件。这里对含朱砂的中药制剂中HgS的容量分析，作简要分析。

朱砂的主要成分是硫化汞，测定时先加硫酸与硝酸钾，在加热条件下消化有机物，并使硫化汞氧化，$NO_3^-$还原为$NO_2^-$，由于$NO_2^-$仍具有氧化性，会氧化用于滴定的硫氰酸铵，故加$KMnO_4$除去，并以2%硫酸亚铁除去过量$KMnO_4$。滴定过程如下：

$$Hg^{2+} + 2NH_4SCN \longrightarrow Hg(SCN)_2 + 2NH_4^+$$

**3. 氧化还原滴定法**

依据氧化还原原理建立的滴定方法称为氧化还原滴定法（redox titration），适用于含铁、雄黄的中药制剂的容量分析。由于氧化还原类型较多，应用也较为广泛，例如有碘量法、重铬酸盐法、高锰酸盐法及亚硝酸盐法等。这里仅对碘量法作简要介绍。

碘量滴定法（iodimetric titration）是指依据碘的氧化和还原特性进行的滴定方法。由于碘与碘离子是一对可逆电对，碘作为氧化剂，可以氧化其他还原性化合物，碘被还原为碘离子；而碘离子作为还原剂，可被其他氧化性化合物氧化为碘。

一般碘作为氧化剂进行直接滴定的方法称为直接碘量法（direct iodimetry）；把碘离子当成还原剂，与氧化剂作用生成的碘再用硫代硫酸钠进行滴定的方法叫间接碘量法（indirect iodometry）。由于单质碘难溶于水，不能直接配成水溶液，通常在有碘离子共存时，可以形成三碘络离子而溶解。

碘量法通常用淀粉指示剂指示滴定终点。溶液中加入淀粉时，可生成碘淀粉的吸附化合物而显色，通过判断颜色的变化指示滴定终点。需要注意的是淀粉不参与氧化还原反应，它在高温下褪色并且在强酸性溶液里不显色，大量乙醇存在降低显色反应灵敏度。

碘量法的主要反应式如下：

$$I_2 + 2e^- \longleftrightarrow 2I^-$$

三碘络离子：

$$I_2 + I^- \longleftrightarrow I_3^-$$

含雄黄（主要成分为$As_2S_2$）的含量测定多采用直接碘量法，一般用硫酸消化，转变为亚砷酸，用NaOH溶液中和，以淀粉为指示剂，用碘滴定液滴定至显色。

**4. 络合滴定法**

依据金属离子与络合剂间产生的络合反应所建立的滴定方法称为络合滴定法（complexometric titration），又称配位滴定法。常见的络合剂为乙二胺四醋酸（ethylenediamine tetraacetic acid，EDTA），为四元酸，一般用EDTA的二钠盐（EDTA-2Na）与金属离子形成1：1的络合物。由于EDTA是多元弱酸，溶液的pH不仅影响EDTA的存在形式，也会影响与金属离子形成络合物的稳定性。用EDTA进行络合滴定时常用的指示剂为铬黑T，为含有两个酚羟基的弱酸性化合物，在 pH=7～11 的范围内显蓝色，与二价金属离子络合后形成红色或紫色的络合物，用于指示滴定终点。如化痔栓中次没食子酸铋及炉甘石制剂中氧化锌的测定。

【任务实施】

## 冰硼散中朱砂的含量测定

### 一、任务分析

冰硼散是由冰片、硼砂（煅）、朱砂、玄明粉4味药粉碎成细粉混合制得。具有清热解毒、消肿止痛的功效，用于热毒蕴结所致的咽喉疼痛、牙龈肿痛、口舌生疮等证候。药品标准中，采用容量法测定朱砂中的硫化汞（HgS）。

### 二、任务步骤

（1）取本品约3g，精密称定，置锥形瓶中，加硫酸10ml与硝酸钾1.5g，加热使朱砂溶解，放冷。

（2）加水50ml，并加1%高锰酸钾溶液至显粉红色，再滴加2%硫酸亚铁溶液至红色消失后。

（3）加硫酸铁铵指示液2ml，用硫氰酸铵滴定液（0.1mol/L）滴定。每1ml硫氰酸铵滴定液（0.1mol/L）相当于11.63mg的硫化汞（HgS）。

本品每1g含朱砂以硫化汞（HgS）计，应为40～60mg。

### 三、任务报告

以书面形式完成任务报告的撰写。

### 四、任务评价

任务评价主要从任务准备、任务过程、任务报告几个方面进行评价，详细内容见下表。

**任务考核评价表**

| 考核项目 | 考核点 | 技能要求 | 分值 | 得分 |
|---|---|---|---|---|
| 冰硼散中朱砂的含量测定 | 任务准备 | 能正确查阅资料、设计方案及完成其他相关器材和试药的准备 | 20 | |
| | 任务过程 | 能正确开展供试品溶液的制备 | 20 | |
| | | 能正确开展供试品与空白试液滴定和终点判断及试验结束后的清理清洁与整理 | 40 | |
| | 任务报告 | 能依据测定结果，正确开展药物中硫化汞的计算及记录书写，规范完整填写检验报告书 | 20 | |
| 合计 | | | 100 | |

### 目标检测 >>>

**一、单项选择题**

1. 在紫外-可见分光光度法中，宜选用的吸光度读数范围为（　　）。
   A. 0～1.0　　　　B. 0.1～0.3　　　　C. 0.2～0.8　　　　D. 0.3～0.7

2. 朗伯-比尔定律中 $A=-\lg T=ELc$ 中，$A$、$T$、$E$、$L$、$c$ 分别代表（　　）。
A. $A$ 代表吸光度、$T$ 代表光源、$E$ 代表吸收系数、$L$ 代表液层厚度（cm）、$c$ 代表待测液浓度
B. $A$ 代表吸光度、$T$ 代表透光率、$E$ 代表吸收度、$L$ 代表液层厚度（cm）、$c$ 代表待测液含量
C. $A$ 代表吸光度、$T$ 代表温度、$E$ 代表吸收系数、$L$ 代表液层厚度（cm）、$c$ 代表待测液含量
D. $A$ 代表吸光度、$T$ 代表透光率、$E$ 代表吸收系数、$L$ 代表液层厚度（cm）、$c$ 代表待测液浓度

3. 紫外-可见分光光度法的检测波长范围是（　　）。
A. 400～760nm　　B. 200～400nm　　C. 200～760nm　　D. 200～1100nm

4. TLCS的主要部件组成有（　　）。
A. 光源、单色器、展开系统、检测器及工作站
B. 光源、点样器、薄层板台架、检测器及工作站
C. 光源、单色器、薄层板台架、检测器及工作站
D. 光源、点样器、展开系统、检测器及工作站

5. HPLC法中，常用的流动相有水、乙腈、甲醇、四氢呋喃，极性大小顺序为（　　）。
A. 乙腈＞水＞甲醇＞四氢呋喃　　B. 水＞乙腈＞甲醇＞四氢呋喃
C. 乙腈＞甲醇＞水＞四氢呋喃　　D. 水＞甲醇＞乙腈＞四氢呋喃

6. 高效液相色谱法测定中药含量采用的方法有（　　）。
A. 外标法　　B. 内标法　　C. 归一化法　　D. A+B

7. 在分光光度法测定中，如其他试剂对测定无干扰时，一般常选用最大吸收波长 $\lambda_{max}$ 作为测定波长，这是由于（　　）。
A. 灵敏度最高　　B. 选择性最好　　C. 精密度最高　　D. 操作方便

8. 紫外-可见分光光度法定量分析的理论依据是（　　）。
A. 吸收曲线　　　　　　　　B. 朗伯-比尔定律
C. 工作曲线　　　　　　　　D. 最大吸收波长 $\lambda_{max}$

9. 关于药物含量测定精密度与准确度的区别，描述有误的是（　　）。
A. 准确度用回收率表示，精密度可用相对标准偏差表示
B. 精密度与准确度用于对分析检测数据的可靠性进行评价
C. 准确度反映测量值与真值的差异
D. 精密度高，准确度一定高

10. 以下不是中药浸出物测定的可溶物类型是（　　）。
A. 水溶性浸出物　　B. 醇溶性浸出物　　C. 醚溶性浸出物　　D. 酯溶性浸出物

### 二、多项选择题

1. 下列酸碱指示剂中在酸性区域变色的有（　　）。
A. 溴甲酚绿　　B. 甲基橙　　C. 甲基红　　D. 酚酞

2. 影响摩尔吸收系数的因素是（　　）。
A. 比色皿厚度　　B. 入射光波长　　C. 有色物质的浓度　　D. 溶液温度

3. 在应用比色法中，显色反应应选择的试验条件有（　　）。
A. 入射光波长　　B. 显色时间　　C. 显色的温度　　D. 显色剂的用量

4. 下列操作中哪些是正确的？（　　）
A. 手捏比色皿毛面
B. 紫外-可见分光光度计开机后立即测定试样

C. 测定波长在200～400nm处，用玻璃比色皿

D. 在测定试样之前先调零

5. 采用标准曲线法计算含量时，应注意（　　）。

A. 至少有5～7个浓度点

B. 所有的点必须在一条直线上

C. 待测样品浓度应在标准曲线的范围内

D. 待测样品必须在与标准曲线完全相同的条件下测定并使用

6. 用高效液相色谱法进行药物含量测定时，可用的定量指标是（　　）。

A. 色谱峰峰高　　　B. 色谱峰峰面积　　　C. 理论塔板数　　　D. 保留时间

7.《中国药典》2020年版规定高效液相色谱法色谱系统适用性试验应包括（　　）。

A. 色谱柱的理论塔板数　　　　　B. 分离度　　　　　C. 重复性

D. 拖尾因子　　　E. 灵敏度

8. 中药制剂浸出物的检查方法有（　　）。

A. 水溶性浸出物测定法　　　　　B. 醇溶性浸出物测定法

C. 挥发性醚浸出物测定法　　　　D. 酯溶性浸出物测定法

9. 中药制剂中常用的容量法含量分析的方法有（　　）。

A. 酸碱滴定法　　　B. 氧化-还原滴定法　　　C. 沉淀滴定法　　　D. 络合滴定法

## 三、简答题

1. 简述分析方法验证的内容。

2. 分别写出紫外吸收系数法、对照品比较法和标准曲线法中供试液浓度的计算公式。

3. 薄层扫描仪的扫描方式有哪些？

4. 高效液相色谱法的流动相中为什么不能有气泡的存在？

5. 简述原子吸收分光光度法的原理。

6.《中国药典》收载了哪些浸出物测定法？

7. 简述《中国药典》收载的挥发油测定方法及应用范围。

8. 简述中药制剂含氮量测定的基本原理。

9. 简述中药制剂中鞣质含量测定的原理。

10. 用于含量测定的容量分析法有哪些，各有何特点？

11. 简述原子吸收分光光度法含量测定的方法。

# 项目七　中药指纹图谱技术

## 【项目介绍】

中药制剂是以中药材为原料制成的适用于临床应用的剂型，现行的中药质控模式从最初观察药材外观、性状及显微鉴别，到对药材进行薄层鉴别、内在成分的定量检测来衡量药材质量优劣，逐步向中药物质群整体指纹图谱定性、半定量、多指标药效成分定量及生物测定分析相结合的思路发展，其中指纹图谱整体性的特征促进了中药指纹图谱的发展，也被越来越多地在中药质量标准中被采纳。指纹图谱可以整体、宏观地表征被测样品主要化学成分的特征，经过多年的发展和应用，目前是公认的最适合中药及天然药物物质群质量控制的手段之一。

中药指纹图谱系指中药经适当处理后，采用一定的分析手法，提取其信息并加以描述，得到能标示该中药内在特征的色谱图或光谱图。它是一种综合可量化的鉴定手段，常用于评价中药材、半成品、成品质量的真实、优劣及稳定性。"整体性"和"模糊性"是其主要特点，这也和中医理论基础的整体性方面相契合。对非单一成分药物的质量控制而言，指纹图谱能全面、综合地反映和控制中药或天然药物质量。

中药指纹图谱按测定方法可分为两大类，即中药化学指纹图谱和中药生物指纹图谱。化学指纹图谱在中药制剂分析方面应用广泛，主要有光谱法和色谱法，如紫外光谱（UV）、红外光谱（IR）、质谱（MS）、核磁共振谱（NMR）、薄层色谱（TLC）、气相色谱（GC）、高效液相色谱（HPLC）及联用技术如HPLC-MS、HPLC-NMR等。其中HPLC指纹图谱具有高效、快速、样品适用性广等优点，成为应用最为广泛的方法。

为了保证中药制剂的质量稳定、可控，需要在固定中药材品种、产地和采收期的前提下，制定中药材、有效部位或中间体、制剂的指纹图谱。

## 【学习要求】

掌握中药指纹图谱建立的一般步骤与方法，掌握中药材及其制剂的指纹图谱制定的关键技术要求，熟悉中药指纹图谱建立的一般原则与主要特点，了解指纹图谱标准的主要呈现形式与判断标准。

## 任务一　制剂中处方药材指纹图谱

### 【学习目标】

1. 知识目标

掌握药材选用要求与药材预处理要求；熟悉参照物制备与指纹图谱中共有峰标定要求，

熟悉指纹图谱的判断标准，了解指纹图谱评价方法。

### 2. 能力目标

能够依据制剂处方中药材的应用情况，科学合理地完成药材的选择（种属、产地、采收期等）；能够结合制备工艺与药材成分特点，完成供试品的制备；能够依据指纹图谱要求，完成验证试验。

### 3. 素质目标

了解指纹图谱整体性特点，养成从整体、宏观上相互联系地认识事物的方法。

## 课堂讨论

人天同构是《内经》天人合一观的表达。《内经》认为人的身体结构体现了天地的结构。这里把人体形态结构与天地万物一一对应起来，人体仿佛是天地的缩影，其目的在于强调人的存在与自然存在的统一性。中药是在中医药理论指导下用药，进行辨证施治，阴阳调和，体现出疾病治疗的整体观。

中药的质量控制在许多方面也体现出了这种整体观。中药指纹图谱正是反映药物治疗的整体性与系统性，也是中医药整体观的体现。中药通常是多组分在疾病预防治疗上发挥协同作用，而不是某个单一成分的作用。中药的整体观、和谐观也体现出中国的优秀传统文化。

讨论：1. 中药的质量标准有哪些特点？
2. 中药的质量控制方法中有哪些体现出质量控制的整体观？

## 【任务要求】

熟悉霍山石斛的产地、生产与采收加工情况；了解石斛与霍山石斛的化学成分组成情况；掌握指纹图谱检查一般方法。

## 【任务准备】

霍山石斛、夏佛塔苷对照品、乙腈、甲醇、乙酸铵及纯化水、高效液相色谱仪、电子分析天平、粉碎机、超声波清洗器、高速离心机及药典筛等。

## 【相关知识】

中药指纹图谱的建立是要反映中药所含化学成分的种类与数量，进而反映中药的质量，达到质量控制的目的。

## 一、中药指纹图谱建立的原则

### 1. 整体性

指纹图谱所反映的化学成分应包括中药中有效部位所含的大部分种类，并含有中药中的指标性成分或特征性成分。

### 2. 特征性

指纹图谱中所反映的化学成分具有较高的选择性，这些信息特征的结果可以区分中药的真伪并能反映自身质量的优劣。

### 3. 稳定性

指所建立的指纹图谱在规定的方法与条件下，不同的操作者和不同的实验室都能做出一致的指纹图谱，误差在可接受的范围内。

## 二、指纹图谱主要研究内容

主要包括：结合制剂工艺的具有特征性的提取物的研究；中药指纹图谱的建立；指纹图谱中特征峰与指纹峰的解析；药材指纹图谱与中药制剂指纹图谱的相关性。

## 三、药材指纹图谱建立的方法与步骤

### 1. 样品收集

来源准确、质量稳定的药材样本是指纹图谱建立的基础。药材首先要正本清源，弄清包括原植物、动物的科名、中文名、拉丁学名、药用部位、产地、采收季节、产地加工、炮制方法等，矿物药包括矿物的类、族、矿石名或岩石名、主要成分、产地、产地加工、炮制方法等。动、植物药材均应固定品种、药用部位、产地、采收期、产地加工和炮制方法，矿物药应固定产地和炮制、加工方法。

### 2. 供试品制备

应结合三个方面，即制药工艺、药材化学成分的性质及检测方法，选择适宜的方法进行制备。制备方法应使该中药材的主要化学成分在指纹图谱中体现。对于仅提取其中某类或数类成分的中药材，除按化学成分的性质提取各类成分制定指纹图谱外，还需制剂制备工艺制备供试品，制定指纹图谱，用以分析药材与制剂指纹图谱的相关性。

### 3. 参照物制备

制定指纹图谱应设立参照物，应根据供试品中所含成分的性质，选择适宜的对照品作为参照物。如果没有适宜的对照品，可选择适宜的内标物作为参照物。参照物的制备应根据检测方法的需要，选择适宜的方法进行。此外，参照物的理化性质应较为稳定，保留时间适中。

### 4. 测定方法

包括测定方法、仪器、试剂、测定条件等。应依据药材所含化学成分的理化性质，选择适宜的测定方法。一般优先考虑色谱方法。目前应用最多的方法为HPLC法，检测器可以选择UV、ELSD及质谱等检测器类型。对于成分复杂的药材，必要时可以考虑采用多种测定方法，建立多张指纹图谱。以色谱方法制定指纹图谱所采用的色谱柱、薄层板、试剂、测定条件等应固定；以光谱方法制定指纹图谱，相应的测定条件也应固定。

霍山石斛特征图谱见图7-1。

## 四、指纹图谱与技术要求

### 1. 指纹图谱

根据供试品的检测结果，建立指纹图谱。采用高效液相色谱法和气相色谱法制定指纹图谱，其指纹图谱的记录时间一般为1小时；采用薄层扫描法制定指纹图谱，必须提供从原点至溶剂前沿的图谱；采用光谱方法制定指纹图谱，必须按各种光谱的相应规定提供全谱。对于化学成分类型复杂的品种，必要时可建立多张指纹图谱。指纹图谱的建立：根据10批次

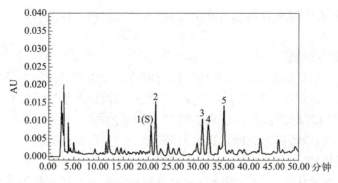

图7-1 霍山石斛特征图谱

峰1（S）—夏佛塔苷

以上供试品的检测结果所给出的相关参数，制定指纹图谱。

**2. 共有峰的标定**

采用色谱方法制定指纹图谱，应依据参照物的保留时间，计算指纹峰的相对保留时间。根据10批次以上供试品的检测结果，标定药材的共有指纹峰。色谱法采用相对保留时间标定指纹峰，光谱法采用波长或波数标定指纹峰。

**3. 共有指纹峰面积的比值**

以对照品作为参照物的指纹图谱，以参照物峰面积作为1，计算各共有指纹峰面积与参照峰面积的比值；以内标物作为参照物的指纹图谱，则以共有指纹峰中其中一个峰（要求峰面积相对较大、较稳定的共有峰）的峰面积作为1，计算其他各共有指纹峰面积的比值。各共有指纹峰的面积比值必须相对固定。中药材的供试品图谱中各共有峰面积的比值与指纹图谱各共有峰面积的比值比较，单峰面积占总峰面积大于或等于20%的共有峰，其差值不得大于±20%；单峰面积占总峰面积大于或等于10%，而小于20%的共有峰，其差值不得大于±25%；单峰面积占总峰面积小于10%的共有峰，峰面积比值不作要求，但必须标定相对保留时间。未达基线分离的共有峰，应计算该组峰的总峰面积作为峰面积，同时标定该组各峰的相对保留时间。

**4. 非共有峰面积**

药材供试品的图谱与指纹图谱比较，非共有峰总面积一般不得大于总峰面积的10%。

## 五、数据处理与结果评价

中药指纹图谱给出的有关药品质量信息一般较为丰富。随着技术的发展，也为指纹图谱的评价提供了有效的方法。

**1. 相似度评价方法**

相似度（similarity）计算是将一张指纹图谱作为一个$n$维向量$x(x_1, x_2, x_3, \cdots, x_n)$，相似度系对两指纹图谱向量进行一定的运算所得。相似度算法主要有相关系数法、夹角余弦法、距离方法（马氏距离、欧氏距离、明氏距离）、模糊相关法等。利用相似度来判定指纹图谱的相似情况，符合指纹图谱的整体性和模糊性特征，是指纹图谱评价中应用最多的方法。国家药典委员会颁布的《中药色谱指纹图谱相似度评价系统》软件具有对指纹图谱的相关参数进行自动匹配，标定药材的共有指纹峰，给出对照指纹图谱，计算相似度等功能。相似度评价指标，针对的目标不再是图谱上的某个峰，而是将图谱上所标示的指纹峰作为一个向量来处理，全面反映指纹图谱之间的共性和个性差异，提高了指纹图谱的信息利用率。如

《中国药典》中收载的注射用双黄连（冻干）、清开灵注射液等指纹图谱的评价方法采用的是相似度评价法。

#### 2. 相对保留值评价法

指纹图谱中另一常见的评价方法是相对保留值法，采用相对保留值评价的指纹图谱一般称为特征图谱。该法是以参照物色谱峰的保留时间和峰面积为基准，计算特征图谱中特征峰的相对保留时间和相对峰面积，并规定出适当的限度范围，作为判断标准，进行评价。如《中国药典》中收载的金银花、天麻及霍山石斛等。

#### 3. 化学模式识别法

是依据中药所含的化学成分，用计算机对其进行分类或描述。依据化学计量学的理论依据，一些评价中药化学特征指纹图谱的方法开始得到应用。方法主要有：主成分分析法、系统聚类分析、模糊聚类分析、人工神经网络识别系统等。

## 六、注意事项

#### 1. 药材来源

对于多来源的中药材，应固定单一品种。对于多药用部位的中药材，应固定单一药用部位。

#### 2. 检测方法

依据制剂工艺和药材所含化学成分的理化性质选择相应的提取方法和检测方法。应说明选择检测方法的依据和方法的适用性，并确定指纹图谱的稳定性、精密度和重现性。对于所含成分类型较多的药材，如用一种检测方法或一张图谱不能较完整地反映药材的固有特性，可以建立多张指纹图谱。指纹图谱所采用的色谱柱、薄层板等应固定厂家和型号、规格，试剂、测定条件等应固定。采用光谱法建立指纹图谱，其相应的检测条件也应固定。

### 【任务实施】

## 霍山石斛特征图谱的测定

### 一、任务分析

本品为兰科植物霍山石斛 *Dendrobium huoshanense* C.Z.Tang et S.J.Cheng 的新鲜或干燥茎。在《中国药典》中需要对霍山石斛进行特征图谱的测定，并应符合药品标准。

### 二、任务步骤

#### 1. 色谱条件与系统适用性试验

以十八烷基硅烷键合硅胶为填充剂；以乙腈-甲醇溶液（1：1）为流动相A，0.01mol/L乙酸铵溶液为流动相B，按下述梯度洗脱程序进行梯度洗脱；流速为每分钟0.8ml；柱温40℃；检测波长为340nm。理论板数按夏佛塔苷峰计算应不低于5000。

梯度洗脱程序为：0～20分钟，A 14%→18%；20～35分钟，A 18%→22%；35～45分钟，A 22%→26%；45～55分钟，A 26%→30%。

#### 2. 参照物溶液的制备

取霍山石斛对照药材约1g，加入甲醇50ml，超声处理30分钟（功率250W，频率50kHz），取出，放冷，滤过，滤液浓缩至5ml，作为对照药材参照物溶液。另取夏佛塔苷对照品加甲醇制成每1ml含50μg的溶液，作为对照品参照物溶液，即得。

**3. 供试品溶液的制备**

取本品（鲜品干燥后粉碎）粉末（过三号筛）约1g，同对照药材参照物溶液制备方法，制成供试品溶液，即得。

测定法　分别精密吸取上述参照物溶液与供试品溶液各5～20μl，注入液相色谱仪，记录色谱图，即得。

供试品色谱中应呈现5个特征峰，并应与对照药材参照物色谱峰中的5个特征峰保留时间相对应，其中峰1应与对照品参照物峰保留时间相对应。

## 三、任务报告

以书面形式完成任务报告的撰写。

## 四、任务评价

任务评价主要从任务准备、任务过程、任务报告几个方面进行评价，详细内容见下表。

**任务考核评价表**

| 考核任务 | 评价点 | 评价标准 | 分值 | 得分 |
|---|---|---|---|---|
| 霍山石斛特征图谱的测定 | 任务准备 | 完成实验方案设计及其他相关器材和试药的准备 | 10 | |
| | | 完成HPLC启动、流动相配置及仪器参数设置 | 10 | |
| | 任务过程 | 完成供试品与参照物的配制；按标准完成供试品与参照物的进样 | 40 | |
| | | 完成数据分析与图谱保存、打印 | 20 | |
| | 任务报告 | 报告格式规范，书写工整，内容完整，条理清晰，结果正确 | 20 | |
| | | 合计 | 100 | |

# 任务二　中药制剂指纹图谱

## 【学习目标】

**1. 知识目标**

掌握中药制剂指纹图谱建立与测定的一般方法与主要步骤；熟悉参照物制备与指纹图谱中共有峰标定要求，熟悉指纹图谱的判断标准，了解指纹图谱评价方法。

**2. 能力目标**

能够依据指纹图谱要求，完成指纹图谱检查中相关制剂、中间体和药材样品的收集；能够依据要求完成制剂样品的预处理，并能完成制剂指纹图谱的验证试验；能够完成制剂指纹图谱相关性分析和指纹峰的确认。

**3. 素质目标**

通过课程学习，能够深入体会和践行"四个最严"中对药品质量和标准的要求。

> **课堂讨论**
>
> 　　2015年5月，习近平总书记在主持中央政治局第二十三次集体学习时强调，要切实加强食品药品安全监管，用最严谨的标准、最严格的监管、最严厉的处罚、最严肃的问责，加快建立科学完善的食品药品安全治理体系，坚持产管并重，严把从农田到餐桌，从实验室到医院的每一道防线。食品药品安全标准是公众健康的重要保障、生产者的基本遵循、监管部门的执法依据。
> 　　讨论：1. 随着科技的进步，药品标准也在不断发展和提升，中药指纹图谱的应用在药品标准的提升中主要表现在哪些方面？
> 　　　　2. 有关安全性在中药制剂标准中有哪些体现，作为从业者，可以从哪些方面落实"四个最严"的要求？

## 【任务要求】

　　熟悉注射用双黄连（冻干）的处方组成、制法；熟悉注射用双黄连（冻干）指纹图谱测定的系统适用性试验；掌握中药注射剂指纹图谱测定方法与评价方法。

## 【任务准备】

　　注射用双黄连（冻干）、绿原酸对照品、甲醇、冰醋酸及纯化水、高效液相色谱仪、电子分析天平、超声波清洗器、高速离心机等。

## 【相关知识】

　　中药制剂指纹图谱系指中药制剂经适当处理后，采用一定的分析手段，得到的能够标示该制剂特性的共有峰的图谱。指纹图谱是目前中药制剂质量控制较常用的技术，能较全面地反映中药成分间的复杂性和药材、中间体的相关性，可监测中药制剂的真伪、优劣、稳定性并优化其生产工艺，从整体和全过程实现质量控制。

　　中药制剂指纹图谱主要试验内容包括供试品和参照物的制备、检测方法、指纹图谱及技术参数等。

## 一、中药制剂指纹图谱建立的方法与步骤

### 1. 研究对象的确定

　　在综合文献与试验研究的基础上，尽可能详尽地认识制剂处方药材、中间体及成品中所含成分的种类及其理化性质，找出制剂中的主要成分或药效成分，作为制剂和中间体指纹图谱的主要测定对象，即解析检测目标。

### 2. 样品收集

　　制剂样品的收集应遵循以下3个原则。一是，具有足够的样本量，应收集不同时期，仍在有效期内，并符合药品标准，不少于10批次的中药制剂；二是，收集的样本应有代表性，收集的样品最好是市售的样品，特殊情况下，至少应是中试规模的样品；三是，应收集制药工艺成熟，经过充分验证的批次。

### 3. 检测方法

应依据制剂中主要研究对象的理化性质，选择合适的测定方法。大多数化合物可采用 HPLC 法。比如黄芪中黄酮、皂苷、生物碱、酚酸、香豆素等成分类型。对于富含挥发性成分的制剂应选用 GC 法。上述方法难以分别检测目标组分时，可考虑使用其他分析方法，如 TLC 和 CE 等。

### 4. 参照物的选择

一般选用样品中含量较高且较稳定的一个主要活性成分或指标成分作为参照物（S）。参照物主要用于指纹图谱技术参数的确定，如特征峰（共有峰）的相对保留时间、相对峰面积的比值等，并有助于图谱的稳定性、重现性的观察。

## 二、制剂指纹图谱及技术参数

### 1. 指纹图谱

根据供试品的检测结果，建立指纹图谱。采用高效液相色谱法和气相色谱法制定指纹图谱，其指纹图谱的记录时间一般为 1 小时；采用薄层扫描法制定指纹图谱，应提供从原点至溶剂前沿的图谱；采用光谱方法制定指纹图谱，必须按各种光谱的相应规定提供全谱。对于化学成分类型复杂的中药制剂、有效部位和中间体，特别是中药复方制剂，必要时建立多张指纹图谱。指纹图谱的建立方法参见药材部分。指纹图谱的专属性、精密度、稳定性应进行充分的验证。注射用双黄连（冻干）指纹图谱见图 7-2。

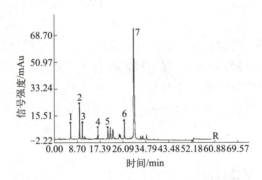

图 7-2 注射用双黄连（冻干）指纹图谱

### 2. 共有指纹峰的标定

依据 10 批次以上供试品的检测结果，标定共有指纹峰。色谱法采用相对保留时间标定指纹峰，光谱法采用波长或波数标定指纹峰。色谱峰的相对保留时间根据参照物的保留时间计算。

### 3. 共有指纹峰面积的比值

以对照品作为参照峰的指纹图谱，以参照物峰面积作为 1，计算各共有指纹峰面积与参照物峰面积的比值；以内标物作为参照物的指纹图谱，则以共有指纹峰中其中一个峰（峰面积相对较大、较稳定的共有峰）的峰面积作为 1，计算其他各共有指纹峰面积的比值。

各共有指纹峰的面积比值应相对固定。供试品图谱中各共有峰面积的比值与指纹图谱中各共有峰面积的比值比较，单峰面积占总峰面积大于或等于 20% 的共有峰，其差值一般不得大于 ±20%；单峰面积占总峰面积大于或等于 10%，而小于 20% 的共有峰，其差值一般不得大于 ±25%；单峰面积占总峰面积大于或等于 5%，而小于 10% 的共有峰，其差值一般不得大于 ±30%；单峰面积占总峰面积小于 5% 的共有峰，峰面积比值不作要求，但应标定相对保留时间。

未达基线分离的共有峰，应计算该组峰的总峰面积作为峰面积，同时标定该组各峰的相对保留时间。以光谱方法制定指纹图谱，参照色谱方法的相应要求。

### 4. 非共有峰面积

供试品图谱与指纹图谱比较，非共有峰总面积不得大于总峰面积的5%。

## 三、药材、有效部位、中间体和制剂指纹图谱之间的相关性

为了确保制备工艺的科学性和稳定性，应依据药材、有效部位、中间体和制剂的指纹图谱，标定各图谱之间的相关性，认识药物在生产过程中，主要化学成分及指标性化学成分的变化规律，提升药品质量控制水平。

## 四、数据处理与结果评价

中药制剂指纹图谱数据处理和结果评价可以参见药材指纹图谱部分内容。以相似度进行评价，样品和对照指纹图谱或样品和对照提取物间的相似度一般在0.85～1.0之间，中药注射剂一般在0.90～1.0之间。

## 【任务实施】

# 注射用双黄连（冻干）指纹图谱的测定

## 一、任务分析

注射用双黄连（冻干）是由连翘、金银花、黄芩三味药材经过提取、分离、纯化和制剂工艺得到粉针剂。在《中国药典》中需要对成品进行指纹图谱的测定，供试品色谱图应与对照指纹图谱基本一致，有相对应的7个特征峰。按中药色谱指纹图谱相似度评价系统，除溶剂峰和7号峰外，供试品指纹图谱与对照指纹图谱经相似度计算，相似度不得低于0.90。

## 二、任务步骤

### 1. 色谱条件与系统适用性试验

以十八烷基硅烷键合硅胶为填充剂，YMC-Pack ODS-A色谱柱（柱长为150mm，内径为4.6mm）；以甲醇为流动相A，以0.25%冰醋酸为流动相B，按下述梯度洗脱程序进行梯度洗脱；检测波长为350nm；柱温为30℃；流速为每分钟1ml。理论板数按绿原酸峰计算应不低于6000。

梯度洗脱程序为：0～15分钟，A 15%→35%；15～20分钟，A 35%；20～50分钟，A 35%→100%。

### 2. 参照物溶液的制备

取绿原酸对照品适量，精密称定，加50%甲醇制成每1ml含40μg的溶液，作为对照品溶液。

### 3. 供试品溶液的制备

取本品5支的内容物，混匀，取10mg，精密称定，置10ml量瓶中，加50%甲醇8ml，超声处理（功率250W，频率33kHz）20分钟使溶解，放冷，加50%甲醇至刻度，摇匀，作为供试品溶液。

测定法 分别精密吸取对照品溶液与供试品溶液各10μl，注入液相色谱仪，记录60分钟内的色谱图。

## 三、任务报告

以书面形式完成任务报告的撰写。

## 四、任务评价

任务评价主要从任务准备、任务过程、任务报告几个方面进行评价，详细内容见下表。

任务考核评价表

| 考核任务 | 评价点 | 评价标准 | 分值 | 得分 |
|---|---|---|---|---|
| 注射用双黄连（冻干）指纹图谱的测定 | 任务准备 | 完成实验方案设计及其他相关器材和试药的准备 | 10 | |
| | | 完成HPLC启动、流动相配置及仪器参数设置 | 10 | |
| | 任务过程 | 完成供试品与参照物的配制；按标准完成供试品与参照物的进样 | 40 | |
| | | 完成数据分析与图谱保存、打印 | 20 | |
| | 任务报告 | 报告格式规范、书写工整，内容完整，条理清晰，结果正确 | 20 | |
| | | 合计 | 100 | |

## 目标检测 >>>

### 一、单项选择题

1. 中药指纹图谱是指（　　）。
   A. 中药材经适当处理后，得到的高效液相色谱图
   B. 中药制剂经适当处理后，得到的光谱图
   C. 中药提取物经适当处理后，得到的高效液相色谱图
   D. 中药材、中药提取物或中药制剂经适当处理后，得到的能够表示该中药特性的共有峰图谱

2. 中药指纹图谱研究中样品采集应（　　）。
   A. 大于5批　　B. 小于10批　　C. 大于10批　　D. 大于20批

3. 中药指纹图谱的测定技术涉及众多，下列不属于中药指纹图谱研究的测定技术是（　　）。
   A. 高效液相色谱法　　B. 溶点测定法
   C. 气相色谱法　　D. 红外光谱法

4. 中药指纹图谱是一种综合的（　　）质控技术。
   A. 结构分析　　B. 安全检查　　C. 半定量鉴别　　D. 定量分析

5. 中药指纹图谱研究中，供试品取样量应不少于（　　）。
   A. 1次检验量　　B. 2次检验量　　C. 3次检验量　　D. 4次检验量

6. 建立中药指纹图谱的测定分析技术方法，首选（　　）。
   A. 色谱法　　B. 光谱法　　C. 化学分析法　　D. X射线衍射法

7. 中药指纹图谱的特征性是指所反映的化学信息应具有（　　）。
   A. 相对均一性　　　B. 明显相同性　　　C. 高度选择性　　　D. 较好稳定性
8. 中药自身的"化学条码"是体现出中药指纹图谱的（　　）。
   A. 系统性　　　B. 整体性　　　C. 特征性　　　D. 稳定性
9. 关于样品收集的问题，下列说法错误的是（　　）。
   A. 原药材尽可能固定产地、采收期和炮制方法
   B. 中药制剂样品的收集应重点选择工艺稳定的批次
   C. 不可将同一批次样品分散成数个批次充当样品
   D. 样品不需要留样
10. 指纹图谱的建立和辨识应注意指纹特征的（　　）。
    A. 整体性　　　B. 模糊性　　　C. 均一性　　　D. 稳定性

## 二、多项选择题

1. 中药指纹图谱建立的原则包括（　　）。
   A. 整体性　　　B. 重复性　　　C. 特征性
   D. 稳定性　　　E. 相同性
2. 中药指纹图谱的整体性，可以用于鉴别（　　）。
   A. 中药材的真伪　　　　　　　B. 评价原料药材与成方制剂之间的相关性
   C. 监控中药制剂批间质量的稳定性　　　D. 评价中药材的品质
   E. 监控中药提取物的质量
3. 中药指纹图谱与特征图谱有效控制中药质量的环节有（　　）。
   A. 药材生产　　　B. 药材采收加工　　　C. 中药提取物
   D. 中药制剂　　　E. 中药制剂原料
4. 中药指纹图谱按研究方法可分为（　　）。
   A. 中药化学指纹图谱　　　　　B. 中药材指纹图谱
   C. 中药生物学指纹图谱　　　　D. 中药制剂原料药指纹图谱
   E. 中药制剂指纹图谱
5. 建立中药指纹图谱的测定技术有（　　）。
   A. HPLC　　　B. GC　　　C. TLCS　　　D. IR
   E. MS
6. 建立指纹图谱的一般程序包括（　　）。
   A. 供试品溶液的制备　　　B. 参照物的选择　　　C. 指纹图谱测定
   D. 指纹图谱的建立　　　　E. 指纹图谱的辨识
7. 指纹图谱或特征图谱须经过方法学验证，内容包括（　　）。
   A. 专属性　　　B. 耐用性　　　C. 重复性
   D. 重现性　　　E. 仪器的精密度
8. 中药指纹图谱的技术参数主要包括（　　）。
   A. 总峰面积　　　　　　　　　B. 各共有峰的相对保留时间
   C. 各共有峰的峰面积比值　　　D. 非共有峰面积
   E. 共有峰的数目
9. 指纹图谱耐用性考察的内容包括（　　）。

A. 不同分析人员
B. 不同厂家仪器
C. 不同色谱柱
D. 不同流速、不同柱温
E. 流动相pH值的微小变动

10. 下列说法正确的是（　　）。
A. 特征图谱的辨识应从整体角度综合考虑
B. 样品的制备应使药材中的某类特征成分较多地在特征图谱中反映出来
C. 建立提取物特征图谱的同时应建立药材的相应图谱
D. 原药材、中间体、成方制剂特征图谱应具有相关性
E. 提取物特征图谱的建立可以不考察工艺过程中谱图的变化

三、简答题
1. 中药指纹图谱的建立有哪些步骤？
2. 中药指纹图谱有哪些应用？
3. 简述中药指纹图谱建立的基本原则。
4. 中药指纹图谱样品收集时，有哪些注意事项？
5. 建立中药指纹图谱时，选择参照物的依据是什么？
6. 建立中药指纹图谱时，有哪些方法学验证项目？

# 目标检测参考答案

### 项目一 中药制剂分析的基础知识

一、单项选择题

1. D  2. D  3. D  4. B  5. B  6. B  7. A  8. C  9. C  10. C

二、多项选择题

1. ABCD  2. ACDE  3. ABCD  4. BCDE  5. CDE

三、简答题（略）

### 项目二 中药制剂的鉴别技术

一、单项选择题

1. C  2. D  3. A  4. B  5. B  6. C  7. D  8. B  9. B  10. A

二、多项选择题

1. ACE  2. ABDE  3. ABCE  4. ACDE  5. ABCD

三、简答题（略）

### 项目三 中药制剂的常规检查技术

一、单项选择题

1. C  2. C  3. B  4. A  5. B  6. B  7. D  8. B  9. A  10. D  11. D  12. B
13. A  14. C  15. D  16. A  17. C  18. C  19. B  20. B

二、多项选择题

1. ABCD  2. ABCDE  3. ACD  4. ABCE  5. BDE

三、简答题（略）

### 项目四 中药制剂的杂质检查技术

一、单项选择题

1. B  2. C  3. A  4. B  5. D  6. C  7. A  8. A  9. D  10. B  11. C  12. A
13. D  14. C  15. A  16. C  17. B  18. B  19. C  20. A

二、多项选择题

1. ABCDE  2. ABE  3. ACE  4. CD  5. ADE  6. ABCDE  7. BDE  8. AD
9. AD  10. ADE

三、简答题（略）

### 项目五 中药制剂的卫生学检查技术

一、单项选择题

1. D  2. C  3. C  4. C  5. D  6. C  7. A  8. A  9. D  10. C  11. B  12. A  13. C

二、多项选择题
1. ABC   2. ACD   3. ACE   4. CD   5. ADE   6. ABCDE   7. ABCD   8. AD
9. BCD   10. ABCDE

三、简答题（略）

## 项目六　中药制剂的含量测定技术

一、单项选择题
1. B   2. C   3. C   4. C   5. B   6. D   7. A   8. B   9. D   10. D

二、多项选择题
1. ABC   2. BD   3. BCD   4. AD   5. ACD   6. AB   7. ABCDE   8. ABC   9. ABCD

三、简答题（略）

## 项目七　中药指纹图谱技术

一、单项选择题
1. D   2. C   3. B   4. C   5. C   6. A   7. C   8. C   9. D   10. A

二、多项选择题
1. ACD   2. ABCDE   3. ABCDE   4. AC   5. ABCD   6. ABCDE   7. ABCDE   8. ABCD
9. ABCDE   10. ABCD

三、简答题（略）

# 附　录

## 附录一　常用试液及其配制

**乙醇制对二甲氨基苯甲醛试液**　取对二甲氨基苯甲醛1g，加乙醇9.0ml与盐酸2.3ml使溶解，再加乙醇至100ml，即得。

**乙醇制氢氧化钾试液**　可取用乙醇制氢氧化钾滴定液（0.5mol/L）。

**乙醇制氨试液**　取无水乙醇，加浓氨溶液使每100ml中含$NH_3$ 9～11g，即得。本液应置橡皮塞瓶中保存。

**乙醇制硝酸银试液**　取硝酸银4g，加水10ml溶解后，加乙醇使成100ml，即得。

**乙醇制硫酸试液**　取硫酸57ml，加乙醇稀释至1000ml，即得。本液含$H_2SO_4$应为9.5%～10.5%。

**乙醇制溴化汞试液**　取溴化汞2.5g，加乙醇50ml，微热使溶解，即得。本液应置玻璃塞瓶中，在暗处保存。

**二乙基二硫代氨基甲酸钠试液**　取二乙基二硫代氨基甲酸钠0.1g，加水100ml溶解后，滤过，即得。

**二乙基二硫代氨基甲酸银试液**　取二乙基二硫代氨基甲酸银0.25g，加三氯甲烷适量与三乙胺1.8ml，加三氯甲烷至100ml，搅拌使溶解，放置过夜，用脱脂棉滤过，即得。本液应置棕色玻璃瓶中，密塞，置阴凉处保存。

**二硝基苯试液**　取间二硝基苯2g，加乙醇使溶解成100ml，即得。

**二硝基苯甲酸试液**　取3,5-二硝基苯甲酸1g，加乙醇使溶解成100ml，即得。

**二硝基苯肼乙醇试液**　取2,4-二硝基苯肼1g，加乙醇1000ml使溶解，再缓缓加入盐酸10ml，摇匀，即得。

**二硝基苯肼试液**　取2,4-二硝基苯肼1.5g，加硫酸溶液（1→2）20ml，溶解后，加水使成100ml，滤过，即得。

**三硝基苯酚试液**　本液为三硝基苯酚的饱和水溶液。

**三氯化铁试液**　取三氯化铁9g，加水使溶解成100ml，即得。

**三氯化铝试液**　取三氯化铝1g，加乙醇使溶解成100ml，即得。

**三氯化锑试液**　本液为三氯化锑饱和的三氯甲烷溶液。

**水合氯醛试液**　取水合氯醛50g，加水15ml与甘油10ml使溶解，即得。

**甘油乙醇试液**　取甘油、稀乙醇各1份，混合，即得。

**甘油醋酸试液**　取甘油、50%醋酸与水各1份，混合，即得。

**四苯硼钠试液**　取四苯硼钠0.1g，加水使溶解成100ml，即得。

**对二甲氨基苯甲醛试液** 取对二甲氨基苯甲醛0.125g，加无氮硫酸65ml与水35ml的冷混合液溶解后，加三氯化铁试液0.05ml，摇匀，即得。本液配制后在7日内应用。

**亚铁氰化钾试液** 取亚铁氰化钾1g，加水10ml使溶解，即得。本液应临用新制。

**亚硝基铁氰化钠试液** 取亚硝基铁氰化钠1g，加水使溶解成20ml，即得。本液应临用新制。

**亚硝酸钠乙醇试液** 取亚硝酸钠5g，加60%乙醇使溶解成1000ml，即得。

**亚硝酸钴钠试液** 取亚硝酸钴钠10g，加水使溶解成50ml，滤过，即得。

**过氧化氢试液** 取浓过氧化氢溶液（30%），加水稀释成3%的溶液，即得。

**钌红试液** 取10%醋酸钠溶液1～2ml，加钌红适量使呈酒红色，即得。本液应临用新制。

**间苯三酚试液** 取间苯三酚0.5g，加乙醇使溶解成25ml，即得。本品应置玻璃塞瓶内，在暗处保存。

**间苯三酚盐酸试液** 取间苯三酚0.1g，加乙醇1ml，再加盐酸9ml，混匀。本液应临用时新制。

**茚三酮试液** 取茚三酮2g，加乙醇使溶解成100ml，即得。

**钒酸铵试液** 取钒酸铵0.25g，加水使溶解成100ml，即得。

**变色酸试液** 取变色酸钠50mg，加硫酸与水的冷混合液（9∶4）100ml使溶解，即得。本液应临用新制。

**草酸铵试液** 取草酸铵3.5g，加水使溶解成100ml，即得。

**茴香醛试液** 取茴香醛0.5ml，加醋酸50ml使溶解，加硫酸1ml，摇匀，即得。本液应临用新制。

**钨酸钠试液** 取钨酸钠25g，加水72ml溶解后，加磷酸2ml，摇匀，即得。

**品红亚硫酸试液** 取碱式品红0.2g，加热水100ml溶解后，放冷加亚硫酸钠溶液（1→10）20ml、盐酸2ml，用水稀释至200ml，加活性炭0.1g，搅拌并迅速滤过，放置1小时以上，即得。本液应临用新制。

**香草醛试液** 取香草醛0.1g，加盐酸10ml使溶解，即得。

**香草醛硫酸试液** 取香草醛0.2g，加硫酸10ml使溶解，即得。

**氢氧化钙试液** 取氢氧化钙3g，置玻璃瓶中，加水1000ml，密塞。时时猛力振摇，放置1小时，即得。用时倾取上清液。

**氢氧化钠试液** 取氢氧化钠4.3g，加水溶解成100ml，即得。

**氢氧化钡试液** 取氢氧化钡，加新沸过的冷水使成饱和溶液，即得。本液应临用新制。

**氢氧化钾试液** 取氢氧化钾6.5g，加水使溶解成100ml，即得。

**重铬酸钾试液** 取重铬酸钾7.5g，加水使溶解成100ml，即得。

**盐酸羟胺试液** 取盐酸羟胺3.5g，加60%乙醇使溶解成100ml，即得。

**钼硫酸试液** 取钼酸铵0.1g，加硫酸10ml使溶解，即得。

**钼酸铵试液** 取钼酸铵10g，加水使溶解成100ml，即得。

**钼酸铵硫酸试液** 取钼酸铵2.5g，加硫酸15ml，加水使溶解成100ml，即得。本液配制后两周内应用。

**铁氰化钾试液** 取铁氰化钾1g，加水10ml使溶解，即得。本液应临用新制。

**氨试液** 取浓氨溶液400ml，加水使成1000ml，即得。

**氨制硝酸银试液** 取硝酸银1g，加水20ml溶解后，滴加氨试液，随加随搅拌，至初起的沉淀将近全溶，滤过，即得。本液应置棕色瓶中，在暗处保存。

**氨制氯化铜试液** 取氯化铜22.5g，加水200ml溶解后，加浓氨试液100ml，摇匀，即得。

**高锰酸钾试液** 可取用高锰酸钾滴定液（0.02mol/L）。

**高氯酸试液** 取70%高氯酸13ml，加水500ml，用70%高氯酸精确调至pH 0.5，即得。

**高氯酸铁试液** 取70%高氯酸10ml，缓缓分次加入铁粉0.8g，微热使溶解，放冷，加无水乙醇稀释至100ml，即得。用时取上液20ml，加70%高氯酸6ml，用无水乙醇稀释至500ml。

**α-萘酚试液** 取15%的α-萘酚乙醇溶液10.5ml，缓缓加硫酸6.5ml，混匀后再加乙醇40.5ml及水4ml，混匀，即得。

**硅钨酸试液** 取硅钨酸10g，加水使溶解成100ml，即得。

**硝铬酸试液** ①取硝酸10ml，加入100ml水中，混匀。②取三氧化铬10g，加水100ml使溶解。用时将二液等量混合，即得。

**硝酸汞试液** 取黄氧化汞40g，加硝酸32ml与水15ml使溶解，即得。本液应置玻璃塞瓶中，在暗处保存。

**硝酸银试液** 可取用硝酸银滴定液（0.1mol/L）。

**硫化氢试液** 本液为硫化氢的饱和水溶液。本液置棕色瓶内，在暗处保存。本液如无明显的硫化氢臭，或与等容的三氯化铁试液混合时不能生成大量的硫黄沉淀，即不适用。

**硫化钠试液** 取硫化钠1g，加水使溶解成10ml，即得。本液应临用新制。

**硫代乙酰胺试液** 取硫代乙酰胺4g，加水使溶解成100ml，置冰箱中保存。临用前取1.0ml加入混合液（由1mol/L氢氧化钠溶液15ml、水5.0ml及甘油20ml组成）5.0ml，置水浴上加热20秒，冷却，立即使用。

**硫脲试液** 取硫脲10g，加水使溶解成100ml，即得。

**硫氰酸汞铵试液** 取硫氰酸铵5g与二氯化汞4.5g，加水使溶解成100ml，即得。

**硫氰酸铵试液** 取硫氰酸铵8g，加水使溶解成100ml，即得。

**硫酸亚铁试液** 取硫酸亚铁结晶8g，加新沸过的冷水100ml使溶解，即得。本液应临用新制。

**硫酸汞试液** 取黄氧化汞5g，加水40ml后，缓缓加硫酸20ml，随加随搅拌，再加水40ml，搅拌使溶解，即得。

**硫酸铜试液** 取硫酸铜12.5g，加水使溶解成100ml，即得。

**硫酸镁试液** 取未风化的硫酸镁结晶12g，加水使溶解成100ml，即得。

**紫草试液** 取紫草粗粉10g，加90%乙醇100ml，浸渍24小时后，滤过，滤液中加入等量的甘油，混合，放置2小时，滤过，即得。本液应置棕色玻璃瓶中，在2个月内应用。

**氯试液** 本液为氯的饱和水溶液。本液应临用新制。

**氯化亚锡试液** 取氯化亚锡1.5g，加水10ml与少量的盐酸使溶解，即得。本液应临用新制。

**氯化金试液** 取氯化金1g，加水35ml使溶解，即得。

**氯化钙试液** 取氯化钙7.5g，加水使溶解成100ml，即得。

**氯化钠明胶试液** 取明胶1g与氯化钠10g，加水100ml，置不超过60℃的水浴上微热使溶解。本液应临用新制。

**氯化钡试液** 取氯化钡的细粉5g，加水使溶解成100ml，即得。

**氯化铂试液** 取氯铂酸2.6g，加水使溶解成20ml，即得。

**氯化铵试液** 取氯化铵10.5g，加水使溶解成100ml，即得。

**氯化铵镁试液** 取氯化镁5.5g与氯化铵7g，加水65ml溶解后，加氨试液35ml，置玻璃瓶中，放置数日后，滤过，即得。本液如显浑浊，应滤过后再用。

**氯化锌碘试液** 取氯化锌20g，加水10ml使溶解，加碘化钾2g溶解后，再加碘使饱和，即得。本液应置棕色玻璃瓶中保存。

**氯酸钾试液** 本液为氯酸钾的饱和硝酸溶液。

**稀乙醇** 取乙醇529ml，加水稀释至1000ml，即得。本液在20℃时含$C_2H_5OH$应为49.5%～50.5%（ml/ml）。

**稀甘油** 取甘油33ml，加水稀释使成100ml，再加樟脑一小块或液化苯酚1滴，即得。

**稀盐酸** 取盐酸234ml，加水稀释至1000ml，即得。本液含HCl应为9.5%～10.5%。

**稀硝酸** 取硝酸105ml，加水稀释至1000ml，即得。本液含$HNO_3$应为9.5%～10.5%。

**稀硫酸** 取硫酸57ml，加水稀释至1000ml，即得。本液含$H_2SO_4$应为9.5%～10.5%。

**稀醋酸** 取冰醋酸60ml，加水稀释至1000ml，即得。

**碘试液** 可取用碘滴定液（0.05mol/L）。

**碘化汞钾试液** 取二氯化汞1.36g，加水60ml使溶解，另取碘化钾5g，加水10ml使溶解，将二液混合，加水稀释至100ml，即得。

**碘化钾试液** 取碘化钾16.5g，加水使溶解成100ml，即得。本液应临用新制。

**碘化钾碘试液** 取碘0.5g，与碘化钾1.5g，加水25ml使溶解，即得。

**碘化铋钾试液** 取碱式硝酸铋0.85g，加冰醋酸10ml与水40ml溶解后，加碘化钾溶液（4→10）20ml，摇匀，即得。

**改良碘化铋钾试液** 取碘化铋钾试液1ml，加0.6mol/L盐酸溶液2ml，加水至10ml，即得。

**稀碘化铋钾试液** 取碱式硝酸铋0.85g，加冰醋酸10ml与水40ml溶解后，即得。临用前取5ml，加碘化钾溶液（4→10）5ml，再加冰醋酸20ml，用水稀释至100ml，即得。

**硼酸试液** 本液为硼酸饱和的丙酮溶液。

**溴试液** 取溴2～3ml，置用凡士林涂塞的玻璃瓶中，加水100ml，振摇使成饱和的溶液，即得。本液应置暗处保存。

**酸性氯化亚锡试液** 取氯化亚锡20g，加盐酸使溶解成50ml，滤过，即得。本液配制后3个月内应用。

**碱式醋酸铅试液** 取一氧化铅14g，加水10ml，研磨成糊状，用水10ml洗入玻璃瓶中，加醋酸铅22g的水溶液70ml，用力振摇5分钟后，时时振摇，放置7天，滤过，加新沸过的冷水使成100ml，即得。

**碱性三硝基苯酚试液** 取1%三硝基苯酚溶液20ml，加5%氢氧化钠溶液10ml，用水稀释至100ml，即得。本液应临用新制。

**碱性盐酸羟胺试液** ①取氢氧化钠12.5g，加无水甲醇使溶解成100ml。②取盐酸羟胺12.5g，加无水甲醇100ml，加热回流使溶解。用时将两液等量混合，滤过，即得。本液应临用新制，配制后4小时内应用。

**碱性酒石酸铜试液** ①取硫酸铜结晶6.93g，加水使溶解成100ml。②取酒石酸钾钠结晶34.6g与氢氧化钠10g，加水使溶解成100ml。用时将两液等量混合，即得。

**碱性$\beta$-萘酚试液** 取$\beta$-萘酚0.25g，加氢氧化钠溶液（1→10）10ml使溶解，即得。本液应临用新制。

**碱性碘化汞钾试液** 取碘化钾10g加水10ml溶解后，缓缓加入二氯化汞的饱和水溶液，随加随搅拌至生成的红色沉淀不再溶解，加氢氧化钾30g溶解后，再加二氯化汞的饱和水溶液1ml或1ml以上，并用适量的水稀释使成200ml。静置使沉淀，即得。用时倾取上层的澄明液应用。〔检查〕取本液2ml，加入含氨0.05mg的水50ml中，应即时显黄棕色。

**碳酸钠试液** 取一水合碳酸钠12.5g或无水碳酸钠10.5g，加水使溶解成100ml，即得。

**碳酸氢钠试液** 取碳酸氢钠5g，加水使溶解成100ml，即得。

**碳酸铵试液** 取碳酸铵20g与氨试液20ml，加水使溶解成100ml，即得。

**醋酸汞试液** 取醋酸汞5g，研细，加温热的冰醋酸使溶解成100ml，即得。本液应置棕色玻璃瓶内，密闭保存。

**醋酸铅试液** 取醋酸铅10g，加新沸过的冷水溶解后，滴加醋酸使溶液澄清，再加新沸过的冷水使成100ml，即得。

**醋酸氧铀锌试液** 取醋酸氧铀10g，加冰醋酸5ml与水50ml，微热使溶解，另取醋酸锌30g，加冰醋酸3ml与水30ml，微热使溶解，将二液混合，放冷，滤过，即得。

**醋酸铵试液** 取醋酸铵10g，加水使溶解成100ml，即得。

**镧试液** 取氧化镧（$La_2O_3$）5g，用水润湿，缓慢加盐酸25ml使溶解，并用水稀释成100ml，静置过夜，即得。

**磷钨酸试液** 取磷钨酸1g，加水使溶解成100ml，即得。

**磷钼钨酸试液** 取钨酸钠100g，钼酸钠25g，加水700ml使溶解，加盐酸100ml、磷酸50ml，加热回流10小时，放冷，再加硫酸锂150g、水50ml和溴0.2ml，煮沸除去残留的溴（约15分钟），冷却，加水稀释至1000ml，滤过，即得。本液不得显绿色（如放置后变绿色，可加溴0.2ml，煮沸除去多余的溴即可）。

**磷钼酸试液** 取磷钼酸5g，加无水乙醇使溶解成100ml，即得。

**磷酸氢二钠试液** 取磷酸氢二钠结晶12g，加水使溶解成100ml，即得。

**糠醛试液** 取糠醛1ml，加水使溶解成100ml，即得。本液应临用新制。

**鞣酸试液** 取鞣酸1g加乙醇1ml，加水溶解并稀释至100ml，即得。本液应临用新制。

# 附录二　常用缓冲液及其配制

**乙醇-醋酸铵缓冲液（pH 3.7）**　取5mol/L 醋酸溶液15.0ml，加乙醇60ml和水20ml，用10mol/L 氢氧化铵溶液调节pH值至3.7，用水稀释至1000ml，即得。

**枸橼酸盐缓冲液**　取枸橼酸4.2g，加1mol/L的20%乙醇制氢氧化钠溶液40ml使溶解，再用20%乙醇稀释至100ml，即得。

**枸橼酸盐缓冲液（pH 6.2）**　取2.1%枸橼酸水溶液，用50%氢氧化钠溶液调节pH值至6.2，即得。

**枸橼酸-磷酸氢二钠缓冲液（pH 4.0）**　甲液：取枸橼酸21g或无水枸橼酸19.2g，加水使溶解成1000ml，置冰箱内保存。乙液：取磷酸氢二钠71.63g，加水使溶解成1000ml。取上述甲液61.45ml与乙液38.55ml，混合，摇匀，即得。

**枸橼酸-磷酸氢二钠缓冲液（pH 7.0）**　甲液：取枸橼酸21g或无水枸橼酸19.2g，加水使溶解成1000ml，置冰箱内保存。乙液：取磷酸氢二钠71.63g，加水使溶解成1000ml。取上述甲液17.65ml与乙液82.35ml，混合，摇匀，即得。

**氨-氯化铵缓冲液（pH 8.0）**　取氯化铵1.07g，加水使溶解成100ml，再加稀氨溶液（1→30）调节pH值至8.0，即得。

**氨-氯化铵缓冲液（pH 10.0）**　取氯化铵5.4g，加水20ml溶解后，加浓氨溶液35ml，再加水稀释至100ml，即得。

**醋酸盐缓冲液（pH 3.5）**　取醋酸铵25g，加水25ml溶解后，加7mol/L盐酸溶液38ml，用2mol/L盐酸溶液或5mol/L氨溶液准确调节pH值3.5（电位法指示），用水稀释至100ml，即得。

**醋酸-醋酸钠缓冲液（pH 3.7）**　取无水醋酸钠20g，加水300ml溶解后，加溴酚蓝指示液1ml及冰醋酸60～80ml，至溶液从蓝色转变为纯绿色，再加水稀释至1000ml，即得。

**醋酸-醋酸钠缓冲液（pH 4.5）**　取醋酸钠18g，加冰醋酸9.8ml，再加水稀释至1000ml，即得。

**醋酸-醋酸钠缓冲液（pH 6.0）**　取醋酸钠54.6g，加1mol/L醋酸溶液20ml溶解后，加水稀释至500ml，即得。

**醋酸-醋酸铵缓冲液（pH 4.5）**　取醋酸铵7.7g，加水50ml溶解后，加冰醋酸6ml与适量的水使成100ml，即得。

**醋酸-醋酸铵缓冲液（pH 4.8）**　取醋酸铵77g，加水约200ml使溶解，加冰醋酸57ml，再加水至1000ml，即得。

**醋酸-醋酸铵缓冲液（pH 6.0）**　取醋酸铵100g，加水300ml使溶解，加冰醋酸7ml，摇匀，即得。

**磷酸盐缓冲液（pH 6.8）**　取0.2mol/L磷酸二氢钾溶液250ml，加0.2mol/L氢氧化钠溶液118ml，用水稀释至1000ml，即得。

**磷酸盐缓冲液（含胰酶）（pH 6.8）**　取磷酸二氢钾6.8g，加水500ml使溶解，用0.1mol/L氢氧化钠溶液调节pH值至6.8；另取胰酶10g，加水适量使溶解，将两液混合后，加水稀释至1000ml，即得。

**磷酸盐缓冲液（pH 7.6）**　取磷酸二氢钾27.22g，加水使溶解成1000ml，取50ml，加0.2mol/L氢氧化钠溶液42.4ml，再加水稀释至200ml，即得。

# 附录三　常用指示液及其配制

**二甲基黄-亚甲蓝混合指示液**　取二甲基黄与亚甲蓝各15mg，加三氯甲烷100ml，振摇使溶解（必要时微温），滤过，即得。

**二苯胺磺酸钠指示液**　取二苯胺磺酸钠0.2g，加水100ml使溶解，即得。

**双硫腙指示液**　取双硫腙50mg，加乙醇100ml使溶解，即得。

**石蕊指示液**　取石蕊粉末10g，加乙醇40ml，回流煮沸1小时，静置，倾去上清液，再用同一方法处理二次，每次用乙醇30ml，残渣用水10ml洗涤，倾去洗液，再加水50ml煮沸，放冷，滤过，即得。

变色范围pH 4.5～8.0（红→蓝）。

**甲酚红指示液**　取甲酚红0.1g，加0.05mol/L氢氧化钠溶液5.3ml使溶解，再加水稀释至100ml，即得。

变色范围pH 7.2～8.8（黄→红）。

**甲酚红-麝香草酚蓝混合指示液**　取甲酚红指示液1份与0.1%麝香草酚蓝溶液3份，混合，即得。

**甲基红指示液**　取甲基红0.1g，加0.05mol/L氢氧化钠溶液7.4ml使溶解，再加水稀释至200ml，即得。

变色范围pH 4.2～6.3（红→黄）。

**甲基红-亚甲蓝混合指示液**　取0.1%甲基红的乙醇溶液20ml，加0.2%亚甲蓝溶液8ml，摇匀，即得。

**甲基红-溴甲酚绿混合指示液**　取0.1%甲基红的乙醇溶液20ml，加0.2%溴甲酚绿的乙醇溶液30ml，摇匀，即得。

**甲基橙指示液**　取甲基橙0.1g，加水100ml使溶解，即得。

变色范围pH 3.2～4.4（红→黄）。

**甲基橙-二甲苯蓝FF混合指示液**　取甲基橙与二甲苯蓝FF各0.1g，加乙醇100ml使溶解，即得。

**邻二氮菲指示液**　取硫酸亚铁0.5g，加水100ml使溶解，加硫酸2滴与邻二氮菲0.5g，摇匀，即得。本液应临用新制。

**茜素磺酸钠指示液**　取茜素磺酸钠0.1g，加水100ml使溶解，即得。

变色范围pH 3.7～5.2（黄→紫）。

**荧光黄指示液**　取荧光黄0.1g，加乙醇100ml使溶解，即得。

**钙黄绿素指示剂**　取钙黄绿素0.1g，加氯化钾10g，研磨均匀，即得。

**钙紫红素指示剂**　取钙紫红素0.1g，加无水硫酸钠10g，研磨均匀，即得。

**姜黄指示液**　取姜黄粉末20g，用冷水浸渍4次，每次100ml，除去水溶性物质后，残渣在100℃干燥，加乙醇100ml，浸渍数日，滤过，即得。

**结晶紫指示液**　取结晶紫0.5g，加冰醋酸100ml使溶解，即得。

**酚酞指示液**　取酚酞1g，加乙醇100ml使溶解，即得。

变色范围pH 8.3～10.0（无色→红）。

**铬黑T指示剂** 取铬黑T 0.1g，加氯化钠10g，研磨均匀，即得。

**淀粉指示液** 取可溶性淀粉0.5g，加水5ml搅匀后，缓缓倾入100ml沸水中，随加随搅拌，继续煮沸2分钟，放冷，倾取上清液，即得。本液应临用新制。

**硫酸铁铵指示液** 取硫酸铁铵8g，加水100ml使溶解，即得。

**溴酚蓝指示液** 取溴酚蓝0.1g，加0.05mol/L氢氧化钠溶液3.0ml使溶解，再加水稀释至200ml，即得。

变色范围pH 2.8～4.6（黄→蓝绿）。

**溴麝香草酚蓝指示液** 取溴麝香草酚蓝0.1g，加0.05mol/L氢氧化钠溶液3.2ml使溶解，再加水稀释至200ml，即得。

变色范围pH 6.0～7.6（黄→蓝）。

**麝香草酚酞指示液** 取麝香草酚酞0.1g，加乙醇100ml使溶解，即得。

变色范围pH 9.3～10.5（无色→蓝）。

**麝香草酚蓝指示液** 取麝香草酚蓝0.1g，加0.05mol/L氢氧化钠溶液4.3ml使溶解，再加水稀释至200ml，即得。

变色范围pH 1.2～2.8（红→黄）；pH 8.0～9.6（黄→紫蓝）。

# 参考文献

[1] 国家药典委员会.中华人民共和国药典（2020年版）.北京：中国医药科技出版社，2020.
[2] 国家药典委员会.国家药品标准工作手册.4版.北京：中国医药科技出版社，2013.
[3] 罗国安.中药指纹图谱-质量评价、质量控制与新药研发.北京：化学工业出版社，2019.
[4] 曾苏.药物分析学.北京：高等教育出版社，2021.
[5] 国家药典委员会.中国药典分析检测技术指南.北京：中国医药科技出版社，2017.
[6] 卓菊,宋金玉.中药制剂检测技术.北京：中国医药科技出版社，2021.
[7] 田友清,张钦德.中药制剂检测技术.北京：人民卫生出版社，2018.
[8] 朱艳,张叶.中药制剂分析技术.重庆：重庆大学出版社，2016.
[9] 张钦德.中药制剂检测技术.2版.北京：人民卫生出版社，2013.
[10] 张钦德.中药制剂检测技能训练.北京：人民卫生出版社，2009.
[11] 中国药品生物制品检定.药品检验仪器操作规程.北京：中国医药科技出版社，2005.
[12] 柳文媛.药物分析进展.南京：江苏科学技术出版社，2008.
[13] 梁生旺.中药制剂分析.北京：中国中医药出版社，2013.
[14] 容蓉.仪器分析.北京：中国医药科技出版社，2013.